reinhardt

Stefan Hierholzer

Basiswissen Sexualpädagogik

Mit 10 Abbildungen und 6 Tabellen

Ernst Reinhardt Verlag München

Stefan Hierholzer arbeitet als Lehrer und Schulleiter des Campus29 sowie als Sexualpädagoge in Hamburg.

Hinweis
Soweit in diesem Werk eine Dosierung, Applikation oder Behandlungsweise erwähnt wird, darf der Leser zwar darauf vertrauen, dass die Autoren große Sorgfalt darauf verwandt haben, dass diese Angabe dem Wissensstand bei Fertigstellung des Werkes entspricht. Für Angaben über Dosierungsanweisungen und Applikationsformen oder sonstige Behandlungsempfehlungen kann vom Verlag jedoch keine Gewähr übernommen werden. -- Die Wiedergabe von Gebrauchsnamen, Handelsnamen, Warenbezeichnungen usw. in diesem Werk berechtigt auch ohne besondere Kennzeichnungen nicht zu der Annahme, dass solche Namen im Sinne der Warenzeichen- und Markenschutz-Gesetzgebung als frei zu betrachten wären und daher von jedermann benutzt werden dürften.

Bibliografische Information der Deutschen Nationalbibliothek

Die Deutsche Nationalbibliothek verzeichnet diese Publikation in der Deutschen Nationalbibliografie; detaillierte bibliografische Daten sind im Internet über <http://dnb.d-nb.de> abrufbar.
ISBN 978-3-497-02973-0 (Print)
ISBN 978-3-497-61424-0 (PDF-E-Book)
ISBN 978-3-497-61425-7 (EPUB)

Printed in EU
Cover: Agenturfoto. Mit Model gestellt © iStock.com/skodonnell
Satz: Der Buch*macher*, Arthur Lenner, Windach

Ernst Reinhardt Verlag, Kemnatenstr. 46, D-80639 München
Net: www.reinhardt-verlag.de E-Mail: info@reinhardt-verlag.de

Inhalt

Vorwort – Wie ist dieses Buch zu lesen?

Hinter jedem Werk steckt ein Schreibender. So simpel diese Erkenntnis auch erscheinen mag, so bedeutend ist sie für die Lesenden.

Die Auseinandersetzung mit dem sensiblen Themenfeld Sexualität setzt die Einsicht voraus, dass eine „objektive" Beschreibung dieses sozialen Phänomens dem jeweiligen Schreibenden aufgrund seiner eigenen emotionalen Beteiligung nur schwer möglich ist. Selbst bei intensiver Reflexion durch den Autor schwingen dennoch immer normative Implikationen mit. Kaum ein anderes Forschungsfeld berührt so viele kontrovers diskutierte Fragen wie das der Sexualität. Als Autor dieses Buchs habe ich wie jeder andere Schreibende eine ganz eigene, individuelle Sexualität und damit eine individuelle Sicht auf das Thema.

Als Lesende dieses Buchs sollen Sie wissen, dass der Mann hinter diesem Buch eine durchschnittlich-konservative Sexualerziehung genossen hat. Durch Fort-, Aus- und Weiterbildung im pädagogisch-psychotherapeutischen Bereich konnte ich mir meiner eigenen sexuellen Entwicklung und der dahinter liegenden sozialisatorischen Aspekte bewusst werden und mich nach und nach einer emanzipatorisch-gesellschaftskritischen sexualpädagogischen Haltung zuwenden.

In dieser Wissenschaftsperspektive ist dieses Werk zu lesen und zu verstehen. Deshalb habe ich auch auf einen sprachsensiblen Umgang mit der Thematik geachtet und vorrangig den Gender-Gap (_) verwandt, um der Vielfalt der sexuellen und geschlechtlichen Erscheinungsformen Rechnung zu tragen. Damit möchte ich auch verdeutlichen, dass eine Verengung der Frage nach Sexualität und geschlechtlicher Vielfalt auf binäre Geschlechterverhältnisse (Mann vs. Frau) nicht mehr den wissenschaftstheoretischen Ansprüchen genügen kann. Auch im Sinne einer emanzipatorischen Sexualwissenschaft und Sexualpädagogik gilt es, zukünftig die „dritte Option" (divers) mitzudenken und gleichwertig mit zu argumentieren.

> **!** Über (Schrift-)Sprache wird die (sexuelle) Welt konstruiert. Aus heteronormativen bzw. heterosexistischen Weltvorstellungen generiert sich die Annahme, dass Heterosexualität normal und alle anderen sexuellen und geschlechtlichen Erscheinungsformen nicht normal seien. Diese Sichtweise erschwert es, im Alltag genau hinzuschauen und zu sehen, dass es auch Menschen zwischen den Geschlechtern (Inter-Personen) gibt.

Die Entstehung von Texten geschieht selten im Alleingang und Schreibende werden von anderen Menschen auf ihrem Weg begleitet. In diesem Sinne danke ich meinen Eltern und Freunden für ihre ausdauernde (ideelle) Unterstützung.

1 Sexualitätsbegriff – Annährung an ein diffuses Konstrukt

Begriffsklärungen gehören zu den zentralen Aufgaben von Sozialwissenschaftler_innen. Der Sexualitätsbegriff stellt alle Sexualwissenschaftler_innen vor enorme Herausforderungen, da dieser Begriff zeitlichen, kulturellen, religiös-weltanschaulichen und traditionellen Vorstellungskonstruktionen unterworfen ist. Lautmann konstatiert daher, dass der Sexualbegriff trotz aller Bemühungen nicht definierbar ist (Lautmann 2002). Aus diesem Grund soll das Phänomen der Sexualität bzw. Soziosexualität (Kentler 1973) hier multiperspektivisch betrachtet werden.

1.1 (Sozial-)pädagogische Perspektive

Der Sexualitätsbegriff wird erstmals im Zusammenhang mit der Botanik im Jahr 1820 in August Henschels Buch „Von der Sexualität der Pflanzen" verwendet. Darin differenziert Henschel männliche und weibliche Pflanzen und beschreibt, wie diese beiden gegensätzlichen Geschlechter für die Fortpflanzung Sorge tragen (Bange 2000). Mit dieser ersten schriftlichen Normierung bahnte sich letztlich auch die heute immer noch spürbare Biologisierung der Sexualität an. Gerade seit den 1990er Jahren wird mit dem Diskurs über sexuelle und geschlechtliche Vielfalt die Biologisierung des Sexuellen nachhaltig infrage gestellt (Tuider et al. 2012).

Die Fokussierung auf Biologie und damit auf Fortpflanzungssexualität mag auf den ersten Blick die Auseinandersetzung mit Sexualität erleichtern, da sie den Sexualbegriff auf eine einfache Formel bringt: Mann + Frau = Kind(er). Dies wird aber der Differenziertheit soziosexueller Aspekte der menschlichen Sexualität in ihrer Mannigfaltigkeit nicht gerecht. Offit beschreibt diese Vielfalt des Sexuellen wie folgt:

> *„Sexualität ist, was wir daraus machen. Eine teure oder eine billige Ware, Mittel zur Fortpflanzung, Abwehr gegen Einsamkeit, eine Form der Kommunikation, ein Werkzeug der Aggression (der Herrschaft, der Macht, der Strafe und der Unterdrückung), ein kurzweiliger Zeitvertreib, Liebe, Luxus, Kunst, Schön-*

heit, ein idealer Zustand, das Böse oder das Gute, Luxus oder Entspannung, Belohnung, Flucht, ein Grund der Selbstachtung, eine Form von Zärtlichkeit, eine Art der Regression, eine Quelle der Freiheit, Pflicht, Vergnügen, Vereinigung mit dem Universum, mystische Ekstase, Todeswunsch oder Todeserleben, ein Weg zum Frieden, eine juristische Streitsache, eine Form, Neugier und Forschungsdrang zu befriedigen, eine Technik, eine biologische Funktion, Ausdruck psychischer Gesundheit oder Krankheit oder einfach eine sinnliche Erfahrung" (Offit 1979, 16).

Offits ausdifferenzierte Darstellung des Sexualbegriffs macht deutlich, dass Sexualität zeithistorischen und kulturellen Wandlungen unterworfen ist und verschiedene menschliche Bedürfnislagen umfasst. So sind besonders Anerkennung und personelle Wahrnehmung durch Dritte zentrale Bedürfnisse, die durch sexuelle Begegnungen zwischen Menschen gestillt werden können.

Die Perspektive der Sichtbarkeit ist dabei gerade für den (sozial-)pädagogischen Zugang unerlässlich, wenn die verschiedenen Zielgruppen der (Sozial-) Pädagogik bedacht werden. So ist die Tendenz zur Marginalisierung und Dethematisierung von Fragen der Sexualität bei Menschen mit Behinderungen oder im Kontext totaler Institutionen (wie z. B. Gefängnisse oder geschlossene Psychiatrien) (Goffmann 1973; Geifrig 2003) auch unter Pädagog_innen weit verbreitet. Unter dem Gesichtspunkt, dass eine menschenrechtsbasierte Profession wie die der (Sozial-)Pädagogik den Auftrag hat, die Würde und Anerkennung der Adressat_innen in ganzheitlicher Form (wieder-)herzustellen, kann aber der Bereich der Sexualität nicht ausgeklammert werden (Staub-Bernasconi 2017).

! **Sexualität ist in jedem (sozial-)pädagogischen Setting mit zu berücksichtigen und mitzudenken.**

Sielert definiert Sexualität als „[…] allgemeine Lebensenergie, die sich des Körpers bedient, aus vielfältigen Quellen gespeist wird, ganz unterschiedliche Ausdrucksformen kennt und in verschiedener Hinsicht sinnvoll ist" (Sielert 2015, 43). Diese Perspektive ist insofern relevant, als sie verdeutlicht, dass Sexualität (sozial-)pädagogisch angemessen im Alltag zu berücksichtigen ist. Sielert schlägt vor, den Sexualbegriff unter vier Aspekten zu betrachten:

Identitätsaspekt: Hierunter ist das eigene Erleben als männlich, weiblich oder nonbinär, genderqueer oder auch genderfluid u.Ä. zu verstehen.

Beziehungsaspekt: Dieser Aspekt betrifft die intime Begegnung mit einem oder mehreren Anderen, die das Individuum als wärmend und Sicherheit gebend empfinden kann.

Lustaspekt: Dieser beschreibt die kraftspendende Erfahrung sexueller Begegnungen mit der Option, zur sexuellen Ekstase zu gelangen.

Fruchtbarkeitsaspekt: Hierunter fällt sowohl die lebensspendende Energie, die durch Geschlechtsverkehr freigesetzt wird, als auch die Option, durch Zeugung Leben weitergeben zu können. (Sielert 1993)

Neben diesen von Sielert ausgearbeiteten Aspekten bestehen aber noch weitere Perspektiven, die es zu bedenken gilt:

Biografischer Aspekt: Dieser Aspekt betont die lebenslange Präsenz von Sexualität – von der Zeugung bis zum Tod ist der Mensch ein sexuelles Wesen. Es konnte nachgewiesen werden, das Babys schon im Mutterleib an ihre Genitalien greifen und mit ihnen spielen (Borneman 1981; Nilsson 2003). Auch Freud (2012) verweist bereits um 1900 darauf, dass Kleinkinder eine eigene „kindliche Sexualität" besitzen.

Genderspezifischer Aspekt: Das Erleben von Sexualität ist auch zwischen den Geschlechtern höchst unterschiedlich. So konnten Masters und Johnson nachweisen, dass das Erleben des Orgasmus entscheidend vom Geschlecht abhängig ist (Masters/Johnson 1966). Für den Bereich der Sonderpädagogik konnte gezeigt werden, dass Frauen mit Behinderung im Gegensatz zu Männern häufiger unterstellt wird, keinen Sexualtrieb zu haben (Geifrig 2003; Schmetz/Stöppler 2007). Auch kulturell und historisch geprägte Ge- und Verbote im Zusammenhang mit Sexualität weisen geschlechtsspezifische Unterschiede auf.

Ambivalenzen der Sexualität: Da Sexualität als soziales Phänomen betrachtet werden muss, bleiben Ambivalenzen nicht aus, denn menschliches Handeln ist immer auch von Ambivalenzen durchzogen. Sexualität hat neben allen hier geschilderten positiven Aspekten auch „Schattenseiten", wie bspw. sexuellen Missbrauch (Martin/Niemann 2000) (s. Kap. 9). Besonders deutlich wird dies bei jenen Adressat_innen, die nicht oder noch nicht wehrhaft sind, so bspw. Menschen mit (geistiger) Behinderung, Menschen mit Demenz oder Kinder.

Ausdrucksformen der Sexualität: Noch in der Antike wurden homosexuelle Beziehungen geachtet und teilweise aus pädagogischer Perspektive positiv bewertet (Knabenliebe im antiken Athen). Der Einzug des Christentums in den westlichen Kulturraum stellt eine Zäsur dar, mit der Sexualität stark auf ihren Fortpflanzungsaspekt fokussiert wird (Fiedler 2004). Dies mag seinen Ursprung in der jüdischen Geschichte haben, in der die äußeren Bedrohungsszenarien das Volk möglicherweise dazu veranlassten, die Zeugung von Nachkommenschaft stark zu betonen und auch mit religiösen Riten zu versehen, damit das Weiterbestehen des eigenen Glaubens und der eigenen Kultur sichergestellt werden konnte (Hierholzer 2014, s. Kap. 4.2).

Die restriktive christliche Sichtweise führte letztlich zur Kriminalisierung, Stigmatisierung und Verfolgung von nicht auf Fortpflanzung gerichteter Sexualität bzw. sexuellen Orientierungen, die nicht primär den Zeugungsauftrag erfüllen können. Erst seit der Jahrtausendwende erfahren gleichgeschlechtlich liebende Personen allmählich die notwendige Anerkennung ihrer Lebensform. In Deutschland schlägt sich dies unter anderem auch in staatlicher Anerkennung/Rehabilitation von Menschen nieder, die nach § 175 Strafgesetzbuch verurteilt worden waren, und in der Möglichkeit einer gleichgeschlechtlichen Ehe (Hierholzer 2016).

1.2 Medizinische Perspektive

Medizin als Erfahrungswissenschaft hat mit dem Aufkommen der Queer Studies in den 1990er Jahren eine erweiterte Differenzierung von Geschlechtsvorstellung erfahren. Dies zeigt sich u. a. an der Veränderung der Perspektive auf Trans-Identität in der Neufassung der ICD, welche darin nicht mehr als „Störung" verstanden wird (Rauchfleisch 2018). Innerhalb der Sexualforschung lässt sich nach wie vor eine Diskrepanz konstatieren. Zum einen gibt es die biologistische Perspektive auf Sexualität, welche sich seit August Henschel (s. Kap. 1.1), gerade bei konservativ-religiösen Wissenschaftler_innen im angloamerikanischen Raum, weiterhin stark durchzieht (Sigusch 2008). Eine der ersten und bedeutendsten Studien, die die Bedeutung biomedizinischer Aspekte relativierten, war der sogenannte „Kinsey-Report" (Kinsey 1941). Kinsey und Kollegen waren es, die mittels Befragungen zur Erkenntnis gelangten, dass innerhalb der amerikanischen Bevölkerung eine beachtliche Spannbreite von sexuellen Orientierungen vorlag.

Aus den Befragungen entwickelte Kinsey schließlich die sogenannte Kinsey-Skala, mit deren Hilfe er den Grad der Homosexualität maß. Die Ergebnisse dieser Skaleneinteilung sind bis in die Gegenwart hinein umstritten, da Kinsey vor allem Gefangene zu ihrem Sexualverhalten befragte. Dennoch wurde mit dieser Untersuchung zum ersten Mal deutlich, dass Hetero- und Homosexualität keine gegensätzlichen Pole der sexuellen Identität darstellen, sondern dass deren Grenzen fluide sind. Dieser sozialwissenschaftliche Ansatz war gerade im angloamerikanischen Bereich der Startschuss für eine differenzierte Betrachtung der menschlichen Sexualität, die durch die queer-theoretischen Überlegungen von u. a. Butler in den 1990er Jahren weitergeführt wurde.

Die von Kinsey entwickelten Messverfahren übernahmen Masters und Johnson in den Folgejahren und untersuchten die verschiedensten Aspekte von Sexualität. Eine ihrer bekanntesten Untersuchungen betraf bspw. das Orgasmuserleben von Männern und Frauen. Ihre Forschungsergebnisse gingen unter dem Stichpunkt „Vermessung der Sexualität" in die Sexualwissenschaften ein (Masters / Johnson 1966).

Der medizinische Blick auf Sexualität ist auch insofern für die Sexualpädagogik von Belang, als er deutlich macht, dass Geschlecht nicht automatisch mit den äußeren Geschlechtsmerkmalen gleichgesetzt werden kann. Mittlerweile wird innerhalb des medizinischen Fachdiskurses eine Dreiteilung des Geschlechts vorgenommen. So unterscheiden Mediziner_innen zwischen dem chromosomalen, dem gonadalen und dem hormonalen Geschlecht.

Chromosomales Geschlecht: Dieses wird durch die Chromosomenpaare bestimmt, die für die Herausbildung der Geschlechtsmerkmale maßgeblich sind, wobei eine XX-Variation aus einem Embryo eine Frau „macht" und eine XY-Variante einen Mann.

Gonadales Geschlecht: Die Gonaden sorgen sechs Wochen nach der Befruchtung für die Ausschüttung des Hormons Androgen, das die Geschlechtsdifferenzierung hervorbringt.

Hormonales Geschlecht: Die Herausbildung von Hodensack und Penis wird in einem komplizierten Prozess durch das Hormon Testosteron angeregt. Wird kein Testosteron ausgeschüttet, entwickeln sich Vulva und Klitoris. Letztlich kann konstatiert werden, dass das, was gesellschaftlich als männliches Geschlecht wahrgenommen wird, zumindest auf hormoneller Ebene mit einem erhöhten Aufwand generiert werden muss. Anders ausgedrückt kann gesagt werden, dass die „Grundform" des Menschen weiblich ist.

Auch wenn diese Aufzählung den Schluss nahelegt, dass eine Geschlechtsentwicklung klaren biochemischen Abläufen folgt, ist dies nicht so. Der Prozess hinter der biologischen Geschlechtsentstehung ist hoch komplex und störungsanfällig, was sich gerade bei Inter-Personen zeigt (s. Kap. 4.5). Darüber hinaus sind Hormone auch im Lebensverlauf nachhaltig für sexuelle Lust und sexuelle Erregung mit verantwortlich.

1.3 Psychoanalytische Perspektive

Nachdem die biologischen Grundlagen für Geschlechtsentstehung dargelegt wurden, wird im Folgenden die Frage betrachtet, wie Geschlechtsidentität entsteht. Diese Hinterfragung weist auf eine relativ alte philosophische Herausforderung hin, die unter dem Stichwort „Leib-Seele-Problem“ von verschiedenen Philosoph_innen bearbeitet wurde. Für den Sexualbegriff ist dieser Diskurs insofern relevant, als Sexualität sowohl **körperliche Betätigung** (Leibaspekt – zärtliche Berührungen, Küsse, Onanieren, ggf. auch Geschlechtsverkehr) als auch **affektive Komponenten** (Seelenaspekt) umfasst (Kluge 1998). Das bedeutet in der Konsequenz, dass der Mensch immer als **gesamtes Wesen** in Sexualität eingebunden ist.

Auf diesen Umstand verwies bereits der Begründer der Psychoanalyse, Sigmund Freud, in seinen drei Abhandlungen zur Sexualtheorie (Freud 2010). Bei seinen Analysen konstatierte Freud, dass die meisten seiner Patient_innen wenig positiven Zugang zu ihrer eigenen Sexualität besaßen und daher häufig krank wurden. Daher stellte er die Sexualität ins Zentrum seines Theoriegebäudes der Psychoanalyse.

> **!** Theoretische Überlegungen sind immer in ihrer jeweiligen historischen Verortung zu betrachten und in ihrem kulturellen Kontext zu verstehen.

Freuds Theorien sind heute stark umstritten, dennoch konnten Wissenschaftler viel von ihm lernen. Die psychoanalytische Forschung hat sich in der Vergangenheit viel damit befasst, wie wir zu unserem Geschlechtsbewusstsein kommen. Wie kommt es, dass wir uns als Junge / Mann bzw. Mädchen / Frau wahrnehmen? Erst neuere Forschung nimmt zaghaft nicht-binäre Geschlechtervorstellungen zu Kenntnis. Daran sind auch Fragen nach „Genderfluidität“ gekoppelt, die eine Diskussion um die völlige Auflösung von Geschlechterkategorien mit sich bringen. Gerade im klinischen Kontext stellt sich die Frage, wie damit umgegangen werden kann / muss, wenn Menschen für sich eine geschlechtliche Festlegung komplett verweigern bzw. zwischen dem männlichen und weiblichen Pol „oszillieren“ (s. Kap. 4.5). Grundsätzlich lassen sich drei zentrale Aspekte unter dem Begriff der Geschlechtsidentität zusammenfassen:

- Kern-Geschlechtsidentität
- Geschlechtspartnerorientierung
- Geschlechtsrolle

Kern-Geschlechtsidentität: Hierunter wird die Fähigkeit einer Person verstanden, sich einem Geschlecht sicher zuzuordnen. Dabei ist hier gerade im Zusammenhang mit queer-theoretischen Überlegungen deutlich einzuwenden, dass solche Zuordnungen zu kurz greifen, da es auch Menschen gibt, die sich weder als männlich noch als weiblich empfinden bzw. begreifen wollen. Darüber hinaus ist anzumerken, dass Empfindungen stark soziokulturell geprägt sind. So wird das geschlechtliche Empfinden zwar zum Teil durch die Menschen selbst erzeugt, z. B. wenn kleine Kinder ihre sekundären Geschlechtsmerkmale ausgiebig erkunden. Zum anderen aber werden Kinder in ihrem Geschlecht durch ihr soziales Umfeld (Angehörige, Lehrer_innen u. v. a. m.) bestärkt. Dies erfolgt in den ersten Lebensjahren indirekt, bspw. durch das Verschenken unterschiedlicher Spielzeuge (Autos für Jungen, Puppen für Mädchen) oder durch geschlechtsspezifische Gestaltung des Zimmers und Auswahl der Kleidung.

Gerade zum Ende der Kindergartenzeit werden die Peers für die Kinder bedeutender. Ein aus deren Sicht nicht normkonformes Geschlechtsverhalten wird bspw. durch Ausschluss oder abwertende Sprache („Du bist gar kein richtiges Mädchen / kein richtiger Junge") sanktioniert und ein konformes geschlechtsspezifisch Verhalten bestärkt (Schmidt / Sielert 2012).

Geschlechtspartnerorientierung: Dies bezieht sich in der psychoanalytischen Forschung auf die Frage, welches Geschlecht einem Menschen begehrenswert erscheint. Freuds Auffassung nach sind alle Menschen grundsätzlich zur Bisexualität fähig („polymorph pervers"). Eine klarere Vorstellung davon, welches Geschlecht präferiert wird, erfolgt erst in der Pubertät. Ungeachtet dessen bleibt der Mensch im Besitz der Fähigkeit, bisexuell zu sein.

Geschlechtsrolle: Hierunter wird die soziale Rolle (Gender) verstanden, die an Geschlecht gekoppelt ist. Was in den verschiedenen Kulturen und Milieus als weiblich / männlich bzw. divers gilt, ist dabei höchst unterschiedlich (Wrede 2000).

> **!** Die psychoanalytische Forschung hat dazu beigetragen, dass Sexualität im Rahmen eines „Leib-Seele-Dualismus" verstanden wurde. Mit Blick auf die affektive Komponente wird deutlich, dass Sexualität kein rein biologisches Phänomen sein kann.

1.4 Soziologische Perspektive

Das Kernanliegen der soziologischen Forschung besteht darin, gesellschaftliche Verhältnisse zu erklären. Dabei sind vor allem veränderte Norm- und Moralvorstellungen stark in den Vordergrund gerückt. Deutlich wird dies besonders an der Bewertung vorehelicher bzw. außerehelicher Sexualkontakte.

War es um 1900 noch gesellschaftlich geboten, sich vor der Ehe sexuell enthaltsam zu geben, so ist dies heute nicht mehr der Standard (Neubauer 2002). Staatliche Vorgaben dazu, was in heterosexuellen Ehen erlaubt bzw. verboten ist, waren jedoch lange Zeit gesellschaftlich akzeptiert. Der eheliche Sexualverkehr konnte – zumindest theoretisch – durch den Ehemann eingeklagt werden (Fend 2003). Nicht-heterosexuelle Paarbeziehungen bzw. Sexualkontakte standen nach § 175 StGB bis 1994 in Deutschland unter Strafe. Dabei war ausschließlich männliche Homosexualität ein Straftatbestand. Die Verfolgungsbehörden gingen so weit, dass sie bekannte Treffpunkte schwuler Männer aufsuchten, auf sexuelle Avancen warteten und dann die Männer festnahmen und anklagten.

> **!** Sexualität ist eine lebenslang wirkende Triebenergie, die kulturell, biologisch, biografisch, geschlechts-, milieu- und schichtspezifisch determiniert ist. Dabei existieren diverse sexuelle Ausdrucksformen (Heterosexualität, Homosexualität und Bisexualität). Darüber hinaus sind nicht ausschließlich binäre Geschlechtskomponenten im Fähigkeitsspektrum des Menschen angelegt, sondern auch Formen, die darüber hinausreichen (Inter- und Trans-Identitäten). Auch eine fehlende bzw. schwache Ausprägung von Sexualität, z.B. in Form von Asexualität, ist existent.

Bücher zum Thema

Lemmen, K. et al. (2005): Sexualität wo hin? Hinblicke, Einblicke, Ausblicke. AIDS-Forum DAH Band 49. Deutsche AIDS-Hilfe e.V., Berlin (kostenlos über www.aidshilfe.de beziehbar)

Lautmann, R. (2002): Soziologie der Sexualität: Erotischer Körper, intimes Handeln und Sexualkultur. Juventa, Weinheim

Schelsky, H. (2017): Soziologie der Sexualität: Über die Beziehungen zwischen Geschlecht, Moral und Gesellschaft. Rowohlt, Hamburg

Birke, P. (Hrsg.) (2019): Perspektiven der Sexualforschung. Psychosozial-Verlag, Gießen

Internetadressen

Bundessstiftung Magnus Hirschfeld: http://mh-stiftung.de/

Bundeszentrale für gesundheitliche Aufklärung: https://www.sexualaufklaerung.de/

Deutsche Gesellschaft für Sexualforschung: http://dgfs.info

Deutsche Gesellschaft für sozialwissenschaftliche Sexualforschung: www.sexologie.org/

Deutsche Gesellschaft für Geschlechtserziehung: www.dgg-ev-bonn.de/

GenderKompetenzZentrum der Humboldt Universität zu Berlin: www.genderkompetenz.info/

HeinrichBöll Stiftung – Gunda Werner Institut Feminismus und Geschlechterdemokratie: www.gwi-boell.de/

Institut für Interdisziplinäre Genderforschung und Diversity (IGD): www.fh-kiel.de/index.php?id=2911

Institut für Queer Theory: www.queer-institut.de/

Institut für Sexualwissenschaft und Sexualmedizin: https://sexualmedizin.charite.de/

2 Sexuelle Entwicklung

Wie der Begriff Soziosexualität bereits suggeriert, handelt es sich bei menschlicher Sexualität nicht ausschließlich um instinktgesteuerte Sexualität, wie dies bei den meisten Tieren der Fall ist, sondern um eine in soziale Bedingungen eingebettete Sozialhandlung. Für alle Sozialhandlungen gilt, dass diese über Sozialisationsleistungen erlernt werden müssen. In der Literatur wird daher von „sexuellen Skripten" gesprochen, (Gagnon 1977). Zentral ist, dass diese sexuellen Skripte ein Leben lang erweitert, umgeschrieben und an die jeweiligen sozialen, körperlich-physischen und psychischen Bedingungen angepasst werden.

Auch die sexuelle Entwicklung verläuft wie alle Humanentwicklungen nicht statisch, sondern höchst intraindividuell. Dies bedeutet in der Konsequenz, dass die nun folgenden Altersangaben ausschließlich als Orientierungshilfen zu lesen sind.

> ! Humane Sexualentwicklung ist intraindividuell höchst divergent, daher können entwicklungsbedingte Altersangaben allenfalls als Richtwert verstanden werden.

2.1 Sexualentwicklung im ersten Lebensjahr

Der Mensch zählt zur Gattung der Säugetiere und ist, aus biologischer Perspektive betrachtet, ein zum Geburtszeitpunkt als schlecht angepasstes, gar hilfloses Wesen zu bezeichnen, da er alleine nicht in der ihm potenziell feindlichen Umgebung aufwachsen könnte. Der Umstand, dass sich der Mensch im Laufe der Evolution an seine Umwelt angepasst hast, verändert zwar die Überlebenschancen von Säuglingen ungemein, dennoch bleibt die Schutzlosigkeit des Menschenkindes erhalten.

Das Säugen prägt das erste Lebensjahr nachhaltig, da i. d. R. über die Mutterbrust Nahrung durch den Säugling aufgenommen wird, daher wird der Mund zum zentralen Erkundungsorgan. Sigmund Freud bezeichnet diese Phase als **orale Phase** (Freud 2010), in der sinnliche Erfahrungen essenziell für das Kind sind. Löbner bezeichnet den Mund daher als Lust- und Erkundungsorgan (Löbner 1998). Mit dem Säugevorgang wird in der Regel ein enges Band zwischen Säugendem und Gesäugtem geknüpft. Dabei ist nicht zwingend notwendig, dass das Kind gestillt wird. Auch das Fläschchengeben, begleitet von innigem Körperkontakt, hat diesen Effekt. Die lange Zeit vorherrschende Annahme, dass sich dieses Bindungsverhalten ausschließlich zwischen der Mutter und dem Kind entwickeln kann, ist daher schlicht falsch.

Freud und Erikson formulierten, dass sich in dieser Phase auch ein „Urvertrauen" beim Kind entwickelt, sofern die Sorgepersonen angemessen auf dessen Bedürfnisse eingehen können. Urvertrauen kann besonders dann entstehen, wenn der körperlich-emotionalen Zuwendung, wie bspw. durch Streicheln beim Wickeln oder durch Liebkosungen im täglichen Miteinander, viel Raum und Zeit gegeben wird. Mertens merkt dazu an: „Im Falle eines glücklichen Dialogs führt dies zu der Erfahrung von Urvertrauen und bei Erwachsenen zu einem Harmonieren der Körper, einer großen sinnlichen Freude in allen Arten des gegenseitigen Streichelns, Schaukelns und Wiegens und im psychischen Sinn zu einem Sich-aufgehoben-Fühlen in der Erziehung" (Mertens 1997, 57).

Dieser intensive Bindungsaufbau zwischen den Bezugspersonen und dem Kleinkind ist auch deshalb essenziell, weil Kinder sich ab dem Ende des ersten Lebensjahres bereits eigenständig fortbewegen können. Je sicherer sie gebunden sind, desto freudiger und offener können sie sich auf Exploration begeben. Mit diesem erweiterten Bewegungsradius haben die Kinder dann auch die Chance, sich weitere Interaktionspartner freier selbst auszusuchen. Diese neu gewonnene Freiheit geht auch mit wiederkehrenden Kontakt- und Trennungssituationen einher. Die Kinder entwickeln eine innerpsychische Balance zwischen Festhalten und Loslassen und lernen, zwischen sich selbst und anderen zu unterscheiden (Löbner 1998).

Da es sich auch bei der oralen Phase um ein sexuelles Skript handelt, kann davon ausgegangen werden, dass die Lust am Oralen ein Leben lang fortbesteht. Dies zeigt sich zum Beispiel darin, dass gutes Essen als lustvoll empfunden werden kann, dass Küssen in der westlichen Welt als Symbol der Zuwendung gedeutet wird oder dass Oralsex als lustvolle Form der Sexualität erlebt werden kann (Lache 2016).

> **!** Der Umstand, dass der Mensch zur Gattung der Säugetiere zählt und dass er trotz relativ langer Austragezeit nach der Geburt schlecht an eine „feindliche" Umwelt angepasst ist, führt dazu, dass er von Geburt an auf die Zuwendung und Versorgung Dritter angewiesen ist. Da das Säugen über den Mund erfolgt, wird diese Zone von Beginn an als lustvoll erlebt. Dieser Umstand wird als sexuelles Skript ein Leben lang erweitert.

2.2 Sexuelle Entwicklung im zweiten Lebensjahr

Nachdem mit Ende des ersten Lebensjahres sowohl die Entwicklung des Urvertrauens als auch erste Explorationsversuche erfolgreich verlaufen konnten, wird im zweiten Lebensjahr der Fokus verstärkt egozentristisch, und der junge Mensch wendet sich verstärkt der Erkundung eigener Genitalien zu. Freud bezeichnet diese Phase als **phallische Phase**, die er aber zeitlich im vierten Lebensjahr verortet (Freud 2010).

Innerhalb der Literatur besteht keine Einheitlichkeit bezüglich der jeweiligen Alterszuordnung. Freud (2010) ordnet die phallische Phase nach der analen Phase ein, andere Autoren (z.B. Mertens 1997) beobachten jedoch das Auftreten der phallischen Phase noch vor der analen Phase (s. Kap. 2.3).

Kinder sind nun häufig dabei zu beobachten, dass sie ihre Hände an den Genitalien haben. Schuhrke bezeichnet diesen Umstand als „Körperentdeckung" und betont die Wichtigkeit dieser Phase „[...] schon deshalb, weil hier notwendige Informationen über den Körper erstmals aufgenommen und organisiert werden" (Schuhrke 1997). Dabei ist das Interesse nicht ausschließlich auf das eigene Geschlecht gerichtet, auch das Geschlecht naher Bezugspersonen fasziniert Kinder in dieser Altersgruppe sehr. Dies lässt sich auch daran ableiten, dass Kinder – sofern ihnen diese Möglichkeit eröffnet wird – nun nahe Bezugspersonen intensiv beobachten, wenn sie nackt sind (Schuhrke 1994). Auch das Verständnis, einem der beiden Geschlechter zuzugehören, wächst in dieser Phase. Die Kinder zeigen nun auch verbal häufiger an, zu welchem (zumeist binären) Geschlecht sie sich zuordnen. Hierbei existiert ein Forschungsdesiderat hinsichtlich des Verhaltens derjenigen Kinder, die sich weder dem männlichen noch dem weiblichen Geschlecht zuordnen.

> **!** Im zweiten Lebensjahr werden die basalen Grundlagen der Geschlechtsidentität gelegt. Dies geht vorrangig mit der Neugierde auf das eigene bzw. fremde Geschlecht einher.

2.3 Sexuelle Entwicklung im dritten Lebensjahr

Mit dem dritten Lebensjahr verändern sich grundlegende Sozialbeziehungen aus Perspektive des Kindes. Die meisten Kinder besuchen nun elementarpädagogische Einrichtungen und kommen so mit vielen anderen Kindern in Kontakt. Damit nimmt automatisch die Selbstständigkeit des Kindes zu. Diese entwickelt sich in einem Spannungsfeld zwischen dem sicheren Bezugspunkt der Sorgeberechtigten und dem Aufbau neuer Sozialbeziehungen mit bis dato fremden Menschen (Erzieher_innen und anderen Kindern). Loslassen und Einbehalten ist auch das zentrale sexuelle Thema dieses Lebensabschnitts, den Freud als **anale Phase** bezeichnet (Freud 2010). Löbner verweist darauf, dass in dieser Lebensphase Kinder und Sorgeberechtigte vor allem mit der Sauberkeitserziehung befasst sind (Löbner 1998).

Anatomisch wird es dem Kind um das dritte Lebensjahr herum erstmals möglich, seinen Schließmuskel bewusst zu kontrollieren. Ausscheidungsvorgänge werden als lustvoll erlebt und regelrecht zelebriert. Das Ausscheiden fördert ein Bewusstsein der **Selbstwirksamkeit**. Kinder können nun auch dabei beobachtet werden, wie sie mit dem ausgeschiedenen Kot spielen. Aus hygienischen Gründen ist dies zu unterbinden, stattdessen kann Knete und Ton bzw. Sand und Matsch angeboten werden. Diese alternativen Angebote sind essenziell notwendig, damit Kinder einen „Ersatz" für ihren Trieb bekommen.

Im sprachlichen Bereich ist das Kind nun in der Lage, seine Bedürfnisse zu sehr deutlich zu äußern. Die „Ich-Phase" (Phase der Willensbildung) ist nun klar erkennbar, Kinder diesen Alters neigen nun auch dazu, ihren Willen nachhaltig durchsetzen zu wollen.

Dabei ist es ein erzieherischer Spagat, einerseits die Interessen des Kindes zu wahren und andererseits auch Grenzen zu setzen. Die Phase der Willensbildung ist auch deshalb dringend zu unterstützen, weil sie eine der wenigen Möglichkeiten darstellt, Kinder vor sexuellem Missbrauch zu schützen. Wenn Kinder die Erfahrung machen, dass sie mit ihrem „Nein" Dinge, die ihnen missfallen, abwenden können, versetzt sie dies in die Lage, eigene Grenzen zu ziehen. In diesem Zusammenhang ist es auch wichtig, dass Kinder sprachlich dazu befähigt werden, ihre Körperregionen und eventuelle sexuelle Handlungen angemessen zu benennen. Nur dann können sie auch über Erfahrungen von sexueller Übergriffigkeit sprechen und sich Hilfe suchen. Elementarpädagogische Fachkräfte müssen daher auch sexuelle Begriffe angemessen verwenden, damit die Kinder in die Lage versetzt werden, sich dieser Begriffe zu bedienen (s. Kap. 9.7).

! Etwa ab dem dritten Lebensjahr wird es dem Kind möglich, den Schließmuskel aktiv zu beherrschen. Ausscheidungsvorgänge werden zumeist als lustvoll erlebt und zelebriert. Die Ausscheidungskontrolle wird als Selbstwirksamkeitsmoment erlebt. Die sprachliche Entwicklung ist so weit vorangeschritten, dass Grenzen klar verbalisiert werden können.

2.4 Sexuelle Entwicklungen im vierten Lebensjahr

Mit der Aufnahme des Kindes in elementarpädagogische Einrichtungen werden Regeln zunehmend bedeutender, und es setzt nach und nach eine natürliche „Körperscham" ein. Dies ist nicht gleichzusetzen mit einem nachlassenden Interesse am Geschlechtlichen, sondern bedeutet lediglich, dass nun nicht mehr unbefangen die eigenen Geschlechtsteile thematisiert werden. In diesem Stadium können erstmalig Liebesbekundungen von den Kindern formuliert werden, zumeist gegenüber dem gegengeschlechtlichen Elternteil. Deutlich wird dies immer dann, wenn bspw. der gleichgeschlechtliche Elternteil durch die Kinder abgewertet wird: „Das ist meine Mama, die heirate ich auch mal, geh weg Papa, du bist doof". Solcherlei Sätze prägen nun durchaus den Erziehungsalltag.

Da Kinder im Regelfall ausschließlich heterosexuelle Paare zum Vorbild haben, ist es wenig verwunderlich, dass auch die Paarungsmuster der Jüngsten schon relativ heteronormativ geprägt sind (Milhoffer 1998). Dieser Umstand wird auch stark durch eine heteronormative Gesellschaft befördert, in der besonders Mütter geschlechtstypisches Verhalten von Mädchen belohnen, Väter jenes von Jungen, und gleichzeitig geschlechtsuntypisches Verhalten sanktioniert wird (Langlois / Downs 1980). Mittlerweile gibt es auch Bestrebungen zur geschlechtsneutralen bzw. geschlechtssensiblen Erziehung. Gerade in jüngerer Zeit ist allerdings ein Rollback bezüglich Geschlechtsstereotypisierung zu beobachten. Dies wird besonders durch die Spielzeugindustrie (Gendermarketing) befeuert, indem hier ein klares Mädchen-versus-Junge-Schema aufgebaut wird (https://pinkstinks.de/). Es zeigt sich auch in klaren Farbzuweisungen in der Modeindustrie (Kuhl 2010).

Das kindliche Spielverhalten erweitert sich um Rollenspiele, in denen Kinder ihre erlebten Alltagssituationen verarbeiten und gleichzeitig auch mit Geschlechterrollen spielen. Das Interesse am Gegenüber ist zwar nun etwas schambehafteter, aber auf den Kindertoiletten oder in Kuschelecken werden Geschlechtsteile nun dennoch intensiv erforscht und verglichen. In diesem Alter sind Kinder meist noch mehr am Erkunden oder aber am Verbergen ihrer Geschlechts- und Ausscheidungsvorgänge interessiert (Schuhrke 1997).

! Im vierten Lebensjahr wird das Spannungsverhältnis zwischen Körpererkundung und Körperschamentwicklung erprobt. Sozial erlebte Situationen werden nun in Rollenspielen verarbeitet, wobei hier auch Geschlechtsrollen spielerisch erlernt werden. Dabei wird Geschlechtsrollenkonformes durch die Peers, oft aber auch durch erwachsene Bezugspersonen belohnt und Geschlechtsuntypisches sanktioniert.

2.5 Sexuelle Entwicklung im fünften Lebensjahr

Mit zunehmendem Wortschatz werden auch die kindlichen Rollenspiele ausdifferenzierter. So finden neben dem klassischen „Vater-Mutter-Kind-Spiel" erste „Hochzeitspiele" statt. Erste „Liebesbeziehungen" werden geknüpft. Sie sind in aller Regel von kurzer Dauer, aber etwaige Trennungen oder Zerwürfnisse werden durch die Kinder als sehr schmerzhaft erlebt. Darüber hinaus finden nun auch „Doktorspiele" statt. Mit diesen spezifischen Rollenspielen verarbeiten Kinder auch erste Erfahrungen der U-Untersuchungen beim Arzt. Darüber hinaus erlaubt ihnen dieses Spiel, andere Kinder am ganzen Körper zu erkunden (Löbner 1998).

> **!** Im fünften Lebensjahr werden die Rollenspiele als Verarbeitungsmoment noch differenzierter genutzt, wobei bspw. Alltagshandlungen wie Arztbesuche aktiv nachgestellt und reflektiert werden. Dabei stellen die Doktorspiele vor allem eine legitime Möglichkeit dar, sich und das Gegenüber zu untersuchen und körperlich zu erkunden. Auch die hinter Arztbesuchen stehenden Machtgefälle zwischen Arzt / Ärztin und Patient_in werden dadurch verarbeitet.

2.6 Sexuelle Entwicklung im sechsten Lebensjahr

Im sechsten Lebensjahr verändert sich die Beziehungsgestaltung zwischen Jungen und Mädchen nachhaltig. Kurz vor dem Übertritt in die Grundschule werden aus bisherigen Spielkamerad_innen Kontrahent_innen. Zusammenfassend kann dies auf die Formel gebracht werden: „Jungs sind doof und Mädchen zickig". Zentral für diese Lebensphase ist der Rückbezug auf die jeweiligen Geschlechtsgenoss_innen. In dieser Phase sind die Kinder sehr stark darauf bedacht, scheinbar klare Rollenbilder zu erfüllen. Ein scheinbares Nichterfüllen der Geschlechtsrolle wird durch die Gruppe der Gleichaltrigen stark sanktioniert. Aussagen wie „Du verhältst dich wie ein Mädchen" werden von Jungen als sehr verletzend erlebt – und umgekehrt.

Mädchen neigen nun besonders dazu, scheinbar mädchenhaft zu sein, besonders die Farbe Rosa und sehr weiblich wirkende Comicfiguren stehen hoch im Kurs. Das Bedürfnis der Jungen wie Mädchen ist stark darauf fokussiert, zu ihrer jeweiligen Geschlechtergruppe dazuzugehören und als gleichgeschlechtliches Subjekt gelesen und anerkannt zu werden: „[...] die Kinder [suchen] jeweils die Selbstvergewisserung als Mädchen bzw. Junge [...] das ausschließliche Zusammensein mit ihresgleichen dient der Identitätssicherung" (Philipps 2000, 32). Auch hier besteht weiterer Forschungsbedarf, da gegenwärtig noch nicht geklärt ist, welche Entwicklung Trans-Kinder in dieser Hinsicht durchlaufen.

2.7 Sexuelle Entwicklung vom siebten Lebensjahr bis zur Pubertät

Die **Latenzphase**, wie die Phase zwischen dem siebten Lebensjahr und dem Beginn der Pubertät in der Psychoanalyse bezeichnet wird (Freud 2010), kann auch als „Ruhe vor dem Sturm" begriffen werden. Die Kinder haben zentrale sexuelle Skripte angelegt und verschiedene gleich- und gegengeschlechtliche Erfahrungen sammeln können. Sie wissen um gesellschaftliche Erwartungen an Jungen und Mädchen und haben ggf. erlebt, was es bedeutet, wenn den Erwartungen nicht entsprochen wird. Auch die sichere geschlechtliche Rollenzuordnung in ein binäres Geschlechtersystem gelingt ihnen. Hier machen Trans-Kinder (s. Kap. 4.5) immer wieder Ausschlusserfahrungen, über deren Folgen bislang nur wenig Forschung vorliegt. Besonders hervorstechend ist ein Umstand, den Mertens wie folgt beschreibt: „Die Sexualisierung der Beziehung, wie sie bei vier- bis fünfjährigen Kindern anzutreffen ist, verringert sich deutlich, und zärtliche Impulse gewinnen die Oberhand" (Mertens 1997, 117).

Die Latenzphase wird durch die Kinder vorrangig dazu genutzt, weitere Erfahrungen in Bezug auf ihre Geschlechtsrolle zu sammeln. Dabei unterscheiden sich die Geschlechter insofern, als das Mädchen verstärkt nach Anerkennung bei den Erwachsenen suchen, Jungen hingegen stärker die Anerkennung der Peers benötigen (Milhoffer 1998). Allerdings gilt es hier kritisch anzumerken, dass die gegenwärtige Literaturlage fast ausschließlich heteronormative Erklärungsmuster bietet und bisherige Untersuchungen ausschließlich auf Jungen / Mädchen abzielen. Die Kategorie „divers" findet bislang in Bezug auf die kindliche Sexualentwicklung noch keine Berücksichtigung innerhalb der sexualwissenschaftlichen Forschungsliteratur.

Das zuvor negative Verhältnis zum anderen Geschlecht verbessert sich in dieser Phase zusehends. „Die Kinder spüren, dass körperlich-sexuelle Nähe sehr lustvoll sein kann [...]. Andererseits ist ihnen diese Form von Nähe und Beziehung auch noch fremd und unheimlich" (Gnielka 2012, 19). Demnach sind auch Annährungsversuche zwischen Jungen und Mädchen stark durch spielerische Elemente gekennzeichnet. Der Klassiker des Briefchenschreibens mit der Auswahl „Willst du mit mir gehen – kreuze an" existiert bis in die Gegenwart hinein.

Das noch unheimliche Fremde bleibt in der Regel bis zur Mitte der Pubertät erhalten. Dessen ungeachtet beginnen die Kinder nun verstärkt, sich selbst zu befriedigen. Dabei wird die Selbstbefriedigung zumeist aus Schamgefühl verheimlicht, wobei engere Beziehungen zu gleichgeschlechtlichen Peers durchaus genutzt werden, um gemeinsam Selbstbefriedigung zu betreiben. „Auffällig ist, dass Selbstbefriedigung für Jungen und Männer eine viel selbstverständlichere Angelegenheit ist als für Mädchen und Frauen“ (Gnielka 2012, 29).

Die Latenzphase ist für Jungen häufig problematischer als für Mädchen. Da der gesamte Elementar- und Grundschulbereich von Frauen dominiert wird, ist ein Junge in einer „permanenten Beweispflicht seiner Männlichkeit, vor allem in der männlichen Peer Group“ (Milhoffer 1998, 97). Dies lässt sich gut auf Schulhöfen beobachten, wenn besonders Jungen sich körperlich bspw. im Ringen und Raufen erproben und so auch innerhalb ihrer Peergroup ihre Gruppenstellung symbolisch demonstrieren.

Mädchen hingegen benötigen zumeist etwas mehr Zeit, bis sie beginnen, ihren eigenen Körper zu erkunden. Dies liegt zum einen an gesellschaftlichen Zuschreibungsprozessen, die weibliche Sexualität immer noch stärker negieren als männliche Sexualität. Zum anderen scheint das Nicht-sehen-können der eigenen Genitalien die Entwicklung eines Bewusstseins für die eigene Vagina zu erschweren.

Die zunehmende kognitive Reife führt letztlich dazu, dass Kinder nach und nach komplexere Sozialbeziehungen (wie erste Paarbeziehungen) eingehen können.

> *„Erst im Laufe der Grundschulzeit können sie verstehen, dass ein Kind nicht deshalb entsteht, weil Mama und Papa sich lieb haben oder verheiratet sind, sondern weil nach dem Geschlechtsverkehr im Körper der Mutter eine Befruchtung von Samen und Eizelle stattfindet“ (Gnielka 2012, 25).*

Dass Sexualität einen Lustaspekt beinhaltet (s. Kap. 2.1), können Kinder diesen Alters nun auch kognitiv nachvollziehen. Viele Erwachsene haben dennoch Probleme, diesen Aspekt der Sexualität mit Kindern zu besprechen – häufig aus Sorge, die Kinder damit zu überfordern. Aus kindlicher Perspektive ist diese Sorge eher unbegründet, da Kinder entwicklungsbedingt ohnehin vor allem jene Fragen stellen, deren Antworten sie in ihren nächsten Entwicklungsschritten benötigen. Voraussetzung dafür ist die Sicherheit, dass Fragen erlaubt sind und gewürdigt werden.

Die Latenzphase kann als ‚Ruhe vor dem Sturm' verstanden werden und ist eine Art Vorpubertät, in der die sichtbare Sexualität merklich rückläufig ist. Sexuelle Erfahrungen zwischen den Kindern finden dennoch statt, nun aber heimlich aufgrund des entwickelten Schamgefühls. Die Beziehungen zum anderen Geschlecht entspannen sich, und erste Annährungsversuche sind sichtbar, aber noch mit starken Unsicherheiten und Ängsten besetzt. Selbstbefriedigung ist gerade bei den Jungen weit verbreitet.

2.8 Pubertät

Das Heranreifen des Menschen ist auch mit der immer weiter fortschreitenden Sozialisation in der jeweiligen Gesellschaft verknüpft. Die Erwartungen an ein Individuum steigen auch mit den Lebensjahren. Gerade hier ist in modernen Industriestaaten zu sehen, dass zentrale Entwicklungsaufgaben mitten in die Pubertät gelegt sind. Diese Erkenntnis wurde bereits 1972 durch den Psychologen Havinghurst zusammengestellt und von Dreher und Dreher (1985) zusammengefasst:

- Aufbau und Erhalt reiferer Beziehungen zu allen Geschlechtern
- An- und Übernahme der Geschlechtsrolle
- Veränderungen des eigenen Körpers akzeptieren
- Loslösung aus emotionalen Abhängigkeiten zu engen Bezugspersonen zugunsten gleichwertiger Beziehungen
- Vorbereitung auf sozial erwünschte Lebensentwürfe, wie Ehe und Familienleben
- (Weiter-)Entwicklung der beruflichen Zukunft und Karriere
- Sozialverhalten und sozial verantwortliches Handeln ausbauen

Zum Ausbau des Sozialverhaltens gehört auch die moralische Entwicklung, die stark an kognitive Entwicklungen gekoppelt ist. Je älter und erfahrener ein Mensch ist, umso mehr wird er in die Lage versetzt, soziale Situationen differenzierter erleben und bewerten zu können, wenngleich die Bewertung sozialer Aspekte individuell bleibt (Dreher/Dreher 1985.)

Fend fasste die obigen Erkenntnisse zusammen und erweiterte ihren handlungsorientierten Ansatz. Fend geht davon aus, dass Jugendliche in eine Gesellschaft eingebettet sind, diese aber auch beeinflussen können. Somit ist die sexuelle Entwicklung des Jugendalters durch ein reziprokes Moment zwischen dem/der Jugendlichen und der Gesellschaft gekennzeichnet. Daraus leitet Fend zwei Aspekte bzw. Entwicklungsaufgaben ab (Fend 2003):

- den Körper bewohnen lernen
- den Umgang mit Sexualität lernen

Den Körper bewohnen lernen

Hierunter beschreibt Fend vor allem Sozialaspekte wie Werbung, gesellschaftlich anerkannte und vorgegebene Körperideale und Kleidernormierungen. Andere als die binären geschlechtlichen Erscheinungsformen werden tendenziell eher dethematisiert. Zwar bringt die Modeindustrie mit Serien wie „Germany´s next Topmodel“ durchaus auch Trans-Vorstellungen in den Mainstream, aber auch hier stehen stereotype Schönheitsideale wie Schlankheit, Nicht-behindert-Sein usw. im Vordergrund.

Die wenigsten Jugendlichen und auch Erwachsenen können diesen (häufig durch Bildbearbeitung optimierten) Idealen standhalten. Die pubertären Veränderungen erschweren es den Jugendlichen zusätzlich, sich komplett anzunehmen (Pommer/Linke 2017).

Besonders Mädchen zwischen dem neunten und zwölften Lebensjahr, deren sekundären Geschlechtsmerkmale zunehmend sichtbar werden, können darauf verunsichert reagieren. Gerade die Brust als weibliches Sexualmerkmal steht dabei sehr kritisch im Aufmerksamkeitsfokus der Mädchen und jungen Frauen. In diesem Kontext wird auch das Einsetzten der Menarche zwischen dem elften und dreizehnten Lebensjahr trotz biologischer Aufklärung als problematisch erlebt. Oftmals wird die Blutung zunächst als ekelhaft erlebt, und Fragen der Hygiene (Verwendung von Binden/ Tampons) werden mit den Peers thematisiert. Vor allem für Mädchen aus Kulturen bzw. Milieus, in denen die Jungfräulichkeit eine hohe Stellung einnimmt, ist die Frage nach Verwendung von Tampons versus Erhalt der Jungfräulichkeit häufig anzutreffen.

Obwohl die körperliche Entwicklung der Jungen in aller Regel später einsetzt (12.– 16. Lebensjahr), ist dieser Prozess nicht weniger herausfordernd für die Jungen, allerdings sind die Bewältigungsstrategien andere. Besonders herausfordernd ist dabei die Ejakularche, die zwischen dem 12. und 17. Lebensjahr stattfindet, besonders dann, wenn die „Spuren“ der Ejakulation in der Kleidung für Dritte sichtbar werden (Kluge 1998; Bode 2015).

Die Pubertät ist kein einheitliches Phänomen der Jugend, sondern in ihrem Erleben und ihren Auswirkungen stark individuell. Dies gilt sowohl für die Dauer als auch für die Intensität dieses Lebensabschnitts.

In den von Fend (2003) durchgeführten Befragungen zum pubertären Prozess konnte nachgewiesen werden, dass der Normalitätsbegriff eine zentrale Fragestellung dieses Lebensabschnittes darstellt. Die Orientierung an Verhaltensmodi von Peers ist übermächtig, der Wunsch, zur eigenen Gruppe zugehörig zu sein, bestimmt diesen Lebensabschnitt nachhaltig.

Normalität ist immer das, was in der Peergruppe als Normalität suggeriert wird. Zugehörigkeitsmomente werden durch die Jugendlichen vor allem durch Konformität erworben. Das Tragen gleicher Kleidung, das Konsumieren der gleichen Musik sind Elemente der Zugehörigkeit auf einer symbolischen Ebene.

Besonders das, was als Körpernormalität mittels bildbearbeiteter Werbung suggeriert wird, gilt gerade in Bezug auf das Schlankheitsideal als essenziell für Mädchen und junge Frauen. Problematisch ist dieser Umstand insofern, als dieses Körperideal schon auf Grund hormoneller Veränderungen in diesem Lebensalter gar nicht realisiert werden kann. Die Folge daraus ist die negativere Bewertung der Mädchen und jungen Frauen ihrem Körper gegenüber. Dieses Phänomen ist bei Jungen tendenziell weniger stark ausgeprägt (Mrazek 1987). Darüber hinaus wird dem Körpergewicht als entscheidender Indikator für Normalität durch die Mädchen benannt. Keinen idealen BMI-Wert zu erreichen ist eine essenzielle Sorge beider Geschlechter. Für Jungen stellt Akne häufig ein sichtbares Problem dar, was die relativ stabilen Verkaufszahlen von Anti-Akne-Produkten erklärt. Aber auch der Stimmbruch wird zumeist durch die Jungen als problematisch empfunden, da die Schwankungen zwischen sehr hoher und sehr tiefer Stimme als nicht souverän erlebt werden – und Souveränität gilt als „typisch männlich".

Allgemein gilt, dass die Fokussierung auf Attraktivität problematisch ist, weil Jugendliche, die nicht glauben, attraktiv zu sein, sehr leiden. Fend konstatiert dazu: „Mädchen scheinen insgesamt eher Depressionsphänomene zu erleben, Jungen bringen ihre Unausgeglichenheit durch Verhaltensauffälligkeiten zum Ausdruck" (Fend 2003, 251).

> **!** „Den Körper bewohnen lernen“ als Entwicklungsaufgabe ist für Jugendliche durch erhöhten Druck von außen (u.a. Werbung und Medien) und innere Anspannung charakterisiert. Der Wunsch, dazuzugehören und „normal“ zu sein, ist für alle Jugendlichen essenzielle Lebensaufgabe in diesem Lebensabschnitt.

Den Umgang mit Sexualität lernen

Dies beschreibt Fend als den Prozess, in dem die Jugendlichen nun lernen müssen, mit ihren sexuellen Vorstellungen, Wünschen und Ängsten umzugehen. Mit dem Einsetzen der Geschlechtsreife sind Jugendliche gezwungen, genitale Sexualität in ihre Gesamtpersönlichkeit zu integrieren (Kluge 1998). Für Fend sind vor allem zwei Entwicklungsanforderungen zentral:

Anforderung I – sexuelle Authentizität: Hierunter ist der Umstand zu verstehen, dass ein Mensch in der Lage ist seine Sexualität so in seine Persönlichkeit zu integrieren, dass diese als für ihn gut und angemessen empfunden wird (Fend 2003).

Anforderung II – sexuelle Beziehungsnähe: Hierunter fasst Fend den Umstand, dass der Mensch in der Lage ist, Sexualität und soziale Bindung miteinander zu verknüpfen (Fend 2003). Hierbei muss allerdings deutlich auf den dahinterliegenden normativen Gehalt verwiesen werden. Aus dieser Anforderung darf nicht zeitgleich die Forderung nach ausschließlich lebenslänglichen monogamen Beziehungen erwachsen. Vielmehr ist hierunter die grundsätzliche Fähigkeit zu Beziehungsaufnahme und Beziehungsgestaltung inklusive sexueller Elemente zu verstehen.

Eine zentrale Erkenntnis aus Praxisbeobachtungen ist, dass in Frühformen schon Kleinstkinder erste „Liebesbeziehungen“ führen, in denen verschiedene Gefühlsregungen erlernt werden. Diese Beziehungen sind in aller Regel zwar zeitlich instabil, weisen aber alle affektiven Momente erwachsener Liebesbeziehungen auf. Während der Pubertät werden diese Beziehungen intensiviert und um den Geschlechtsakt bzw. Vorstufen wie Petting erweitert.

> *„Zu lernen, Liebesbeziehungen einzugehen und zu lösen, könnte deshalb mit Fug und Recht als die übergeordnete Aufgabe angesehen werden. Die Bewältigung der Sexualität wird damit ein Kernaspekt der sozialen Entwicklungsaufgabe im Jugendalter“* (Fend 2003, 258).

Erste längerfristige Beziehungen sind noch schwierig aufrecht zu erhalten, weil es noch an Beziehungserfahrungen fehlt, auf die zurückgegriffen werden kann. Gerade der Umgang mit problematischen Kommunikationsmustern stellt eine zentrale Herausforderung für die Jugendlichen dar. Diese Herausforderung wird auch dadurch erschwert, dass erst in der Reziprozität für die Jugendlichen erkennbar wird, was sie eigentlich in einer Beziehung brauchen. Die Fähigkeit, Problemsituationen anzusprechen, ist dabei erst noch zu erwerben, weil dies auch voraussetzt, eigene bis dato sicher geglaubte Positionen zu verlassen. Die Sorge, vor dem anderen „das Gesicht zu verlieren", ist dabei nicht zu unterschätzen und zeigt deutlich, dass Beziehungen eben immer auch Machtbeziehungen sind, die es gemeinsam auszubalancieren gilt (Plies et al. 1999).

2.9 Reproduktives Alter

Das Besondere an menschlicher Sexualität (Soziosexualität) ist der Umstand, dass sie in gesellschaftliche Prozesse eingebunden ist. Wie bereits aufgezeigt wurde, hat Sexualität nach Sielert verschiedene Funktionen (s. Kap. 1.1). Von der klassisch biologischen Perspektive aus betrachtet ist eine Facette menschlicher Sexualität die Fortpflanzung. Zumeist erfolgt diese in heterosexuellen Paarkonstellationen, wenngleich sich gerade im Kontext bspw. von Co-Parenting gesellschaftliche Veränderungsprozesse herausstellen und auch gleichgeschlechtliche Partnerschaften das Recht auf Kinderzeugung (bspw. mithilfe der Reproduktionsmedizin) für sich proklamieren. Dieses Kapitel widmet sich allerdings ausschließlich der heterosexuellen Sexualität im reproduktiven Alter.

2.9.1 Reproduktion und Erwerbsbiografie

Mit der Frage der Reproduktion ist immer auch die Frage der Erwerbsbiografien gekoppelt, da die Vereinbarkeit von Familie und Beruf bis in die Gegenwart hinein trotz Rechtsanspruch immer noch nicht flächendeckend eine Selbstverständlichkeit ist (Linnartz 2019). Dies hat Einflüsse auf Männer und Frauen und ggf. auf ihren Wunsch nach Kindern. Hierbei zeigen Untersuchungen, dass hinsichtlich des Kinderwunschs gerade männliche Lebensentwürfe eine ‚aufschiebende Wirkung' besitzen, weil immer noch sowohl ‚Ernährermodelle' als auch hegemoniale Männlichkeitskonstruktionen (Connell 2015) bei der Frage nach Familiengründung eine essenzielle Rolle spielen (Tölke / Hank 2005). In diesem

Kontext ist auch zu konstatieren, dass die Verantwortung für die Verhütung immer noch größtenteils von Männern an Frauen delegiert wird. Anders ausgedrückt „[...] vertrauen Frauen auf Verhütungsmittel, während Männer Frauen vertrauen“ (Helfferich et al. 2005a, 21).

Bei der Planung von Familie gilt für Deutschland, dass die vormalige Teilung des Landes in BRD und DDR bis in die Gegenwart wirkt. Da die DDR es als zentrales Staatsziel ansah, alle ihre Bürger_innen am Prozess des sozialistischen Gemeinwesens teilhaben zu lassen, war die Betreuung der Jüngsten durchgängig ein zentrales Planungsthema der DDR-Führungseliten. Die Wiedervereinigung brachte für die neuen Bundesländer auch alle Unsicherheiten mit sich, die einer kapitalistischen Gesellschaftsordnung innewohnen: Unsichere Jobsituationen, die Forderung des Arbeitsmarktes nach Flexibilität der Arbeiter_innen und die Arbeitslosigkeit führten in den 1990er Jahren auch in der ehemaligen DDR zu massiven Problemen. Diesen Umstand gilt es grundsätzlich zu bedenken. Zugleich, so konnte Strohmeier nachweisen, haben in der BRD gerade Akademiker ihren Kinderwunsch auch schon in der Vergangenheit tendenziell eher aufgeschoben (Strohmeier/Schulze 1995). Im Kontrast dazu gründeten Nicht-Akademiker früher Familien (Helfferich et al. 2005a).

Eine zentrale Frage der Familienforschung nach der Wiedervereinigung war, ob Männer aus Ostdeutschland einen Kinderwunsch eher bejahen oder eher aufschieben. Nach Strohmeier und Schulze war der Geburtenrückgang nach der Wende kein „Indiz für das Wegbrechen der Familie als dominante Lebensform der jüngeren Generation, sondern in erster Linie Ausdruck von Irritation angesichts der Umgestaltung vertrauter Randbedingungen“ (Strohmeier/Schulze 1995, 37). Ungeachtet dessen kann insgesamt konstatiert werden, dass seit den 1950er Jahren eine tendenzielle Abnahme von Kernfamilien zu verzeichnen ist. 1957 betrug der Anteil von Ehepaaren mit Kindern in Westdeutschland 57 % aller Familien, 2011 waren es im gesamten Bundesgebiet lediglich noch 45 % (Rothenbacher/Fertig 2016a). Damit wird deutlich, dass immer mehr heterosexuelle Paare kinderlos bleiben.

> ! Die Frage nach sexueller Reproduktivität hängt neben gesundheitlichen Aspekten auch von gesellschaftspolitischen, marktpolitischen und arbeitspolitischen Aspekten ab. Gerade historische Umbrüche wie etwa die deutsche Wiedervereinigung, die mit wirtschaftlicher und arbeitsplatzbezogener Unsicherheit verbunden sind, wirken sich in Teilen der Bevölkerung negativ in Bezug auf Kinderwunsch und Geburtenrate aus.

2.9.2 Paardynamiken

Die möglichen Gründe für den Geburtenrückgang sind vielfältig. Ein Erklärungsmodell ist die Veränderung von Paardynamiken. Valide Daten hierzu liefert die Studie „Männer Leben", die – wenn auch nur aus männlicher Perspektive – die Entwicklungen von Paarbeziehungen im Lebenslauf untersucht hat. Besondere Bedeutung kommt dabei den sogenannten „Initiationsbeziehungen" zu, bei denen Partner das erste Mal Geschlechtsverkehr miteinander hatten. 56% aller Befragten gaben an, bei den Initiationsbeziehungen habe es sich um feste Beziehungen gehandelt, wobei in 31 % die Partnerin jünger und in 30 % älter war. In 39 % der Beziehungen waren die beiden Partner gleich alt. Die Autor_innen konnten zwei zentrale Motive dieser Beziehungen ermitteln:

- das langsame Herantasten aneinander
- das Verführtwerden

Für die erste Erzählform gilt die Betonung, dass beide Partner sich gegenseitig kennenlernen wollten und sich für die gegenseitige Erkundung Zeit gelassen haben. In der zweiten Erzählweise wurde die Initiative zumeist von älteren Frauen ergriffen, welche die bis dato noch unerfahren Männer verführten und ihnen etwas beibrachten (Helfferich et al. 2005a).

Interessant an den Befunden ist, dass diese Form der Sexualeinführung relativ zeitstabil geblieben ist. Diese Beziehungen sind auch für die spätere reproduktive Phase von Belang. Denn sie sind nicht nur „als Klassenziel, auf das die vorherigen sexuellen Erfahrungen – Küssen, Streicheln, Petting – hinführen, und nicht nur als Ende der sexuellen Unerfahrenheit von Interesse, sondern auch als Beginn eines neuen Verhältnisses zum anderen Geschlecht." (Helfferich 2005b).

Jene Männer, die „verführt" wurden, haben nun die Option, weitere sexuelle Erfahrungen mit anderen Frauen und/oder Männern oder Inter- oder Trans-Personen zu machen, da diese Initiationsbeziehungen eher lose sind. Jene Männer, die hingegen eine „gemeinschaftliche Initiation" mit allmählicher gegenseitiger Annäherung erfahren haben, bleiben tendenziell bei ihren Partnerinnen, da hier weitere sexuelle Begegnungen mit derselben Partnerin als Lernprozess interpretiert werden (Helfferich et al. 2005a).

Insgesamt kann aber gesagt werden, dass es über Generationen hinweg einen Wertewandel in Bezug auf die Dauerhaftigkeit von Paarbeziehungen gibt. Lediglich in der Gruppe der 45- bis 54-jährigen Männer war eine Tendenz zu einer festen dauerhaften Partnerin zu erkennen. Schon in der Gruppe der 35- bis

44-Jährigen werden knapp drei Partnerschaften (2,8 Partnerinnen) angegeben (Helfferich et al. 2005a).

Dabei darf nicht unterschlagen werden, dass ein Partnerschaftswechsel unterschiedliche Bedeutungen in der jeweiligen Biografie nach sich zieht. Eine Trennung in jungen Jahren ist – subjektiv betrachtet – genauso emotional anstrengend wie im späteren Leben, allerdings können die sozialen Folgen (gerade bei Scheidungen) nicht miteinander verglichen werden.

2.9.3 Der Stellenwert von Ehe und Elternschaft

Ehe und Elternschaft haben bis in die Gegenwart hinein trotz aller gesellschaftspolitischen Veränderungstendenzen und erweitertem Ehebegriff (Ehe für alle) einen verbindlichen Stellenwert, wenn es um das Zeugen von Nachkommenschaft geht. 92 % der Männer, die ein Kind mit einer Partnerin haben, sind mit dieser auch verheiratet (Helfferich et al. 2005a).

Grundsätzlich kann gesagt werden, dass Männer mit einer höheren Bildungsqualifikation ihre Familienplanung auch biografisch betrachtet nach hinten schieben, so lange, bis sie eine berufliche Konsolidierung erreicht haben. Dies wird umso deutlicher, wenn man sich vergegenwärtigt, dass bis zum Alter von 30 Jahren 50 % der Männer mit niedrigem Bildungsabschluss, aber lediglich 32 % der Männer mit hohem Bildungsabschluss Vater geworden sind. Hier sind die Zahlen in Ost- und Westdeutschland relativ identisch (Helfferich et al. 2005a).

Zusammenfassend lässt sich in Rückgriff auf Burkart konstatieren, dass zwar keine allgemeingültige „Normalbiografie“ mehr existieren kann – schon gar nicht aufgrund der hohen Individualisierung in westlichen Industriestaaten (Beck / Beck-Gernsheim 1994), dass aber dessen ungeachtet Lebensphasen existieren, die nicht willkürlich und individualisiert in freier Wahl, sondern nach Mustern ablaufen, die sich mehr und mehr einspielen (Burkart 1997). Dabei handelt es sich um mehrere sukzessive, teilweise auch revidierbare Phasen:

> *„Nach dem Auszug aus dem Elternhaus folgen Phasen des Alleinlebens und des nichtehelichen Zusammenlebens. Biografisch später als in früheren Zeiten wird geheiratet, aber heiraten ist immer noch der Normalfall“ (Burkart 1997, 9).*

2.9.4 Die Skripttheorie

Im Rahmen der sexuellen Entwicklung Erwachsener gibt es derzeit noch keine gesicherten Daten über Trans- und Inter- Personen. Daher wird in diesem Kapitel ausschließlich auf Forschungsbeiträge in Bezug auf Männer und Frauen zurückgegriffen.

Die Hegemonie des Männlichen

Weibliche Sexualität wird erst in der jüngeren Vergangenheit als eigenständig und unabhängig von männlicher Sexualität theoretisiert. Grundsätzlich gilt jedoch immer noch, dass das, was als weibliche Sexualität verstanden wird, aufgrund gesellschaftlich-patriarchalischer Denk- und Handlungsstrukturen immer in Abhängigkeit von männlicher Sexualität konstruiert wurde (Connell 2015; Butler 1991). Dieser Umstand wird in der Literatur als „hegemoniale Männlichkeit" bezeichnet. Dies bedeutet, dass männliche Normen als Standard angesehen werden und weibliche Normen sich diesen anpassen müssen bzw. angepasst werden.

Innerhalb der Literatur wird unter dem Terminus der „patriarchalen Dividende" der Umstand subsumiert, dass auch Männer, die nicht dem typischen „Macho"-Bild entsprechen, dennoch von der grundsätzlichen Vormachtstellung des Mannes in einer patriarchal organisierten Welt profitieren. Allerdings ist nach dieser Theorie nicht jeder Mann gleichwertig. So haben spezifische Männergruppen, z. B. schwarze Männer, Homosexuelle und Männer mit Behinderung sowie Trans- und Inter-Personen Nachteile zu erleiden. Das Ideal verkörpert demnach international der heterosexuelle weiße Mittelschichtsmann.

Allerdings darf nicht unterschlagen werden, dass diese Idealvorstellungen auch durch die Frauen selbst tradiert werden, wie Laws darlegt (Laws/Schwartz 1977). Indem freundschaftliche Beziehungsratschläge übernommen werden, setzen Frauen innerhalb ihrer Peergroup klare Grenzen für attraktive bzw. weniger attraktive männliche Anwärter und erhalten damit die jeweiligen Normative nachhaltig aufrecht.

Sexuelle Skripte

Die bisherigen Schilderungen suggerieren, dass mit dem Ende der Pubertät auch die sexuelle Entwicklung endet. Wird jedoch nicht die biologische Reifung im Sinne der Geschlechtsreife herangezogen, sondern der Mensch als psychosoziales Wesen begriffen, ist die sexuelle Entwicklung erst mit dem Tod beendet. Die Arbeiten, die sich mit den Entwicklungen nach der Pubertät befassen, werden unter dem Stichwort der Skripttheorien subsumiert (Laws/Schwartz 1977). Demnach ist Sexualität ein lebenslanger, sich immer wieder neuer herstellender Prozess, der niemals bzw. erst mit dem Tod des Individuums seinen Abschluss findet (Laws/Schwartz 1977, Simon/Gagnon 2000). Sexuelle Skripte formen „sexuelles Erleben, Verhalten und Handeln, sexuelle Interaktion und Kommunikation. Sexuelle Skripte entstehen innerhalb sozialer Interaktionen und werden durch diese weitergegeben" (Bamler 2008, 58f.).

Sexuelle Skripte sind nicht kontextlos, sondern stellen Verhandlungsprozesse zwischen Erfahrungen und individuellen Bedürfnissen sowie kulturell-religiös-gesellschaftlichen Normen, Werten und Erwartungen dar. Dieser Umstand deckt sich mit den machttheoretischen Überlegungen Michel Foucaults (1987), der von diskursiven Machtmechanismen spricht. Die Einbettung der Skripte in soziale Umwelten erklärt auch, warum abweichende Skripte (andere Geschlechtsidentitäten oder sexuelle Identitäten/Orientierungen) grundsätzlich als inakzeptabel angesehen werden.

> *„Eine Hauptkomponente sexueller Skripts sind soziokulturell formulierte sexuelle Standards. Diese beinhalten, welches Verhalten für welche Akteure und in Bezug auf die jeweiligen Partnerinnen und Partner als angemessen oder nicht-akzeptabel betrachtet werden" (Bamler 2008, 60).*

Dabei sind sexuelle Standards stark kultur-, zeit- und milieuabhängig und reichen von liberalen Strömungen bis hin zur Repression jedweder sichtbaren Sexualität (Laws 1979).

Der Soziologie Erving Goffman konnte zeigen, dass für die westliche Kultur weiße, heterosexuelle mittelschichtsorientierte Gesellschaftsgruppen maßgeblich als Vorbilder auf die Ausgestaltung von sexuellen Skripten wirken (Goffman 2001). Neben der Schichtzugehörigkeit stellt Goffman auch die Kategorien Alter, ethnische Zugehörigkeit und Geschlecht als essenzielle Determinanten zur Konservierung geltender sexueller Skripte heraus.

Am Beispiel des „Hofierens" erörtert Goffman seine Thesen (2001). So gehören zu den Regeln des Flirtens nonverbale Codes, mit denen Frauen Männern anzeigen, wann sie bereit sind, angesprochen zu werden. Dabei sind die Einsatzverteilungen in diesem Kontext disparat: Während sich Frauen eher passiv geben müssen und sich auf ihre attraktiven (zumeist körperlichen) Reize zurückziehen, kann der Mann das Spiel beenden, indem er sein Desinteresse signalisiert und aussteigt. Der gestaltende Teil fällt ihm zu. Dies ist bis heute an Ritualen wie dem – meist vom Mann ausgesprochenen – Heiratsantrag abzulesen, wenngleich auch hier Veränderungen zu beobachten sind. Im Zusammenhang mit den Skripttheorien wurden für Frauen vor allem zwei zentrale Skripts herausgearbeitet:

- Dating-Skript
- Courtship-Skript

Wenngleich die beiden Skriptformen aufs engste miteinander verwoben sind, geht das Dating-Skript der Paarbindung in aller Regel voraus, wohingegen das Courtship-Skript der Verlobung entspricht (Lenz 1998, 2003; Helm 2016).

Das Bezogensein der Frau auf Männer ist die gesellschaftliche Normalerzählung. Dieses Narrativ zeigt sich etwa darin, dass sich Frauen für Männer nach geltenden Schönheitsidealen zurechtmachen. In der Vergangenheit fand es seinen Niederschlag z. B. in der Bezeichnung „Frau Doktor" für die Ehegattin eines Doktors. Auch die heute immer noch stark verbreitete Tradition, dass Frauen mit der Heirat den Familiennamen ihres Mannes annehmen, kann so gewertet werden.

In diesem Kontext weist Laws darauf hin, dass das Grundskript der heterosexuellen Frau oft auf dauerhaft-monogame heterosexuelle Beziehungsmodelle hin angelegt ist, die schlussendlich in ehelicher Reproduktion münden (Laws / Schwartz 1977). Diese gesellschaftliche Organisationsform ist zwar bezogen auf die Menschheitsgeschichte relativ jung, dennoch haben soziale Institutionen wie Kirchen und Religion dazu verholfen, dass diese Sozialform äußerst erfolgreich geworden ist. Dies kann auch daran abgelesen werden, dass bspw. Homosexuelle jahrzehntelang für das Recht auf Ehe gekämpft haben: Auch für sie bleiben heteronormative Gesellschaftskonstrukte offenbar wirkstabil. Denn obwohl in Deutschland jede dritte Ehe geschieden wird, nimmt diese Lebensform dennoch einen zentralen Stellenwert bei heterosexuellen und mit der „Ehe für alle" auch bei homosexuellen Paaren ein (Laws / Schwartz 1977; Rothenbacher / Fertig 2016b).

2.10 Zwischen Reproduktion und höherem Alter – die Wechseljahre

Bis heute ist der evolutionsbiologische Hintergrund der Menopause ungeklärt, da es etwas Vergleichbares bei den meisten Tieren nicht gibt. In aller Regel tritt die Menopause zwischen dem 45. und 60. Lebensjahr auf, wobei das Durchschnittsalter bei 51 Jahren liegt. Auffällig bei klinischen Studien war, dass vor allem sehr schlanke bis untergewichtige Frauen sowie Raucherinnen früher in die Menopause gelangen. Alkoholkonsumentinnen haben hingegen erst später ihre Wechseljahre, da der Alkoholkonsum zur Erhöhung des Östrogenspiegels führt, was wiederum das Auftreten der Menopause verhindert. Mit der Menopause treten individuell unterschiedliche Symptome bei den betroffenen Frauen auf:

- Stimmungsschwankungen
- Übelkeit
- Hitzewellen
- Scheidentrockenheit
- Nachtschweiß
- Haarausfall
- Depressionen

Bei stark ausgeprägten Beschwerden werden mittlerweile Hormonersatztherapien zur Linderung angeboten. Allerdings stehen die Therapien im Verdacht, das Risiko von Brustkrebs, Schlaganfällen und Herzinfarkten zu erhöhen (Ortmann/Lattrich 2012).

Mit der Menopause sind auch Fragen nach Weiblichkeit und Sexualität neu zu stellen. Einerseits entfällt nun eine der zentralen Funktionen des weiblichen Körpers, nämlich die Fähigkeit, Kinder zu empfangen und zu gebären. Andererseits verändert sich auch das sexuelle Lustpotenzial der Frau nachhaltig, was eine veränderte Paarsexualität mit sich führt. Für Frauen ist es daher wichtig, jene Phase als Chance zu begreifen, gerade die Fragen nach eigenen (neuen) sexuellen Wünschen mit dem/der Partner_in zu verhandeln. Dies kann als Vorstufe für Entwicklungsaufgaben im höheren Lebensalter angesehen werden.

2.11 Sexuelle Entwicklungen im höheren Lebensalter

Über Trans- und Inter-Personen gibt es in Bezug auf die Sexualität im Alter noch keine Forschungsdaten. Daher wird in diesem Kapitel ausschließlich auf Forschungsbeiträge in Bezug auf Männer und Frauen zurückgegriffen.

Alter ist relativ, so der Volksmund. Damit scheint alles gesagt zu sein. Die Bestimmung des Alters ist jedoch ein durchaus komplizierter und vielschichtiger Prozess, der stark durch kulturelle und historische Normierungen geprägt ist. Folglich gilt, wie für den Sexualbegriff auch, dass der Altersbegriff bestenfalls mehrperspektivisch hergeleitet werden kann. Innerhalb der Literatur werden daher verschiedene Perspektiven angeboten:

- chronologisch-kalendarisches Alter
- biologisches Alter
- psychosoziales Alter
- soziales Alter

Tab. 1: Multiperspektivische Betrachtung des Altersbegriffs

Altersbegriff	Problemstellung
Chronologisch-kalendarisches Alter: Altersbestimmung anhand des Geburtsjahres	– Durch Veränderungen der Lebenserwartung verschiebt sich die Zuordnung zu Altersstufen. Die Lebenserwartungen der Deutschen hat sich in den letzten 80 Jahren verschoben von durchschnittlich 45 Jahren auf 78 Jahre (Männer) bzw. 82 Jahre (Frauen) im Jahr 2016 (Statistisches Bundesamt 2019, 37). – Geografische & geschlechtliche Faktoren haben Einfluss auf die Lebenserwartung. – Stress, Umweltgifte und Lärm haben weit mehr Einfluss auf den Menschen als ausschließlich biologische Determinanten.
Biologisches Alter: Bestimmung anhand körperlicher Fitness bzw. organischen Alters	– Altern ist ein überformter biologischer Prozess (Rückert 1992, 104). Demnach sind Lebenserwartung und Gesundheit mitunter durch die Lebensführung beeinflussbar. – Die Verengung auf biophysiologische Veränderungen ist problematisch, da diese durch Hilfsmittel (z. B. Medikamente) positiv beeinflusst werden können. – Biologische Phänomene (z. B. veränderte Libido aufgrund hormoneller Umstellung) sind immer gesellschaftlichen Bewertungen unterworfen.
Psychologisches Alter: Bestimmung anhand des Erlebens und Verhaltens des Menschen	– Alter ist kontext- und erlebnisbezogen. So spielt die Distanz zwischen den Altersgruppen eine zentrale Rolle bei deren Wahrnehmung und Bewertung. Aus Perspektive des 80-Jährigen ist der 30-Jährige sehr jung. – Altersprozesse werden intraindividuell erlebt. – Das Erleben des Alterns wird beeinflusst durch seelische Entwicklungen, soziale Beziehungen, biologische Veränderungen und die Zuweisung bzw. Übernahme von Aufgaben in der Gesellschaft (Kolland 1988).

Altersbegriff	Problemstellung
Soziales Alter: Bestimmung anhand rechtlicher und kultureller Regularien	– Ruhestand und die damit verbundenen Altersgrenzen sind sozial-administrative Entscheidungen. – Der Gruppe der Menschen im Ruhestand werden bestimmte Eigenschaften zugeschrieben. Diese können positiv (sie sind weise und haben schon viel geleistet) oder aber negativ sein (sie sind nicht mehr produktiv und eine gesamtgesellschaftliche Belastung).

Aus Tab. 1 wird deutlich, dass es keine klare Zuordnung von Alter geben kann. Daher wird bevorzugt von **„Altern"** gesprochen, um die **Prozesshaftigkeit** des Alters von Beginn des Lebens an zu verdeutlichen (von Scheidt/Eidelbeck 1995; Steckeler 2004).

Ein zentraler Ansatz, der aus der Prozesshaftigkeit des Alters hervortrat, ist der **„Life-Span-Ansatz"** (Lebensspannenansatz). Dieser geht davon aus, dass Altersentwicklungen von der Zeugung bis zum Tod reichen. Bereits Ende der 1950er Jahre konstatierte Bloch:

> *„Insgesamt zeigt das Alter, wie jede frühere Lebensstufe, durchaus möglichen, spezifischen Gewinn, einen, der den Abschied von der vorhergehenden Lebensstufe gleichfalls kompensiert […]. Im allgemeinen werden derart die Spätjahre eines Menschen desto mehr Jugend enthalten, dem unkopierten Sinne nach, je mehr Sammlung bereits in der Jugend war, die Lebensabschnitte, also auch das Alter verlieren dann ihre isolierende Schärfe" (Bloch 1959, 41).*

> **!** Der Altersbegriff kann aufgrund seiner Komplexität nicht mit einfachen Erklärungen erfasst werden, wenn eine eindimensionale Betrachtung vermieden werden soll. Daher wird in der modernen Gerontologie von „Altern" gesprochen, um die Prozesshaftigkeit von Altern von der Zeugung bis zum Tod deutlich zu machen.

2.11.1 Das Defizitmodell

Ungeachtet aller Bemühungen, Alter nicht ausschließlich als letzte Phase des Lebens zu begreifen, finden sich innerhalb der Literatur nach wie vor Denktraditionen, die diesen Ansatz systematisch weiterverfolgen. So ist nach Grundauffassung des Defizitmodells und seiner Vertreter_innen das Alter rein biologisch determiniert. Demnach werden alte Menschen lediglich auf ihre (noch) vorhandenen Fähigkeiten reduziert, wobei besonders Intelligenz, Motorik und Reaktionsfähigkeit im Betrachtungsfokus stehen. Zwar wurde das Defizitmodell in der Vergangenheit vielfach kritisiert und auch widerlegt, dennoch halten sich diese Denkschule und die daraus resultierenden Altersbilder hartnäckig weiter.

Besonders im Zusammenhang mit der Intelligenzforschung wurde in der Vergangenheit vorrangig auf den Abbau kognitiver Leistungen geschaut. Gegenwärtig wird davon ausgegangen, dass Intelligenz ein Bündel von differenzierten Fähigkeiten und Fertigkeiten ist, die sich auch im Alter unterschiedlich (weiter-) entwickeln können. Lange wurde in der Forschung die Tatsache vernachlässigt, dass ältere Menschen auf im Lebenslauf gemachte Erfahrungen zurückgreifen können. Diese Fähigkeit lässt sich jedoch an einem Beispiel verdeutlichen: Gibt man älteren Menschen mehr Zeit als jüngeren für die Bewältigung einer Aufgabenstellung, so können sie weitestgehend gleich gute Ergebnisse wie jüngere Menschen erzielen.

Die Vergleichsgruppenergebnisse der Defizitforschung sind insgesamt kritisch zu beleuchten, da junge gesunde Menschen mit alten kranken Menschen als Kontrollgruppe in Kontrast gesetzt wurden. Die daraus resultierenden verzerrten Forschungsergebnisse müssen daher als höchst problematisch betrachtet werden. Im Zusammenhang mit Intelligenztests wurde in jüngster Zeit die Frage gestellt, ob Labortestungen überhaupt eine sinnvolle Art der Testung darstellen, da sie nicht den Lebensrealitäten der Menschen entsprechen.

Die simplifizierende Formel Alter = Abbauprozess = Tod bietet einfache Erklärungen, weshalb dieses Modell im gesamtgesellschaftlichen Diskurs weiterhin Bestand hat (von Scheidt/Eidelbeck 1995). Im Gegenzug existiert in der neueren Literatur eine andere Auffassung von Alter, die im Kompetenzmodell zusammengefasst wird.

2.11.2 Das Kompetenzmodell

Das Kompetenzmodell legt seinen Erklärungsschwerpunkt auf die Veränderung und Entwicklung im Lebenslauf. Dabei bündelt das Modell Erkenntnisse verschiedener Forschungsrichtungen.

Kompetenz wird demnach als „Beziehung zwischen den Umweltanforderungen […] und den persönlichen und sozialen Ressourcen der betreffenden Person verstanden" (von Scheidt/Eidelbeck 1995, 32). So ist für das Motorradfahren nicht nur die korrekte Handhabung des Motorrads entscheidend, sondern auch die Fähigkeit, das Fahrverhalten an die Verkehrsbedingungen anzupassen.

> *„Ausgangspunkt der Kompetenzmodelle ist nun die Erkenntnis, dass unterschiedliche Sozialisations-, Lebens- oder Arbeitsbedingungen einen Einfluss auf das Altern haben können, unterschiedliche Entwicklungen somit auch noch im Alter stattfinden können" (von Scheidt/Eidelbeck 1995, 32).*

Dabei unterstellt Baltes dem Kompetenzmodell folgende Grundannahmen:

- Entwicklungen sind lebenslange Prozesse.
- Entwicklungsprozesse sind sowohl mit Gewinnen als auch mit Verlusten verbunden. Sobald in einem Bereich Fortschritte erzielt werden, sind andere Bereiche vernachlässigt, was auf Dauer zu Verlusten führt (Baltes 1992).

Dieses Phänomen des Verlusts findet sich auch in der Kleinstkind-Entwicklung im Zuge neuer Entwicklungsschritte wieder, hat hier allerdings keinen nachhaltigen Effekt. Wenn ein Kind bspw. Malen lernt, kann es sein, dass es bis dato sicher beherrschte Fähigkeiten, wie z. B. einen Turm aus Bauklötzen zu bauen, plötzlich nicht mehr abrufen kann. Im Gegensatz zum hohen Alter kommen aber die abgelegten Kompetenzen wieder zum Tragen, sobald die Fertigkeiten im Malen weiter vorangeschritten sind.

2.11.3 Bedeutung von Sexualität für ältere Menschen

Für ältere Frauen ist durch mehrere Studien relativ gut belegt, dass sie eher negativ gegenüber Sexualität eingestellt sind (Aresin 1980; Bretschneider/McCoy 1988; Birnbaum/Mikulincer 2001; Birnbaum/Laser-Brandt 2002; Klaiberg et al. 2001; Persson 1980; Rentzsch/Eitner 1979; Tümmers 1984). Zusammenfassend kann festgehalten werden, dass sowohl sexuelles Interesse als auch sexuelle Aktivitäten für ältere Frauen geringere Bedeutung haben, als dies bei gleichaltrigen Männern der Fall ist.

Dieser Umstand kann mit einer in der Jugend repressiven Sexualerziehung erklärt werden. Sexualität galt für Frauen weithin als notwendiges Übel, das vor allem zur Zeugung von Kindern diente. Sexuelle Sprache, sexuelles Wissen und die Fähigkeit, beides miteinander in Beziehung zu setzen, haben ganze Generationen nicht gelernt. Dieser Umstand führte dazu, dass auch innerhalb der Paarkonstellationen jener Generation ein Gespräch über Sexualität, sexuelle Bedürfnisse oder gar sexuelle Befriedigung nicht stattfinden konnten. Schmidt (formuliert dies pointiert: „Früher galt eine Beziehung als gut, solange sie nicht schlecht war; Langeweile und begrenzter Austausch, sexuell und emotional, galten nicht als ‚ungesund'" (Schmidt 2000a, 271).

Dies ist auch mit fehlendem sexuellen Wissen zu erklären. Ältere Jahrgangskohorten weisen ein mangelndes Wissen über Sexualität auf, was in verschiedenen Studien nachgewiesen werden konnte. Die Wissenslücken bezogen sich dabei besonders auf physiologische und psychosexuelle Kenntnisse (Hite 1970; Kinsey 1963; 1964; Masters/Johnson 1978; Sydow 1991). Dieses **sexuelle Wissen** ist essenziell, damit eine erfüllte Sexualität möglich werden kann. Da Sexualität erlernbar ist, hat der Mensch bis ins hohe Alter die Chance, etwas über sich und seine Sexualität zu lernen. Gerade für Frauen, die in der Vergangenheit stark auf ihre sexuelle Passivität hin sozialisiert wurden, ist es sinnvoll, sich sexuell selbst zu ermächtigen, bspw. durch Aufklärung, persönliche Hinwendung und Experimentieren.

Neben dem fehlenden sexuellen Wissen konnte auch nachgewiesen werden, dass ältere Jahrgänge und dort vorrangig die Frauen einen Nachholbedarf in Bezug auf die **sexuelle Selbstbestimmung** haben. Wie Connell nachweisen konnte, sind sexuelle Sphären tendenziell eher männlich dominiert (Connell 2015). Wird sexuelle Selbstbestimmung als Aushandlungsakt zwischen mindestens zwei Personen verstanden, die sich darüber einigen, was ihnen an sexuellen Aspekten gewogen ist, muss gerade für die älteren Jahrgänge konstatiert werden, dass diese Aushandlungsprozesse meist zuungunsten der Frauen ausgehen (Laws 1979; Bertram/Deuflhard 2015).

Daher ist festzustellen, dass die Gleichwertigkeit bzw. die Möglichkeit zur „Aushandlungssexualität" erst den jüngeren Generationen nach der 1968er Frauenbewegung ermöglicht worden ist. Frauen höheren Lebensalters haben aufgrund ihrer zur passiven Sexualität hin erzogenen Wertehaltung selten die Chance, wirklich dem Mann gegenüber gleich zu sein (Funk 2005; Möller 2005).

Darüber hinaus zeichnet sich sexuelle Selbstbestimmung auch dadurch aus, dass beide Partner aktiv Verantwortung für sexuelle Handlungen übernehmen und ihre sexuelle Aktivitätsrolle selbstbestimmt und reflexiv in beidseitigem Einvernehmen übernehmen können (Sydow 1991). Daher kann pauschal infrage gestellt werden, ob ältere Frauen aufgrund ihrer angeeigneten repressiven sexuellen Skripte in der Lage sind, selbstbestimmte Sexualität leben zu können (Möller 2005). Für die sexualpädagogische Arbeit bedeutet dies vorrangig, gleichberechtigte Sexualität aktiv zu thematisieren. Im Rahmen der Altenarbeit ist zudem das Risiko sexueller Übergriffe in Pflegesituationen aufgrund der damit verbundenen Abhängigkeitsverhältnisse in den Blick zu nehmen. Hier müssen Schutzkonzepte etabliert werden, indem z. B. mit den älteren Menschen das „Nein-Sagen" geübt wird.

In der letzten Lebensphase kurz vor dem Tod wird oft eine Lebensbilanz gezogen. Diese ist immer als Rekonstruktion angelegt und daher immer stark subjektiv. Zentrale Fragestellung dabei ist: Wie zufrieden bin ich in der Retrospektive mit meinem Leben, mit meinen Erfolgen, mit meiner Familie, mit mir als Person? (Bamler 2008). In diesem Kontext wurden in den vergangenen Jahrzehnten vermehrt Studien durchgeführt, die zwei zentrale Punkte hervorbringen konnten (Aresin 1980; Birnbaum/Mikulincer 2001; Birnbaum/Laser-Brandt 2002; Buchert et al. 2001, 2003; Klaiberg et al. 2001; Rentzsch/Eitner 1979; Schneider 1980; Schultz-Zehden 2003, 2004; Sydow 1991):

- In Bezug auf die Paarbeziehung waren die älteren Damen durchgängig zufrieden.
- In Bezug auf die sexuellen Aktivitäten innerhalb der Paarbeziehung waren die älteren Damen weniger bis gar nicht zufrieden.

> **!** Menschliche Sexualentwicklung verläuft individuell. Bis zum Erreichen der Pubertät sind vorrangig physiologische Merkmale im Betrachtungsfokus. Mit zunehmendem Lebensalter werden sexuelle Skripte reflexiver wahrgenommen. Sexuelle Skripte sind kulturellen, schicht- und milieuspezifischen, ethnischen und historischen Wandlungen unterworfen.
> Sexuelle Skripte älterer Frauen sind tendenziell eher durch erlernte Passivität geprägt. Für sie gilt, dass die Partnerschaftsqualität besser bewertet wird als die sexuelle Qualität innerhalb der Partnerschaften. Dies liegt mitunter an der Unfähigkeit, über Sexualität zu kommunizieren. Ältere Männer haben bisweilen die Herausforderung zu tragen, aktiver Part in heterosexuellen Paarbeziehungen sein zu müssen. Dabei spielt besonders die sexuelle Potenz eine zentrale Rolle.

3 Sexualität und Medien

Im Jahr 2009 titelten viele Medien „Generation Porno“. Das in jenen Tagen gut verkaufte Buch des evangelischen Pastors Bernd Siggelkow „Deutschlands sexuelle Tragödie: Wenn Kinder nicht mehr lernen, was Liebe ist“ hatte enorme Durchschlagskraft innerhalb der Gesellschaft. Die Vorstellung, dass Kinder bzw. Jugendliche durchgängig pornografisiert und nicht mehr in der Lage seien, Beziehungen einzugehen, brach sich medial Bahn.

Die pädagogische Frage nach dem Umgang mit Sexualisierung in und durch Medien ist weiterhin aktuell. Gerade die starke Verbreitung des Smartphones und die Omnipräsenz von Pornografie im Netz stellen neue Frage an den Jugendmedienschutz. Bevor allerdings auf den Umgang mit diesem Phänomen eingegangen werden kann, gilt es zunächst den Pornografiebegriff differenziert zu erarbeiten.

3.1 Pornografiebegriff

Eine zentrale Herausforderung ist die definitorische Annährung an den Pornografiebegriff und an die Frage, was Kinder und Jugendliche unter Pornografie verstehen. Der Terminus Pornografie ist mindestens zweihundert Jahre alt verweist auf die Darstellungen von sexuellen Handlungen. Alles Weitere rund um die Definition von Pornografie ist im Fachdiskurs höchst strittig (Lautmann / Schetsche 1990; Leibbrand / Leibbrand 1972; Schorsch 1985; Starke 2010, West 1987; Wettstein 2017).

Weil kein einheitlicher Pornografiebegriff existiert, wird in der Literatur häufig mit der mehrperspektivischen Betrachtung des Phänomens gearbeitet.

Juristische Perspektive

Juristische Perspektiven rekurrieren auf nationale Rechtsvorstellungen und die daraus resultierenden Gesetzgebungspraxen. Für Deutschland ist in diesem Zusammenhang der § 184 Strafgesetzbuch (StGB) maßgeblich. Dieser unterscheidet drei Typen von Pornografie:

- **Illegale bzw. harte Pornografie:** Hierunter versteht der Gesetzgeber vor allem Gewalt-, Tier-, Kinder- und Jugendpornografie, deren Produktion und Vertrieb sowie im Fall von Kinder- und Jugendpornografie auch der Besitz strafbar ist (Döring 2011a; Schwartmann/Ohr 2015).
- **Einfache Pornografie bzw. Hardcore-Produktionen:** Darunter fallen jene Produktionen, die explizit sexuelle Akte zeigen, deren Handlungen ausschließlich auf Geschlechtsverkehr jedweder Art abzielen. Diese ist Personen über 18 Jahren vorbehalten und legal.
- **Erotika bzw. Softcore-Produktionen:** Diese deuten sexuelle Begegnungen ansatzweise an, die in soziale Handlungen eingebunden sind. Der sexuelle Akt wird nicht explizit gezeigt.

Alltagsübliche Perspektive

Das alltägliche Verständnis von Sachverhalten unterscheidet sich zumeist von juristischen oder soziologischen Perspektiven. So werden oftmals auch Softcore-Darstellungen der „Pornografie" zugerechnet, etwa wenn Jugendliche Softsexfilme im TV als „Porno" bezeichnen (BRAVO 2009). Daher sind Selbstaussagen von Kindern und Jugendlichen im Hinblick auf Hardcore-Pornografie kritisch zu hinterfragen.

Wertende Perspektive

Pornografie wurde von Beginn ihrer Existenz an immer zwischen repressiven und progressiven Bewertungen verhandelt, je nach den angesetzten (Sexual-) Moralvorstellungen. Häufig werden wertende Begriffsannährungen in Bezug auf Pornografie genutzt, um diese als schlecht, geschmacklos oder Frauen verachtend darzustellen.

Derlei Wertungen sind für eine differenzierte Auseinandersetzung mit dem Phänomen wenig hilfreich, insofern damit Pornografie pauschal verurteilt wird und eine Differenzierung und Kategorisierung der Diversität von Pornografie verunmöglicht wird. Ursprünglich stammen wertende Pornografieaussagen aus der Anti-Pornografiebewegung.

Exkurs: PorNo-Kampagne

Die PorNo-Kampagne wurde 1987 durch die deutsche Feministin Alice Schwarzer (Herausgeberin der Frauenzeitschrift „Emma“) forciert. Schwarzer forderte den Gesetzgeber dazu auf, Gesetze gegen Pornografie zu erlassen, wobei sie auch eine radikale Neudefinition des Pornografiebegriffs forderte. Ihrem Dafürhalten nach stellt Pornografie einen Gewaltakt dar, der gegen Frauen und Mädchen gerichtet ist und sie in ihrer Eigenschaft als Frau herabwürdigt. Im Jahr 1978 verklagten Frauenrechtler_innen die Zeitschrift „Stern“ wegen einer Darstellung der Sängerin Grace Jones in Ketten. Unter dem Begriff „Sexismusklage“ ging diese Klageschrift in die Schlagzeilen ein. Klageführende waren Alice Schwarzer und Inge Meysel. In ihrer Anklageschrift begründeten die beiden, dass Pornografie ein Frauenbild schaffe, das die basalsten Menschenrechte der Frauen, wie das Recht auf unantastbare Würde und Freiheit, untergrabe.

Die Klage wurde abgewiesen. Dies veranlasste die Kläger_innen, einen alternativen Gesetzesentwurf vorzulegen und in der Zeitschrift „Emma“ zu veröffentlichen. Darin wird Pornografie als Propagierung und Realisierung von Frauenerniedrigung und Frauenverachtung definiert. „Pornographisch sind diejenigen Darstellungen zur sexuellen Anregung, die Frauen erniedrigen, sie in einer Ohnmachtsposition gegenüber Männern zeigen und zum Frauenhass oder gar Mord aufstacheln.“ (Schwarzer 1994, 74)

Insgesamt ist Schwarzers Vorschlag kritisch zu hinterfragen, da er ausschließlich heterosexuelle Pornografie in den Betrachtungsfokus rückt und damit eine heteronormative Perspektive auf Pornografie begünstigt (Schock 2000).

Inhaltlich-funktionale Perspektive

Wertfrei über Pornografie zu berichten ist das Ansinnen der inhaltlich-funktionalen Perspektive. Aus dieser Perspektive handelt es sich um Pornografie, wenn nackte Körper dargestellt sind und in einer den Koitus beabsichtigenden Form in Interaktion treten (inhaltliche Ebene), mit dem vorwiegenden Ziel, beim Rezipierenden sexuelle Stimulation produzieren zu wollen (funktionale Ebene). Darüber hinaus wird in dieser Betrachtungsweise eher von „sexuell explizitem Material“ bzw. „sexuell explizitem Internet-Material“ gesprochen als von Pornografie (Peter/Valkenburg 2010).

Wird der inhaltlich-funktionalen Perspektive gefolgt, ergibt sich daraus, dass Pornografie mehr ist als die reine Darstellung von Geschlechtsverkehr in seinen verschiedensten Ausdrucksformen. Diese Perspektive ermöglicht eine Unterteilung des Pornografiebegriffs in verschiedene Subtypen:

Mainstreaming-Pornografie

Hierunter fallen vor allem Pornoproduktionen bekannter Labels, wie Magma oder Cazzo Film, die vorrangig DVDs oder On-Demand-Filme anbieten. Vorwiegend handelt es sich um Filme, die auf die Interessen heterosexueller Männer zugeschnitten sind. Dies wird unter anderem auch daran deutlich, dass besonders die weiblichen Darstellenden gängigen Schönheitsidealen entsprechen. Auch die Kameraführung ist vorrangig auf die Darstellerin ausgerichtet. In die Filme selbst werden häufig auch Pseudo-Lesbenszenen integriert.

Im Allgemeinen ist der Ablauf der Darstellungen schematisch aufgebaut, beginnend mit Oralverkehr (Blow Job, Cunnilingus) worauf Vaginalverkehr in verschiedenen Stellungen folgt, ggf. auch mit Analverkehr und dem finalen „Cum-Shot“ (Ejakulation zumeist in das Gesicht der Darstellerin). Dabei kommt der Ejakulation des Mannes eine hohe Bedeutung auch innerhalb der Pornobranche zu. So wird der Cum-Shot auch als „Money-Shot“ bezeichnet und bringt den – schlechter bezahlten – männlichen Darstellern zusätzliches Gehalt ein (Schock 2000, Lüdtke-Pilger 2016). Der weibliche Orgasmus ist in diesen Darstellungen nicht zwangsläufig von Relevanz, wenngleich die meisten Darstellerinnen versuchen, durch Stöhnen den Eindruck eines Orgasmus zu vermitteln (McKee et al. 2008).

Mainstream-Pornografie findet sich sowohl frei erhältlich bei Porno-Portalen als auch als Bezahlvariante in Form von Video on Demand. Die Länge der Filme variiert zwischen 3 und 20 Minuten (Schetsche 2010). Die Portale sind in aller Regel durch Oberkategorien wie bspw. Fetisch, Young/Old, Gangbang (mehrere Männer haben Sex mit einer Frau) sortiert.

Dabei ist festzuhalten, dass viele Darsteller_innen in der Präsentation sexueller Orientierungen durchaus flexibel sind, da sie sowohl in hetero- als auch in homosexuellen Settings arbeiten. Für männliche Darsteller ist der Switch zwischen heterosexueller und homosexueller Pornografie durchaus lohnenswert, da sie in homosexuellen Settings mehr Gehalt erhalten (Gay for Pay) (Schock 2000).

Non-Mainstream-Pornografie

Diese Form der Pornografie lässt sich in drei Unterkategorien hinsichtlich ihrer Zielgruppen und Produktionsweisen differenzieren (Demny/Richling 2010):

Feministische Pornografie (Fem Porn): In dieser Sparte wird vorrangig Pornografie von heterosexuellen Frauen für heterosexuelle Frauen produziert, wobei der Betrachtungsfokus im Gegensatz zur Mainstream-Pornografie auf die Befriedigung der Frau gelegt wird (Beggan/Scott 2003; Schauer 2005; Attwood 2007; Bakeborn 2009).

Die Regisseurinnen legen besonderen Wert auf attraktive männliche Darsteller, da diese im Gegensatz zur Mainstream-Pornografie lange und differenziert in Szene gesetzt werden. Sexualpraktiken, deren Ziel die weibliche sexuelle Befriedigung ist (Cunnilingus, Petting), werden sowohl zeitlich als auch kameratechnisch hervorgehoben (Döring 2011a). Darüber hinaus wird auch auf die Kulisse mehr Wert gelegt, was die Produktionskosten erhöht. Dieser Umstand und der (noch) geringe Absatzmarkt erklären auch, weshalb die meisten Fem-Porns kostenpflichtig sind. Auch sind meist zumindest kleinere Handlungsstränge zu erkennen, die Filme folgen tendenziell einem Storytelling auch ohne sexuelle Handlungen.

Queer-Pornografie (Queer Porn): Diese wird zumeist von homosexuellen Regisseur_innen für gleichgeschlechtlich liebende Menschen produziert. Dabei sind auch die Überschreitung binärer Geschlechterordnungen zu sehen (DeGenevieve 2007; Stüttgen 2009). Typische Merkmale dieses Genres sind schwule, lesbische und bisexuelle Sexdarstellungen. Hierbei finden auch Grenzüberschreitungen zwischen den einzelnen sexuellen Ausdrucksformen statt. Die Nutzung verschiedener Fetische und Sexspielzeuge ist ebenso anzutreffen wie Nicht—Mainstream-Praktiken. Dazu zählen etwa Kaviar (Sexualpraktiken mit Kot), Natursekt (Sexualpraktiken mit Urin) oder BDSM. Letzteres ist eine Sammelbezeichnung für eine Gruppe miteinander verwandter sexueller Vorlieben, die oft unschärfer als Sadomasochismus (kurz: SM oder Sado-Maso) bezeichnet werden. Der Begriff BDSM entsteht aus den Anfangsbuchstaben der englischen Bezeichnungen „Bondage & Discipline, Dominance & Submission, Sadism & Masochism).

Amateurpornografie (Realcore): Dabei handelt es sich um Hardcore-Filme, die von Amateuren (zumeist heterosexuelle oder homosexuelle/bisexuelle Paare) ins Netz gestellt werden (Schweiger/Fahr 2013). Klassische Kennzeichen sind unprofessionelle bzw. semiprofessionelle Kameraführung, schlechte Tonaufnahmen und real wirkende, oft auch improvisierte Sexdarstellungen. Zumeist handelt es sich um heimische Kulissen (Schlafzimmer, Bad). Auch entsprechen die Körperstrukturen der Darstellenden eher realen Personen, gängige Schönheitsideale werden nicht immer erfüllt. Befragungen von Pornoportalen zeigten auf, dass der „Mensch von nebenan" bei der Wahl dieser Pornokategorie gerade den Reiz ausmacht (Pornhub 2019).

Eine direkte Pornografiedefinition ist schon aufgrund der Diversität von Pornografie nicht möglich, daher behilft sich die Literatur zumeist mit einer multiperspektivischen Betrachtung. Grundsätzlich bleibt bis in die Gegenwart hinein aber ein Spannungsverhältnis zwischen der Verurteilung der Pornografie durch konservative Kräfte und einer positiven Beurteilung durch liberale Kräfte bestehen.

Ethische Perspektiven auf Pornografie

Innerhalb des ethischen Diskurses lassen sich vorrangig drei Hauptströmungen voneinander unterscheiden:

Anti-Pornografie-Diskurs: Innerhalb dieses Diskurses wird Pornografie grundsätzlich negativ konnotiert, unabhängig davon, um welche Pornografieform es sich handelt. Insgesamt sind jene Diskursvertreter_innen darum bemüht, Pornografie sowohl gesellschaftspolitisch als auch juristisch in Gänze zu ächten (Döring 2011a).

Anti-Zensur-Diskurs: Dessen Vertreter_innen sehen bereits im Versuch der Zensur von Pornografie eine Gefährdung der Kunst- und Meinungsfreiheit und damit implizit auch der demokratischen Grundwerte. Dabei verstehen sie Pornografie als eine Form der Meinungsfreiheit, die es zu verteidigen gilt (Döring 2011a).

Beiden Positionen liegen eindimensionale Perspektiven auf Pornografie zugrunde: Der Anti-Pornografie-Diskurs lehnt Pornografie kategorisch ab, und der Anti-Zensur-Diskurs befürwortet Pornografie, ohne jedoch zwischen deren heterogenen Formen zu unterscheiden.

Pro-Porno-Diskurs: Dieser Diskurs weist eine etwas differenziertere Perspektive auf. Es erfolgt keine ethische Beurteilung von Pornografie insgesamt, sondern vielmehr eine Bewertung der Pornografieproduktion anhand konkreter Kriterien. So fragt diese Position beispielsweise danach, ob Safer-Sex-Praktiken zum Schutz der Darsteller_innen verwandt werden oder ob ein klares Einvernehmen zwischen den Darsteller_innen herrscht (Richardson 2000; Schmidt 1996). Somit legitimiert diese Position nicht allgemein jede Form der Pornografie, sondern fragt konkret danach, ob die oben ausgeführten Standards erfüllt werden (Döring 2011a).

Mit solchen Beurteilungsmaßstäben können Kindern und Jugendlichen Instrumente an die Hand gegeben werden, die ihnen einen reflektierten Umgang mit diesen spezifischen medialen Erscheinungsformen ermöglichen. Dies ist dringend erforderlich, denn das Verbot, Kindern und Jugendlichen Pornografie zugänglich zu machen, ist mit den gegenwärtig verfügbaren technischen Hilfsmitteln wie z. B. „Pornofiltern" schlicht nicht durchzusetzen.

3.2 Mediennutzungsverhalten von Jugendlichen

Bei einer Onlinebefragung von Jugendlichen und jungen Erwachsenen im Alter von 14–29 Jahren im Zeitraum von August bis September 2013 wurde deutlich, dass der Medienkonsum dieser Gruppe vielfältig ist (Behrens et al. 2014). Unter den Befragten befanden sich 49 % weibliche und 51 % männliche Teilnehmende mit einem Durchschnittsalter von 22 Jahren, wovon knapp 20 % keinen Abschluss bzw. einen Hauptschulabschluss besaßen, 28 % einen Realschulabschluss und 21 % einen (Fach-)Hochschulzugang erworben hatten. Beinahe 20 % der Teilnehmenden gingen zum Zeitraum der Befragung noch zur Schule.

Medienrezeption

Anhand einer Liste wurden die Probanden nach ihren Mediennutzungsgewohnheiten befragt. Dabei sollten sie angeben, welches der genannten Medien (Zeitungen, Zeitschriften, DVD, Internet, Social Media u. a.) sie regelmäßig nutzen.

Wie Abb. 1 deutlich zeigt, ist besonders die Nutzung von Internet, TV sowie MP3 und Radio weit verbreitet, wobei die Autor_innen darauf verweisen, dass über alle Alterskohorten hinweg gerade die Internetnutzung sehr stark verbreitet ist.

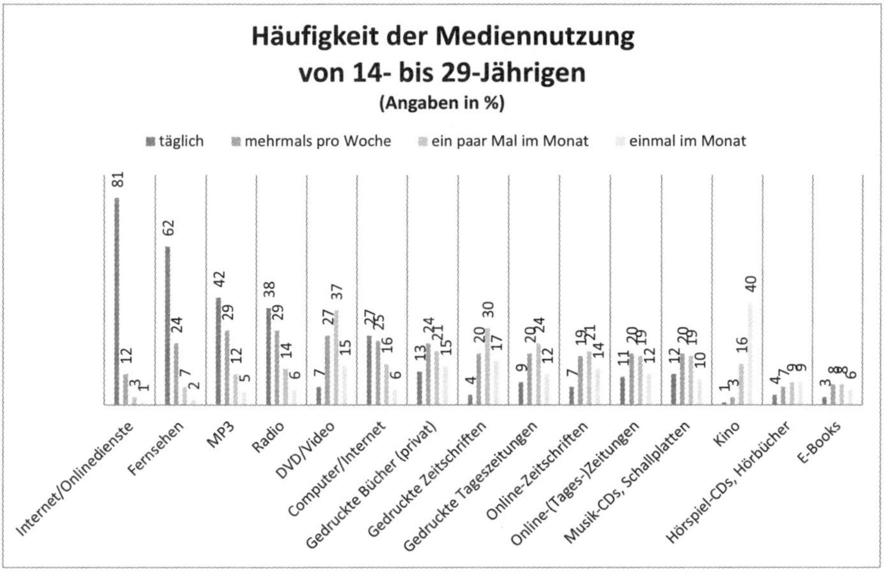

Abb. 1: Häufigkeit der Mediennutzung von 14- bis 29-Jährigen (nach Behrens et al. 2014)

Bildungskontext und Medienrezeption

Pauschal kann konstatiert werden: Je geringer der Bildungsabschluss der Teilnehmenden war, desto höher lag ihr TV-Konsum. Knapp zwei Drittel der Befragten mit Hauptschulabschluss gaben an, täglich Zeit vor dem TV-Gerät zu verbringen, wohingegen „lediglich“ 50 % der Jugendlichen mit höheren Bildungsniveaus dieser Aussage zustimmten. Bücher werden vorrangig von den weiblichen Probandinnen präferiert (48 % Mädchen, 27 % Jungen).

Medienkommunikation

Eine zentrale Frage im medienpädagogischen Umgang mit Pornografie und anderen Medieninhalten ist die, mit wem die Jugendlichen über ihre Medienerfahrungen und Medieninhalte sprechen. Auch hierüber gibt die Studie Auskunft. Die Studienteilnehmenden konnten wählen zwischen den Kategorien „Eltern“, „Geschwister“, „Freunde“, „Andere“ sowie „Spreche nicht darüber“ wählen.

Zentrale Erkenntnis: Die wichtigsten Ansprechpartner sind Freundinnen und Freunde der Teilnehmenden unabhängig von deren Bildungshintergrund oder Geschlecht (s. Abb. 2). Dieses Ergebnis ist unter Berücksichtigung entwicklungspsychologischer Erkenntnisse nachvollziehbar, weil die Pubertät als Lebensabschnitt durch den Wunsch gekennzeichnet ist, eine starke Verbindung zu den Peers herzustellen. Durch die Kommunikation der Jugendlichen über die neuesten Trends in den Medien wird die gruppendynamische Verbindung gehalten und zeitlich austariert, welche Dinge als Gos und welche als No-Gos zu bewerten sind. Auch der: „[...] souveräne Umgang mit Mobiltelefonie und Smartphones ist eine wichtige Facette des „kulturellen Kapitals" der jungen Generation" (Behrens et al. 2014, 196).

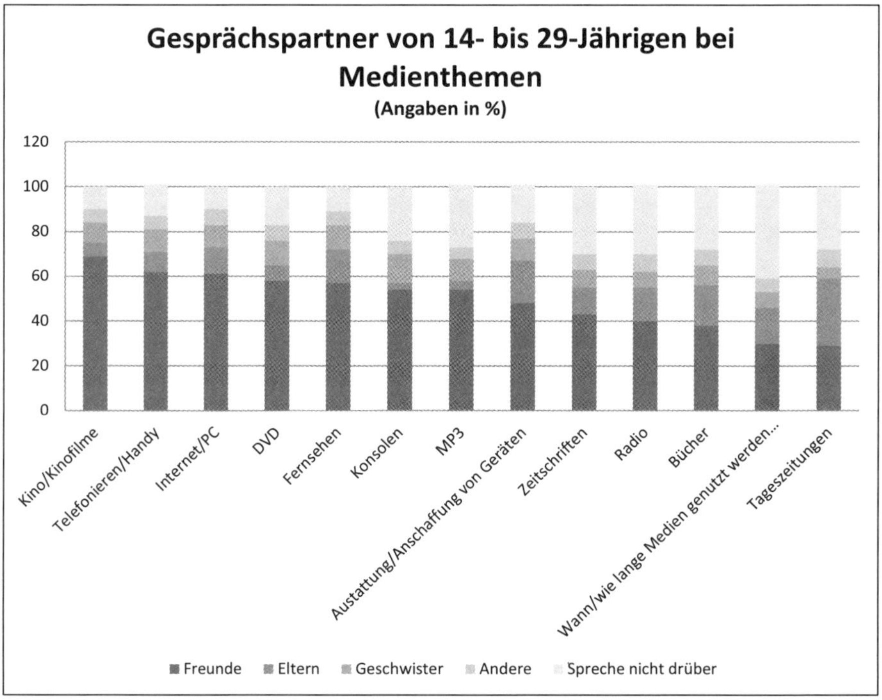

Abb. 2: Gesprächspartner von 14- bis 29-Jährigen bei Medienthemen (nach Behrens et al. 2014)

Die Thematisierung der Inhalte unterscheidet sich konstant nach Geschlecht. So sprechen Jungen häufiger über PC-Spiele (69 %, Mädchen 36 %). Auch über das technische Equipment sind Jungen häufiger im Gespräch als Mädchen (46 % zu 36 %). Im Zusammenhang mit Lesen von Büchern dreht sich der Trend hingegen zugunsten der Mädchen: 46 % der befragten Mädchen thematisieren ihre Lesegewohnheiten, bei den Jungen waren es lediglich 36 %.

3.3 Medienverhalten im Sinus-Milieu Vergleich

Eine zentrale Frage im Kontext von Medien ist die, wie sich der Medienkonsum in den jeweiligen Milieus unterscheidet. Die Sinus-Milieustudie bietet hierauf bezogen eine differenzierte Rezipient_innenanalyse, die im Folgenden dargestellt wird (Behrens et al. 2014).

Konservativ-bürgerliches Mediennutzungsverhalten: Dieses Milieu nutzt vorrangig klassische Medien wie Fernsehen und Radio. Dabei werden besonders die öffentlich-rechtlichen Fernseh- und Radioprogramme bevorzugt konsumiert, da ihnen dieses Milieu eine hohe Glaubwürdigkeit unterstellt. Auch die Tageszeitung wird als vertrauenswürdiges Medium eingestuft. Beim Surfverhalten dieses Milieutypus ist besonders die Wertschätzung sicheren Surfens kennzeichnend, dies wird besonders durch die Nutzung neuester und auch teurer Anti-Viren-Software deutlich.

Adaptiv-pragmatisches Mediennutzungsverhalten: Diese Gruppe zeigt eine ausgeprägte Nähe zu neuen Medien und verfügt darüber hinaus über exzellente IT-Kenntnisse. Die grundsätzliche Neugierde dieser Gruppe, gepaart mit der Überzeugung, immer und überall etwas lernen zu können, führt zur häufigen Nutzung und positiven Bewertung neuer Medien bei der Informationsbeschaffung.

Materialistisch-hedonistisches Mediennutzungsverhalten: Dieses Milieu bewertet die eigene Recherchekompetenzen als eher weniger gut ausgeprägt. Das gezielte Recherchieren im Internet oder in Bibliothekskatalogen liegt Angehörigen dieser Gruppe tendenziell eher fern. Hingegen verstehen sie sich selbst als Kenner_innen in Bezug auf Tablets, PCs und Handys. Hierbei spielen vor allem Markengeräte eine große Rolle, da diese als Statussymbol verstanden werden.

Experimentalistisch-hedonistisches Mediennutzungsverhalten: Diese Gruppe nutzt öffentlich-rechtliche Medien höchst selten, da sie diese grundsätzlich als zu angepasst und zu politiknah ablehnt. Deshalb werden eher Szenemedien abseits von Mainstreammedien genutzt.

Sozialökologisches Mediennutzungsverhalten: Das Nutzungsverhalten dieses Milieus unterscheidet sich grundsätzlich von dem anderer Milieus. Hier werden vorrangig analoge Medien wie bspw. Bücher genutzt. Die Betonung des „haptischen Erlebnisses“ wird als elementar wertgeschätzt. Insgesamt kann konstatiert werden, dass diese Gruppe häufig die Übermedialisierung der Gesellschaft infrage stellt, verbunden mit dem Wunsch, sich selbst aus der Medialisierung ausklinken zu wollen. Auch dem Internet trauen diese Jugendlichen nur wenig zu, da dieses ihrer Meinung nach zu stark von großen Konzernen wie Google und Microsoft gelenkt wird.

Expeditives Mediennutzungsverhalten: Mitglieder dieses Milieus nutzen verschiedene Informationskanäle. Es werden sowohl Print- als auch Online-Medien genutzt, wobei kommerzielle Angebote eher gemieden werden. So werden private TV-Sender eher als „Trash-TV" gebrandmarkt.

> Die Medialisierung hat die Kinderzimmer erreicht, was zur Folge hat, dass der Alltag von Jugendlichen gegenwärtig stark von Medien mit beeinflusst wird. Mithin können Medien mittlerweile als „Sozialisationsagenten" gelten. Am meisten nutzen Jugendliche das Internet. Die Peers sind die am häufigsten genannten Ansprechpartner_innen. Die Bewertung der Glaubwürdigkeit des Konsumierten korreliert stark mit dem Milieu. Je nach Milieuzugehörigkeit werden Inhalte stärker bzw. schwächer kritisch reflektiert und eingeordnet. In Zusammenhang mit der Reflexion von Pornografiekonsum gilt es daher, die gruppenbezogenen Haltungen in Bezug auf „Wahrheitsgehalte" pornografischer Darstellungen berücksichtigen.

3.4 Pornografiekonsum unter Jugendlichen

Der starke Einfluss, der von Medien gegenwärtig auf Jugendliche ausgeht, ist aus den obigen Daten deutlich geworden. Dies trifft auch auf den Zugang zur Pornografie zu. Das Internet bietet – zumindest in Bezug auf Mainstream-Pornografie – kaum gefilterten Zugang. Daher ist es für die moderne (Sexual-)Pädagogik essenziell notwendig, das Themenfeld (Internet-)Pornografie mit Jugendlichen zu thematisieren und zu reflektieren.

Durch die mediale Aufarbeitung des Themas Jugend und Pornografie und den damit verbundenen gesamtgesellschaftlichen Stellenwert dieses Themenkomplexes konnten vermehrt größere Studien finanziert werden. Gegenwärtig wird diese Thematik an der Schnittstelle zwischen Sexualforschung, Medienforschung und Geschlechterforschung verortet, da sie Fragen der Ethik/Moral, der Sexualpädagogik, der Medienkompetenz, des Jugendschutzes und der geschlechtsspezifischen sexuellen Sozialisation berührt (Döring 2011a; Döring 2011b; Hajok 2011; Klein 2010; Matthiesen/Schmidt 2013; Weller 2010; Zillich 2011). Studien aus früheren Forschungszusammenhängen befassten sich zumeist mit anderen Schwerpunkten:

1960er / 1970er Jahre: hier wurden vorrangig positive Effekte der Pornografie, etwa ihre Funktion als Befreiungswerkzeug, herausgestellt. Dies ist auch den in diesen Jahrzehnten starken Auswirkungen verschiedener Sozialreformbestrebungen wie bspw. der Frauen-, und Schwulen- und Lesbenbewegung geschuldet (Sigusch / Schmidt 1973).

1980er Jahre: Die feministische Kritik wird auch innerhalb der Hochschulen stärker und breiter diskutiert und rezipiert. Dabei wird besonders der Aspekt der Frauenfeindlichkeit in der Pornografie herausgearbeitet (feministische Sexualkritik). Aus gegenwärtiger Perspektive greift auch diese Kritik zu kurz, da sie ausschließlich heteronormative Diskurse fortführte (Lautmann 1988; Dworkin 1979; Dworkin / MacKinnon 1988).

2000er Jahre: Es wurden Medienwirksamkeitsstudien durchgeführt, die vor allem die Rezeption und die Auswirkungen von Pornografiekonsum auf die Konsumierenden untersuchten (Matthiesen / Schmidt 2013).

Allen aufgeführten Untersuchungen ist gemeinsam, dass sie ausschließlich die Frage stellen, was Pornografie mit den Rezipierenden macht. Feona Attwood fasst dies zusammen unter dem Titel „What do people do with Porn?“ (Attwood 2005). Im deutschsprachigen Raum stellt die Untersuchung von Matthiesen und Schmidt eine der wenigen Ausnahmen dar, indem sie umgekehrt untersucht, was Jugendliche mit der Pornografie tun. Die Jugendlichen wurden dazu befragt, wie sie mit Pornografie umgehen, wie sie diese bewerten und welche Rolle der Pornografiekonum für ihre Entwicklung spielt (Matthiesen / Schmidt 2013).

3.4.1 Pornografiekonsum von Mädchen

In Bezug auf weiblichen Pornografiekonsum lassen sich drei zentrale Aussagen aus der Studie von Matthiesen und Schmidt ableiten:

- Pornografie in ihren verschiedenen Verbreitungsformen gehört zum Lebensalltag von Jugendlichen.
- Mädchen nutzen weniger Pornografie als Jungen.
- Im Gegensatz zu Mädchen suchen Jungen gezielt nach pornografischen Angeboten (Matthiesen / Schmidt 2013).

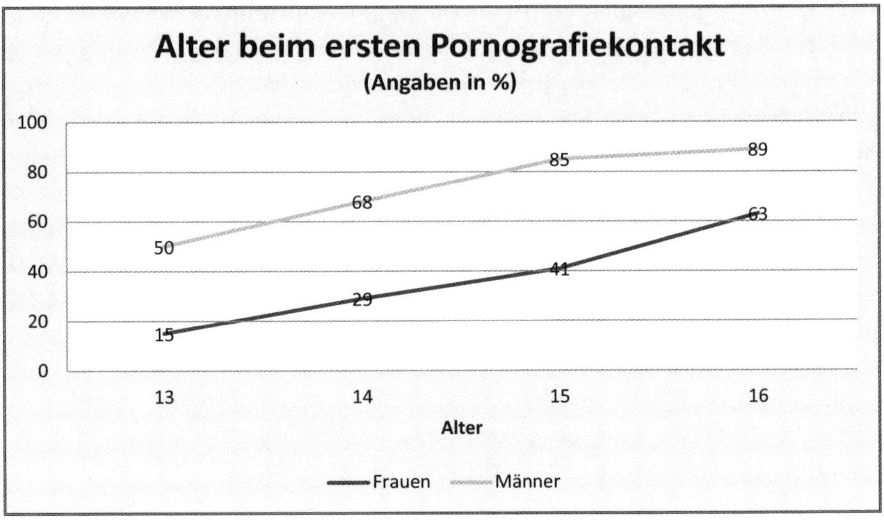

Abb. 3: Alter beim ersten Pornografiekontakt (nach Matthiesen/Schmidt 2013)

Prinzipiell kann konstatiert werden, dass Jungen weit früher als Mädchen Pornos konsumieren (s. Abb. 3), und sie nutzen Pornografie auch weit häufiger als Mädchen. Lediglich ca. 8% der Mädchen, aber knapp 80% der Jungen haben sporadisch Erfahrungen mit Pornos gemacht. Insgesamt scheinen Mädchen bislang weniger Interesse an Pornografie aufzuweisen als Jungen. Allerdings vermuten die Autor_innen der Studie, dass mit zunehmender sexueller Erfahrung auch der Pornografiekonsum von Frauen zunimmt (Matthiesen/Schmidt 2013).

Auch ist die Frage zu stellen, inwiefern der jeweilige Geschlechterdruck das Antwortverhalten der Teilnehmenden beeinflusst. Aus der allgemeinen sexualwissenschaftlichen Forschung ist bekannt, dass bei vergleichbaren Untersuchungen z.B. zu Fragen nach der Häufigkeit von Geschlechtsverkehr pro Woche oder nach der Penisgröße oftmals sozial erwünschte Antworten produziert werden. Gerade für Mädchen/Frauen bleibt abzuwarten, wie veränderte/erweiterte Geschlechterrollen sich zukünftig auf den Pornokonsum bzw. die Angaben zum Pornokonsum verändern.

In welchen Settings konsumieren Mädchen Pornografie?

Es lassen sich vier Szenarien in Bezug auf weiblichen Pornokonsum unterscheiden:

- **Solosetting**: In dieser Setting-Variante konsumieren die Mädchen alleine Pornografie, wobei dies rund 35 % der Befragten bereits einmal gemacht haben.
- **homosoziales Setting**: Hierbei werden Pornos gemeinsam mit anderen Mädchen konsumiert. Rund 33 % der Befragten berichteten von solchen Erfahrungen.
- **heterosoziales Setting**: Hierbei wird zumeist in Gruppen, die sowohl gleichals auch gegengeschlechtlich sein können, Pornografie konsumiert. Dies gaben knapp 23 % der befragten Mädchen an.
- **Paarsetting**: Gemeinsam mit ihren Partner_innen haben 23 % der Mädchen schon einmal pornografisches Material konsumiert (Matthiesen / Schmidt 2013).

In den Interviews wird sichtbar, dass vor allem der Kontext, in dem Pornografie konsumiert wird, für Mädchen bedeutsam ist: „Wenn das'n ganz realistischer Film ist und mein Freund da ist, da kriegt man schon Lust. Aber wenn das solche Hardcore-Pornos sind und ich guck das mit Freundinnen, kommt eher so'n Belustigungsgefühl hoch" (Matthiesen / Schmidt 2013, 150).

Das **Solosetting** wird abends beim Durchzappen im TV bzw. beim Surfen im Internet zufällig betrieben, wobei die Mädchen dann meist einige Minuten „darauf hängen bleiben". Kleo (17 Jahre) beschreibt die Situation wie folgt: „Also belastet hat mich überhaupt nix davon und das eine Mal den Porno halt geguckt, den ich nicht wirklich toll fand, ansonsten keine Auswirkungen" (Matthiesen / Schmidt 2013, 150).

Beim **homosozialen Setting** erfolgt das gemeinsame Konsumieren von Pornos mit Freundinnen in einer Atmosphäre des Herumalberns. Diese Atmosphäre ermöglicht es den Mädchen, Tabugrenzen aufzuweichen bzw. zu überschreiten. Birgit (19 Jahre) beschreibt die Situation wie folgt: „Es war eigentlich ganz amüsant [...] und so was von absurd" (Matthiesen / Schmidt 2013, 151). In diesem Zusammenhang werden die Sexszenen vor allem zum Abgleich eigener und fremder Wertehaltungen in der Peergroup genutzt. Die Mädchen machen sich über absurde oder bizarre Sexszenen lustig und setzen damit symbolische Grenzen. Die Rückversicherung durch die Peers steht dabei im Mittelpunkt des Interesses (Klein 2010).

Gerade in der Pubertät werden häufig gemeinsame Partys veranstaltet. Diese **heterosozialen Settings** führen manchmal spontan dazu, dass die Gruppe entscheidet, Pornos zu konsumieren. Häufig wird das Anschauen von Pornos dann durch die Jungen angeregt und als Mutprobe deklariert, wobei die Mädchen dies zumeist stillschweigend hinnehmen. So berichtet Gülhanim (18 Jahre): „Dann kamen irgendwann die Kerle auf die Idee: Ja, legen wir da mal einen Porno ein.

Und ich dachte nur so: Macht doch, was ihr wollt“ (Matthiesen / Schmidt 2013, 151). In diesem Setting steht einerseits die Rückversicherung durch die Peers im Vordergrund, und zugleich wird abgeglichen, was die jeweilige „Gegenseite“ für sozial angemessen erachtet.

Das **Paarsetting** ist weniger verbreitet: Die wenigsten jungen Frauen konsumieren gemeinsam mit ihrem Partner Pornos (23 %). Häufig geht die Initiative von den heterosexuell männlichen Partnern aus. Diese nutzen die Situation vorrangig zur eigenen Erregung. Hingegen reagiert der weibliche Partner tendenziell eher entnervt, wie Lisa (17 Jahre) es zeigt: „Ich weiß nicht, ich hab dann geschlafen. Ich hab mich weggedreht. Aber er hatte dann natürlich Lust bekommen. Das ist dann auch wieder nicht so toll“ (Matthiesen / Schmidt 2013, 153). Marina (17 Jahre) fasst es pointiert zusammen: „Wir machen‘s lieber selber als anderen dabei zuzugucken“ (Matthiesen / Schmidt 2013, 153).

> **!** Im Gegensatz zu jungen Männern konsumieren junge Frauen seltener Pornografie, wenngleich sie in den vergangenen Jahren stetig aufholen. Der Kontakt zur Pornografie bleibt kurzlebig, vereinzelt und oberflächlich. Häufig definieren junge Frauen Softcore-Pornografie (also jene Filme mit pornografischen Inhalten, die im deutschen TV im Spätprogramm gezeigt werden dürfen) als Pornografie. Zumeist ist der Konsum nicht geplant oder wird in Gruppensettings als Mutprobe betrachtet.

Welche Beurteilung erfährt Pornografie durch junge Frauen?

Auch wenn in der jüngeren Vergangenheit in auf dem Höhepunkt feministischer Kontroversen Pornografie von vielen Feminist_innen tendenziell kritisch bewertet wurde, gehen junge Mädchen der Gegenwart relativ ideologiefrei mit Pornografie um, wie Katha (17 Jahre) zeigt: „Die, die´s brauchen, sollen sich so was angucken und die, die so was abscheulich finden, wie ich, die lassen es einfach“ (Matthiesen / Schmidt 2013, 153). Bezogen auf die Befragten können drei Grundhaltungen herausgearbeitet werden, innerhalb derer jeweils heterogene Begründungsmuster zu finden sind:

- ablehnende Grundhaltung (25 %)
- liberale, aber desinteressierte Grundhaltung (50 %)
- liberale, aufgeschlossene und neugierige Grundhaltung (25 %)

Ablehnende Grundhaltung: In dieser Gruppe wird vor allem die Pornoproduktionsbedingung kritisch reflektiert und kommentiert. Einige Befragte gehen davon aus, dass Frauen auch gegen ihren Willen, z.B. auf Grund prekärer Lebensverhältnisse, in die Pornobranche gehen und ggf. auch Sexualpraktiken mitmachen, die sie sonst nicht betreiben würden. Häufig setzten jene Mädchen Pornografie und Prostitution miteinander gleich. Andere begründen ihre ablehnende Haltung eher emotional und finden Pornos zumeist abwegig: Susi (17 Jahre) vermutet als Grund für den Pornokonsum, dass „das fast nur Leute gucken, die total notgeil sind" (Matthiesen/Schmidt 2013, 155).

Liberale, aber desinteressierte Grundhaltung: Diese Gruppe äußert großes Befremden gegenüber Pornografie. Sie verurteilt Pornografie nicht, versteht aber deren Gebrauch nicht und sieht keinen Sinn darin. Grundsätzlich orientieren sich diese Mädchen an einer Verhandlungsmoral (Schmidt 1996). Deena (17 Jahre) konstatiert: „Jeder kann ja machen, was er mag und solange es niemanden damit schlecht geht, dann kann derjenige von mir aus auch Pornos gucken" (Matthiesen/Schmidt 2013, 156).

Liberal-aufgeschlossene Grundhaltung: Diese Gruppe ist gekennzeichnet durch ihre prinzipielle Aufgeschlossenheit gegenüber Pornografie, kritisiert allerdings zugleich auch das Fehlen sinnvoller Handlungsstränge in den Pornos. Häufig empfinden die Mädchen, so wie Heidi (19 Jahre) die Mainstreampornos „einfach immer so heftig dämlich" (Matthiesen/Schmidt 2013, 157).

Der Wunsch nach Pornografie, die besser zum eigenen sozialen Kontext passt, ist in dieser Gruppe weit verbreitet.

Wie beurteilen Mädchen die Geschlechtsunterschiede bei der Pornonutzung?

Insgesamt kann konstatiert werden, dass Mädchen gegenwärtig pragmatisch mit der unterschiedlichen Pornonutzung umgehen. Häufig bewerten sie Pornonutzung als „Jungensache" und gestehen diese den Jungen auch zu. Renate (17 Jahre) formuliert es so: „Da sind die Jungs so, wusste ich Bescheid, die brauchen das, in Anführungsstrichen. Um sich zu befriedigen, wie auch immer" (Matthiesen/Schmidt 2013, 160). Eva (18 Jahre) meint: „Das ist halt so. Jeder Mann guckt Pornos. (…) Sperma muss raus und sonst was. (…) Vielleicht, weil die keine feste Beziehung haben und auch so warten wollen" (Matthiesen/Schmidt 2013, 160).

In diesen beiden Interpretationen wird auch deutlich, dass die Mädchen noch stark stereotype Männlichkeitsvorstellungen verinnerlicht haben. Allerdings gibt es auch andere Aussagen, wie die von Julia (17 Jahre): „Aber ich glaub,

es gibt wahrscheinlich auch Mädchen, die das gucken“ (Matthiesen/Schmidt 2013, 160).
Insgesamt gilt für Mädchen, dass sie mit Zunahme ihrer Paarbeziehungserfahrungen gelassener im Umgang mit Pornografie werden. Sie gestehen ihren Partnern zu, Pornos zu konsumieren, ohne dies als belastend für sich zu empfinden. Allerdings muss deutlich betont werden, dass diese liberale Grundhaltung ausschließlich auf den Konsum von Pornografie bezogen ist. Etwaige sexuelle Kontakte neben der bestehenden Beziehung werden auch durch die liberalen Mädchen stark sanktioniert. Zusammenfassend könnte geschlussfolgert werden: „Pornos schauen ja – Fremdgehen auf keinen Fall“ und „Ich muss auch nicht so sein wie die Frauen aus den Pornos“.

3.4.2 Pornokonsum von Jungen

Mädchen schreiben Pornografie als ‚Jungensache‘ ab, und Jungen nehmen diese Zuschreibung in aller Regel dankbar auf.

Tab. 2: Pornografiekonsum nach Geschlecht (nach Matthiesen/Schmidt 2013)

	Mädchen (n=80)	**Jungen (n=90)**
Pornografiekonsum (zum Befragungszeitpunkt: in den letzten vier Wochen		
kein Mal	92	46
1–3 Mal	8	23
4–7 Mal	0	10
8 Mal und mehr	0	21
Mittelwert	0,1	4,3
Rating der Intensität der Pornografienutzung*		
keine oder sporadisch	92	20
gering	8	23
mäßig	0	25
hoch	0	33
*gering = mehr als sporadisch, weniger als 2x monatlich; mäßig = 2x monatlich, weniger als 2x wöchentlich; hoch = 2x wöchentlich oder mehr		

Die Mehrzahl der befragten Jungen sah sich mindestens zweimal wöchentlich Pornografie über einen längeren Zeitraum hinweg an (s. Tab. 2). Fast alle Jungen konsumieren ungeachtet ihrer finanziellen Ressourcen kostenfreie Streamingdienste. Dies dürfte damit zusammenhängen, dass die Betreiber kostenpflichte Angebote die Volljährigkeit der Nutzenden prüfen. Rund 47% der Gymnasiasten nutzen Pornoportale wie Youporn, aber nur 21 % der Berufsschüler (Matthiesen / Schmidt 2013).

Insgesamt wird der Pornokonsum zu zweierlei Zweck genutzt: einerseits zur „normalen Verwendung“, zumeist zur Masturbation, andererseits aber auch – und dies dann vornehmlich im Gruppenkontext – zur Belustigung über „groteske“ Pornoseiten. Hierunter fällt zumeist pornografisches Material, dass bspw. zoophile Praktiken zeigt. Bezüglich „normaler“ Pornografie haben die befragten Jungen klare Vorstellungen davon, was gezeigt werden kann. Darunter fallen nach ihrem Dafürhalten Sexszenen, die verschieden Formen des Koitus zeigen, und Oralsex. Schon beim heterosexuellen Analverkehr existieren teilweise stark divergierende Meinungen (Matthiesen / Schmidt 2013).

Welche Pornogenres werden abgelehnt?

Groteske Pornografie wird von der Mehrheit der befragten Jungen abgelehnt. Diese Pornografie wird häufig mit Kumpels geteilt, Links werden herumgeschickt oder die Inhalte via Smartphone hergezeigt zur Belustigung der Peers. So sind den Jugendlichen zwar durchaus derlei „Ekelpornos“ bekannt, allerdings wird gerade beim Teilen darauf abgezielt, eine negative Rückmeldung zu erhalten zur Selbstvergewisserung darüber, was „richtig“ oder „falsch“ ist.

Auch queere Pornografie wird mehrheitlich von den Jungen abgelehnt – mit Ausnahme schwuler Jugendlicher, für die queere Pornografie aufgrund ihrer sexuellen Identität die Pornografie der ersten Wahl darstellt.

Gerade in jüngster Vergangenheit und im Kontext der Tendenz der Sexualtherapie, Pornografie zu pathologisieren, stellt sich die Frage, inwiefern Pornokonsum Einfluss auf die Sexualfantasie der Jungen hat. Vorrangig werden eigene sexuelle Erlebnisse zur Phantasieerweiterung genutzt. Zumeist werden auch Phantasien mit Frauen aus ihrem sozialen Nahraum entwickelt. So erzählt Heiko (18 Jahre): „Als ich im Krankenhaus lag, wo ich mir ein Bein gebrochen hab. Die Krankenschwester sah nicht schlecht aus, da hat mer Fantasien.“ (Matthiesen / Schmidt 2013, 180). Insgesamt kann festgehalten werden, dass die Sexualfantasie der meisten Jungen nicht durchgängig durch Pornografisierung verändert wird, vielmehr scheint es eine Tendenz zur Ausschmückung der erotischen Fantasie zu geben (Schmidt 2009).

In welchen Settings konsumieren Jungen Pornografie?

Analog zu den Mädchen findet der Pornokonsum in verschiedenen Settings statt:

- **Solosetting** (91 %): Der Konsum erfolgt zumeist alleine zu Hause, gekoppelt an Masturbation.
- **homosoziale Settings** (56 %): Konsum gemeinsam mit anderen Jungen in der Gruppe. Häufig sind dabei vor allem Jungen beteiligt, mit denen viel Zeit verbracht wird, z. B. Fußballmannschaftskollegen.
- **heterosoziales Setting** (10 %): Hierbei wird Pornografie auf gemeinsamen Feierlichkeiten konsumiert, zumeist mit dem Ziel, eine peerbezogene Reflexion über angemessene und unangemessene Pornografie zu erhalten.
- **Paarsetting** (24 %): Pornos werden gemeinsam mit der Liebespartner_in angesehen. (Matthiesen / Schmidt 2013)

Homosoziales Setting: Zumeist kommen Jungen in Gruppen das erste Mal mit Pornos in Kontakt, häufig auf LAN-Partys. Oft werden in den Pausen „groteske“ Pornos konsumiert, um sich gemeinschaftlich zu amüsieren. Zentral – und dies ist an Connells Männlichkeitstheorem (Connell 2015) anschlussfähig – gilt es, beim gemeinsamen Konsum die eigene Gelassenheit gegenüber den Peers zu demonstrieren, wobei Erregung angesichts der gezeigten Szenen zumeist eher negativ bewertet wird.

Das Teilen von Links mit „Ekelpornos“ und der Austausch darüber sind bei den Peers weit verbreitet. Hierbei ist zu beobachten, dass der Austausch über Pornografie zwischen Jungen weit häufiger ist als zwischen Jungen und Mädchen.

Heterosoziales Setting: In diesem Setting ist eine Analogie zu den Mädchen zu beobachten: Jungen treten hier aktiv für den Konsum von Pornografie ein, während Mädchen dies tendenziell desinteressiert zulassen.

Weshalb konsumieren Jungen Pornografie?

Die weit verbreitete These, Jungen konsumierten Pornos zur Triebregulation, ist so empirisch nicht haltbar (Grimm et al. 2010). So berichtet Dschamal (18 Jahre): „Ich hatte einfach Lust, war spontan“ (Matthiesen / Schmidt 2013, 183). Dschamal bringt hier einen wichtigen Aspekt des Pornografiekonsums zum Ausdruck: Nicht die Beseitigung einer unerwünschten Erregung ist das zentrale Moment, sondern gerade die Erregung selbst.

Wie werden Sexualpraktiken und Frauenbilder durch Pornografie verändert?

Die Gleichung „(viel) Pornografiekonsum = mehr oder weniger sexuelles Verlangen" ist so nicht in Gänze haltbar. Vielmehr wird Pornografie von den Jugendlichen als Erweiterung ihrer sexuellen Erfahrungen gedeutet (Simon 1986; Hill 2011). Der Mehrheit der Jugendlichen ist klar, dass Mainstream-Pornografie patriarchale Muster reproduziert, die, zumindest was die Verfügbarkeit und Willigkeit von Frauen anbetrifft, nicht mit den Erfahrungswerten der meisten Männer in dieser Gesellschaft übereinstimmt. Die verschiedenen Untersuchungen zeigen, dass dieses Muster auch durch die meisten Jungen abgelehnt wird. Sie zeigen in diesem Zusammenhang meist eine reflektierte Haltung.

> **!** Jungen konsumieren öfter und intensiver pornografisches Material als Mädchen. Dessen ungeachtet unterscheiden beide Geschlechter zwischen „normaler" und „grotesker" Pornografie. Sowohl in Gruppenkontakten mit Gleichgeschlechtlichen als auch in gegengeschlechtlichen Konstellationen werden Pornos auch dazu genutzt, abzugleichen, was als peer-konform und als -nonkonform zu verstehen ist.
> Jungen nutzen Pornografie auch häufig als „Lehrfilme", um etwa neue Stellungen kennenzulernen (sexuelle Technokratie). Im Übrigen nutzen Jungen Pornografie eher zur Anregung ihrer sexuellen Phantasien und nicht, wie häufig angenommen, zur Triebregulation.

3.4.3 Pornografiekompetenz

Durch die Verbreitung von W-Lan und Smartphones sind Pornos, ebenso wie andere Medien, dauerhaft verfügbar. Hierauf könnte man aufgeschreckt reagieren und die „Verrohung der Jugend" ausrufen. Damit würde man sich in eine Reihe mit antiken Philosophen wie Platon und Aristoteles stellen, die schon vor mehr als 2000 Jahren konstatierten, dass die Jugend verroht und ungezogen sei. Oder aber man akzeptiert, dass Medienwelten und Medienkonsum einer starken Wandlung unterworfen sind und dank moderner Endgeräte noch gravierendere und schnellere Veränderungsprozesse erfahren werden (Hierholzer 2016). Eine für die pädagogische Praxis ausgearbeitete Handlungsoption stellt die „Pornografiekompetenz" dar. Döring arbeitet hierzu fünf Aspekte heraus, die für sie wesentlich sind, um eine Pornografiekompetenz (**Porno Literacy**) erwerben zu können (Döring 2011b):

- Medienkunde
- Kritikfähigkeit
- Genussfähigkeit
- Meta-Kommunikationskompetenz
- Selbstreflexionsfähigkeit

Medienkunde

Medienkunde umfasst u. a. das Wissen um die verschiedenen Genres und deren Subgattungen sowie ein Medialitätsbewusstsein (Groeben 2004; Wagner 2013). Hierunter fallen Kenntnisse sowohl über Transportwege (Medienformate, bspw. DVD, Magazin, Internet) als auch über die Inszenierung (Auswahl der Darstellenden, Beleuchtung, Schnitt, Kameraperspektive) von Pornografie. Gerade das „Ins-rechte-Licht-Rücken“ von Darstellenden ist hierbei entscheidend. Welche Stellungen werden gewählt, damit die gezeigten Körper besonders attraktiv aussehen? Nach welchen Kriterien werden bspw. männliche Darsteller ausgewählt (z. B. überdurchschnittliche Penislänge)?

Aber auch die Differenzierung zwischen Realität und fiktionaler Darstellungspraxis ist entscheidend für eine angemessene Medienkunde. Sowohl die Untersuchung von Matthiesen und Schmidt (Matthiesen/Schmidt 2013), als auch eine Befragung von Pro Familia mit 700 Jugendlichen im Alter von 13-15 Jahren (Stephan/Winkler 2010) zeigen, dass Jugendliche der Gegenwart eine durchaus differenzierte Sicht auf Pornografie haben. Die große Mehrheit (80 %) der Befragten gab an, sich bewusst zu sein, dass in Pornos getrickst wird (z. B. Schnitt, Fake-Stöhnen, starkes Schminken oder die Einnahme von Viagra) (Stephan/Winkler 2010). Grundsätzlich gilt, dass Jugendliche mit zunehmendem Alter auch eine erhöhte kognitive Leistungsfähigkeit besitzen, die zu einer höheren Differenziertheit in der Betrachtung von Pornografie führt. Der Hinweis darauf, dass Mainstream-Pornografie inszenierten Sex darstellt, kann aber in der Arbeit mit Jüngeren pädagogisch sinnvoll sein (Döring 2011b).

Kritikfähigkeit

Hierbei steht die aktive Hinterfragung pornografischen Materials im Vordergrund. Themen sind etwa die Produktionsbedingungen, Darstellung von Männlichkeit vs. Weiblichkeit, Barebacking (ungeschützter Geschlechtsverkehr), Einvernehmlichkeit zum sexuellen Akt oder die Darstellung von Gewalt.

Die Auseinandersetzung mit dem Thema Barebacking im Kontext von Pornografie kann sowohl in homo- als auch in heterosexuellen Gruppen präventiv sinnvoll sein. Der Hinweis auf die Gefahren, die bei Pornodrehs ungeachtet eines HIV-Tests bestehen bleiben, eröffnet auch die Möglichkeit zur eigenen Reflexion in Bezug auf gesundheitliche Fragen beim Sex (Hierholzer 2016).

Genussfähigkeit

Die Einsortierung von Pornografie im Spannungsfeld zwischen Verbot und Genuss gilt es kritisch zu reflektieren. Neugierde und Spaß an Pornografie können gemeinsam mit den Jugendlichen ebenso hinterfragt werden wie ein möglicher Lernnutzen von Pornografie. Damit kann den Jugendlichen auch gezeigt werden, dass jedwede Nutzung von Pornografie immer zwei Seiten hat, dass aber vorrangig die eigene Haltung in Bezug zum Gesehenen entscheidend für eine kompetente Mediennutzung ist (Striar/Bartlik 1999; Innala 2007; Ellis/Whitehead 2004; Starke 2010).

Meta-Kommunikationskompetenz

Die Fähigkeit zum Diskurs stellt eines der zentralsten Ziele medienpädagogischen Arbeitens dar. Jugendliche sollen in die Lage versetzt werden, mündige Bürger_innen zu werden (Hipeli/Süss 2009). Maßgeblich sind dabei die Fähigkeit zum sprachlichen Ausdruck und die Haltung, unterschiedlichen sexuellen Wertevorstellungen und Selbstoffenbarungen respektvoll zu begegnen. Für sozialpädagogische Fachkräfte bedeutet dies vor allem, Raum für den Austausch zu geben. Dabei ist es notwendig, die Jugendlichen zu Wort kommen zu lassen und ggf. auch Thesen oder Geschlechtervorstellungen, die aus Sicht der pädagogischen Fachkraft krude sind, zunächst zuzulassen. Erst wenn ein Klima geschaffen wurde, indem Jugendliche das Gefühl haben, über ihr Gesehenes/Erlebtes „wertfrei“ berichten zu dürfen, wird es möglich, pädagogisch zu agieren (Hierholzer 2016).

Der sensible Umgang mit Bewertungen seitens der Pädagog_innen ist dabei essenziell. Zwar darf einerseits nichts Menschenverachtendes unkommentiert stehen gelassen werden. Andererseits gilt es aber auch zu bedenken, dass Jugendliche sich in einem Lern- und Aushandlungsmodus befinden, in dem sie Orientierung suchen. Die Akzeptanz dieser Orientierungssuche setzt aber die Bereitschaft der pädagogisch Tätigen voraus, diskursiv und nicht sofort wertend zu handeln.

Selbstreflexionsfähigkeit

Eigenes Handeln und eigene Standpunkte infrage zu stellen und sich selbst zu verorten ist eine zentrale Form von Bildung. Folglich kann die Selbstreflexion des eigenen Pornografiekonsums auch als „Pornografische Bildung" verstanden werden (Döring 2011b).

Ein angemessener (sexual-)pädagogischer Umgang mit dem Thema liegt nicht in der Forderung nach Verhinderung von Pornografiekonsum, da dies unter den gegebenen Umständen der Dauermedialisierung ohnehin nicht mehr umsetzbar ist. Ziel muss vielmehr das Empowerment von Jugendlichen durch den Aufbau von Pornografiekompetenz sein. Damit einhergehend sind Fragen zur „Entzauberung" von Pornografie zu stellen, Geschlechterarrangements und Geschlechterregimedarstellungen hinterfragbar zu machen und mit Fragen nach Gleichheit, Gerechtigkeit und sexuellem Glück zu verknüpfen.

Die aktuellen Studien geben eher Anlass zur Entspannung als Anlass zu Sorge. Mit diesem Wissen ist es dann auch einfacher, diese Themen in der sozialpädagogischen Praxis anzugehen.

Bücher zum Thema

Starke, K. (2010): Pornografie und Jugend – Jugend und Pornografie. Eine Expertise. Pabst Science Publishers, Lengerich

Lüdtke-Pilger, S. (2016): Porno statt PorNO! Die neuen Pornografinnen kommen. Marburger Schriften zur Medienforschung, Band. 18. Schüren, Marburg

Wettstein, H. (2017): Sexualaufklärung und Herausforderung Pornographie: Zur digitalen Wirklichkeit des Porno-Konsums bei Jugendlichen. Springer, Wiesbaden

Korte, A. (2018): Pornografie und psychosexuelle Entwicklung im gesellschaftlichen Kontext. Psychoanalytische, kultur- und sexualwissenschaftliche Überlegungen zum anhaltenden Erregungsdiskurs. Psychosozial-Verlag, Gießen

Linktipps

MrWissen2go, Die Geschichte der Pornografie: www.youtube.com/watch?v=MW9EUpESqQQ

Pro Familia Onlineberatung: www.sextra.de

Jugendportal der BZgA: www.loveline.de

Landesanstalt für Medien NRW, Landeszentrale für Medien und Kommunikation Rheinland-Pfalz: www.klicksafe.de/themen/problematische-inhalte/pornografie-nutzung/

DVD

Medienprojekt Wuppertal (2008): Geiler Scheiß. Ein Film über Jugendliche und Pornografie.

Jacobs, O. (2008): Geschichte der Pornografie. Kunst, Religion, Zensur.

4 Geschlechtliche und sexuelle Vielfalt

In Kap. 1 wurde bereits mit der Frage nach sexueller und geschlechtlicher Identität thematisiert. Im folgenden Kapitel erfolgt nun eine Auseinandersetzung mit dem Prozess der sexuellen Orientierung. Hierbei werden Erklärungsansätze geliefert, wie sich die sexuelle Identität eines Menschen entwickelt, und es wird dargelegt, welche Problemlagen sich ergeben, wenn die sexuelle Identität nicht der Norm entspricht. Ferner wird der Begriff der Doppeldiskriminierung erläutert, und es werden Strategien erörtert, die hilfreich sein könnten, diesen Exkludierungsstrategien entgegenzuwirken.

4.1 Sexuelle Identitäten als Forschungsgegenstand

Wie bereits ausgeführt, kann davon ausgegangen werden, dass Sexualität größtenteils erlernt ist (Skripttheorie). In diesen Lernprozessen wird schon relativ früh (frühe Kindheit) implizit gelernt, welche sexuellen Verhaltensweisen innerhalb einer Gesellschaft erwünscht sind und welche marginalisiert werden. Dies geschieht sowohl durch implizite Zuschreibungen, z. B. in Form der Auswahl von Spielmaterial, als auch durch explizite Äußerungen wie „Du Schwuchtel“. Verschiedene sexuelle Ausdrucksformen ziehen unterschiedliche Gesellschaftspositionierungen nach sich, und zwar nach wie vor zum Nachteil nicht heterosexueller Menschen.

Wie erwirbt der Mensch seine sexuelle Identität? Grundsätzlich müssen vor der Beantwortung dieser Frage mehrere Einschränkungen gemacht werden:

Die sexualwissenschaftliche Forschung ist bis in die Gegenwart hinein heteronormativ. Innerhalb der wissenschaftlichen Literatur gibt es kaum Forschungen darüber, warum ein Mensch heterosexuell wird. Hingegen existieren sehr viele Forschungsarbeiten darüber, wie Homosexualität entstehen könnte. Aus diesem Umstand ist die ungleiche Bewertung von Hetero- und Homosexualität abzuleiten. Dabei stellt Heterosexualität die Norm dar, wohingegen die Homosexualität als Abweichung definiert wird.

Aus emanzipatorischer sexualwissenschaftlicher Perspektive gilt es an dieser Stelle kritisch zu hinterfragen, weshalb diese Norm unangefochten hingenommen, reproduziert und argumentiert wird.

Identität ist nichts Festes. Mit dem Aufkommen der Queer-Theorie ist heute infrage gestellt, was eigentlich Identität ist. Schon Kinseys Skala hat deutlich gemacht, dass der Mensch nicht „rein" hetero- bzw. homosexuell ist, und auch schon Freud betonte, dass der Mensch „polymorph pervers" sei, also prinzipiell in der Lage, jedwede sexuelle Orientierung „anzunehmen". Die Betonung der Flexibilität und der Oszillation des sexuellen Begehrens ist aber erst in der jüngsten Literatur ausgearbeitet worden.

> **!** Die Mehrheit sexualwissenschaftlicher Forschungspublikationen zum Themenfeld sexuelle und geschlechtliche Identität befasst sich vorrangig mit von der Heterosexualität abweichenden Ausdrucksformen (heteronormativer Standard). Erst in jüngster Zeit und mit Aufkommen und Verbreitung queer-theoretischer Ideen, die Begehren als oszillierendes und flexibles Phänomen verstehen, verändert sich auch die Forschungsperspektive.

4.2 Vom Gender- zum Queer-Diskurs – historische Rückgriffe auf die Bewertung der sexuellen Identität

Normalitätsvorstellungen sind an sich schwierige Konstruktionen, da diese stark gesellschafts- und machtpolitischen sowie zeitgeistigen Wandlungen unterworfen sind. Dies zeigt sich recht deutlich gerade beim Begriff der Homosexualität, der erst zu Beginn des 19. Jahrhunderts durch Karl Maria Kertbeny geprägt wurde. Die griechische Antike beispielsweise hatte noch keine Begriffe für Hetero- oder Homosexualität (Fiedler 2004). Diese Problematik ist besonders für die Auslegung alter Texte herausfordernd: Hierbei muss immer ein Zeitbezug hergestellt werden, da die Verfasser_innen dieser Texte immer in ihrer Zeit mit den jeweiligen Werte- und Moralvorstellungen sozialisiert sind. Daher ist gerade bei der Deutung und Interpretation historischer Texte ein hohes Reflexionsvermögen notwendig.

4.2.1 Antike in Europa

Da die Antike noch keine Konzepte von Hetero- und Homosexualität hatte, fand auch keine moralische Verurteilung der verschiedenen sexuellen Ausdrucksformen statt. Dies ist auch dem Umstand geschuldet, dass in der Antike der Götterglaube stark ausgeprägt war. Der Unterschied zwischen den gegenwärtigen monotheistischen Glaubensvorstellungen des Christentums und dem Götterglauben der Antike besteht auch darin, dass in der Vorstellungswelt der Antike Gottheiten wie z.B. Eros vom Menschen Besitz ergreifen und dessen Handlungen leiten konnten. Eine Auflehnung gegen die Besitzergreifung durch die Gottheit wäre erfolglos gewesen. Folglich konnte Eros auch dazu verleiten, homosexuelle Beziehungen einzugehen. Eben weil dies nach dem Willen der Götter geschah, war eine Hinterfragung nicht notwendig. Eine höhere Instanz hat zumindest symbolisch Recht.

Die Theater- und Kunstgeschichte vor allem des antiken Athens ist voller zweideutiger Anspielungen und ironischer Bemerkungen über Sexualität. Der antike Dichter Vergil (70 – 19 v.Chr.) lebte offen ausschließlich homosexuell, woran kaum Anstoß genommen wurde. Hingegen musste der römische Kaiser Claudius (10 – 54 n.Chr.) sterben, weil er regelmäßig außereheliche Affären hatte und dies seine Frau dazu brachte, ihn zu vergiften.

Die Ausbreitung des römischen Reiches und die gerade in Rom weit verbreiteten Phänomene der Prostitution und öffentlicher Sex-Orgien führten aber auch dazu, dass Philosophen wie bspw. Plotin (204 – 269 n.Chr.) öffentlich forderten, Keuschheit zum neuen Sexualgebot zu erheben und nur die Fortpflanzung als Legitimation für sexuelle Handlungen zu akzeptieren (Fiedler 2004).

> **!** Der antiken Welt sind die Begrifflichkeiten Homo- und Heterosexualität. noch unbekannt, diese werden erst im 19. Jahrhundert geprägt. Für die antike Welt gilt insgesamt, dass relativ offen mit Sexualität umgegangen wurde. Dies belegen viele Vasenmalereien, auf denen sowohl heterosexuelle als auch homosexuelle Paarkonstellationen öffentlich abgebildet sind. Ausschweifende Orgien riefen dennoch konservativere Strömungen auf den Plan, die eine sexuelle Selbstzensur forderten.

4.2.2 Israel und die Antike

Die europäische Kultur ist stark durch die jüdische Tradition geprägt. So wurde u.a. deren Fixierung auf Fortpflanzungssexualität durch das Christentum übernommen. Hieraus wurden mehrere kirchliche Dogmen (z.B. bezüglich der Ehe) und Sakrilege abgeleitet. Schon König Salomon (972–932 v.Chr.) sah Sexualität mit dem Ziel der Weitergabe von Leben als göttliches Geschenk an.

Diese Überbetonung der Fortpflanzungssexualität ist bezogen auf das jüdische Volk historisch begründet. Dessen von Verfolgung und Vernichtung geprägte Geschichte führte zu der Überzeugung, dass nur eine auf Fortpflanzung hin ausgerichtete Sexualität das Überleben des Volkes sichern konnte. Um dies gewährleisten zu können, bedurfte es auch der Sanktionierung von Sexualpraktiken, die nicht der Fortpflanzung dienen, wie bspw. Onanie oder Homosexualität. Verschiedene biblische Geschichten erzählen davon, so etwa die Geschichte von Onan (daher der Begriff Onanieren). Onan wurde von Gott getötet, weil er lieber sein Sperma zu Boden fallen ließ, als es zur Fortpflanzung zu nutzen (Genesis 38).

Diese Verengung der Sexualität hatte aber neben religiösen vorrangig auch politische Gründe. Zum einen wollte man angesichts der Feindseligkeit der angrenzenden Staaten durch eine hohe Mitbürgerzahl Stärke zeigen. Zum anderen ging es auch darum, die Überlegenheit der eigenen Religion zu demonstrieren. Da die benachbarten Staaten bei Weitem offener mit dem Thema Sexualität umgingen, war es für das antike Israel zur Abgrenzung notwendig, hier eine restriktive Haltung zu wahren (Fiedler 2004). Diese Tradition wurde durch das aufkommende Christentum übernommen.

Neben dem Christentum gründeten sich zu dieser Zeit weitere vorrangig körperfeindlich-asketische Religionsgemeinschaften, die jedwede sexuelle Regung als unterdrückungswürdig ansahen. Die körperliche Selbstbeherrschung wurde demnach als oberste Maxime gesetzt. Enthaltsamkeit und Verzicht auf sexuelle Freuden standen damit im Kontrast zur griechisch-athenischen Lebensform.

4.2.3 Kirchliche Sexualmoral

Die zentrale Bezugsfigur des Christentums ist Jesus von Nazareth, der als Wanderprediger agierte. Eine aktive Thematisierung der Sexualität durch Jesus ist fast nicht dokumentiert. Sein Wirken war vorrangig auf gesellschaftlich geächtete und ausgeschlossene Personen gerichtet. Seine Lehre war geprägt von Forderungen nach gegenseitigem Respekt und der Anerkennung aller Menschen, auch wenn sie nach herrschender Auffassung in Sünde lebten (z.B. Lukas 7, 36–50; Johannes 8, 1–11).

Jesus' scheinbar liberale Haltung wurde bereits zu dessen Lebzeiten nicht von allen seinen Anhänger_innen geteilt. So verurteilte sein Nachfolger Paulus jedwede Sexualpraktiken, die nicht auf Fortpflanzung gerichtet waren. Gleichsam sah er eine lebenslange Keuschheit als höchst wertvoll an. Der Zölibat stand für ihn gar über der Ehe (Brief an die Römer 1, 26–27; 1. Korinther 7, 38). Diese dogmatische Haltung wurde über die Jahrhunderte von vielen Kirchenvätern wie bspw. Aurelius Augustinus (345–430) geteilt. Augustinus ging weit darüber hinaus, indem er den sexuellen Akt generell als sündhaft brandmarkte. Seiner Meinung nach waren „die willentlich nicht zu beeinflussenden Körperreaktionen beim Geschlechtsverkehr ein erschreckendes Zeichen für die Versklavung des Fleisches. Sie waren die bittere Konsequenz des Sündenfalls von Adam und Eva" (Fiedler 2004, 22).

Das Erheben des Christentums zur Staatsreligion innerhalb des römischen Reiches führte zu den ersten Anti-Homosexuellen-Gesetzen der Geschichte. So wurde gleichgeschlechtliche Liebe mit dem Tode bestraft. Damit wurden durch die Institution Kirche nun auch neue moralische Maßstäbe im gesamten Wirkungsgebiet des Römischen Reiches gesetzt. War Sexualität bis dato durch staatliche Stellen kaum beachtet worden, so war jetzt der gesamte Aufmerksamkeitsfokus durch die kirchlichen und staatlichen Organe garantiert. Dies ging so weit, dass die kirchliche Rechtsprechung peinlich genaue Anordnungen verfasste, nach denen Menschen für ihr „sexuell abartiges Vergehen" je nach „Abartigkeit" unterschiedlich stark sanktioniert wurden (Fiedler 2004).

Die Strafen wurden detailliert in sogenannten Bußbüchern niedergeschrieben. Die Auszüge aus den Bußbüchern belegen, dass unterschiedliche sexuelle Vergehen unterschiedlich hart bestraft wurden:

- Ehebruch = sieben Jahre
- Masturbation, unbeabsichtigte Orgasmen im Schlaf = weniger als sieben Jahre
- Homosexualität und sexueller Kontakt mit Tieren = 22 Jahre

Die öffentliche Zurschaustellung der Betroffenen im sogenannten Büßergewand vor der Kirche festigte den Machteinfluss der Kirchen innerhalb des einfachen Volkes. Dies förderte letztlich auch die Bereitschaft zur Denunziation. Erst mit der Zurschaustellung des Büßers erhielt dieser nach Abgeltung seiner Strafe ein Dokument über die Verbüßung der Strafe (Fiedler 2004).

Durch den Dominikanermönch Thomas von Aquin (1225–1274), der Sexualität als gottgewollte Aktivität deklarierte, wurde Sexualität innerkirchlich nicht mehr per se verurteilt. Ausdrucksformen der Sexualität, die nicht im Rahmen der heiligen Ehe stattfanden und nicht die Zeugung von Nachkommenschaft zum Ziel hatten, wurden jedoch auch weiterhin strikt abgelehnt und als „widernatürliche Strebung" gottloser Subjekte verstanden (Fiedler 2004).

4.2.4 Europa am Übergang vom Mittelalter zur Neuzeit

Mit dem Aufkommen der Inquisition im 12. und 13. Jahrhundert verbreitete sich in ganz Europa der Schrecken klerikaler Macht. Tausende von Menschen wurden im Namen der katholischen Kirche gefoltert, gequält und ermordet. Besonders jene Frauen, die der Hexerei beschuldigt wurden, waren massiver Verfolgung ausgesetzt. An der Verfolgung der Frauen wird auch deutlich, dass hier bereits erste männliche Dominanzkulturen strukturell hergestellt wurden: Die Kirchenväter waren durch ihre Definitionsmacht in Form kirchlicher Dogmen und kirchlicher Gerichtsbarkeit in der Lage, jedwede Aufklärungsbemühungen negativ zu stigmatisieren. So waren viele der angeblichen Hexen kräuterkundige Frauen, die auch als Hebammen arbeiteten und dafür Sorge trugen, dass Frauen (im Rahmen der damaligen hygienischen Bedingungen) gut gebären konnten. Meistens wurde diesem Personenkreis Sodomie (sexueller Verkehr mit Tieren) vorgeworfen. Dabei bezog sich die Kirche auf die biblische Geschichte Sodoms. Sodom wurde aufgrund nicht gottgefälligen Lebens der Einwohner angeblich durch Gott zerstört.

Der Sodomiebegriff wurde fortan als Kampfterminus gegen vermeintlich verwerfliche Sexualpraktiken verwandt. Hieraus leitet sich auch der heutige Begriff ‚wie in Sodom und Gomorra' ab, wenn verwerfliche Lebensumstände angeprangert werden sollen.

Die Abschwächung der klerikalen Macht führte letztlich dazu, dass die Verfolgung von Sodomiten durch eine andere mächtiger werdende Institution – die Justiz – übernommen wurde. Sie erließ weltliche (Straf-)Gesetze gegen die Sodomie, so bspw. in Artikel 116 der „Peinlichen Gerichtsordnung" von Kaiser Karl V aus dem Jahr 1532, wonach auch gleichgeschlechtlich liebende Personen fortan als Sodomiten bezeichnet wurden. Die Konsequenz aus der Missachtung dieses Gesetzes war der Feuertod. Allerdings wurden auch Sexualpraktiken von nicht gleichgeschlechtlich orientierten Personen, wie bspw. Analverkehr, geahndet, da diese nicht der Reproduktion dienlich sind. Ebenso wurden Masturbation oder Formen des Fetischismus mit verschärfter Kerkerhaft oder Landesverweis bestraft.

Die Verknüpfung zwischen weltlicher und klerikaler Macht lässt sich retrospektiv so erklären, dass die harten Strafen die symbolische Macht der neu aufstrebenden Justiz festigten und gleichsam ein Abschreckungsdenken der juristischen Strafverfolgung seit ihrem Beginn an anhaftet. Gerade der Erklärungsstrang, dass sexuelle Minoritäten für Gottes Zorn verantwortlich seien, macht deutlich, wie stark diese Abschottungs- und Bestrafungspraxis bis in die Gegenwart Bestand hat. Noch bis in die 1990er Jahre attestierte der Vatikan homosexuellen Männern die Schuld an der Aids-Krise, da sie massenhaft gegen Gottes Gebote verstoßen würden (Fiedler 2004, Levack 2009, von Scheeßel 2011).

4.2.5 Die Aufklärung: Wissenschaftliche Erklärungen gewinnen an Bedeutung

Mit dem 17. Jahrhundert wandelt sich das Bild der menschlichen Sexualität grundlegend. Die Aufklärung und die damit verbundenen politischen Forderungen nach Egalität, dem Recht auf Leben und Vorformen unserer heutigen Menschenrechte änderten auch die Einstellung der Bevölkerung zur Sexualität. So vertrat der französische Philosoph Denis Diderot (1713 – 1784) die These, dass Masturbation sinnvoll sei, um das seelische Gleichgewicht zu wahren. Bekannte gesellschaftliche Größen wie Giacomo Casanova (1725 – 1798) berichteten nun bereitwillig und öffentlich von ihren vielen „eroberten" Frauen.

Das französische Recht galt lange Zeit als liberal. Nach dem Code Pénal (1810) wurden Masturbation, Homosexualität, Sex mit Tieren und außerehelicher Geschlechtsverkehr nicht mehr sanktioniert. Auch das Mindestalter für sexuelle Handlungen wurde auf das 12. Lebensjahr gesenkt. Besonders der Franzose Marquis de Sade (1740 – 1814), auf den der Begriff des Sadismus zurückgeht, war in Frankreich bekannt und stark umstritten, da er Sex mit Prostituierten hatte und Gefallen daran fand, diese körperlichen Qualen auszusetzten.

Insgesamt kann für diesen zeitlichen Kontext konstatiert werden, dass sich die gesellschaftlichen Machtverhältnisse zwischen den einzelnen Wissenschaftsdisziplinen stark verschoben hatten. Wurde unlängst bereits die Theologie nicht mehr als diskursmächtig angesehen, so wurde nun die Medizin, als Naturwissenschaft verstanden, stärker in gesellschaftliche Machtprozesse eingebunden.

Bis ins 18. Jahrhundert hinein wurden sogenannte verkommene Subjekte – damit waren vorrangig Bettler, Menschen mit Behinderungen und psychisch Kranke gemeint – in Zuchthäuser deportiert. Nun veränderte sich dies langsam. Die Geburtsstunde der Psychiatrie war gekommen. Nun wurde nach und nach stärker zwischen psychisch Kranken und Straffälligen differenziert. In diesem Kontext ist besonders der Arzt Johann Weyer zu Bekanntheit gekommen, der bereits 1563 erklärte, dass „eigenartige Handlungen“ von Menschen nicht zwangsläufig mit Hexerei oder der Besitzname durch böse Dämonen zu erklären sei, sondern es sich um Krankheitssymptome handle, die es zu heilen gelte. Die Veröffentlichung Weyers „De Praestigiis Daemonum“ („Von der Täuschung der Dämonen“) wurde von der katholischen Kirche auf den Index gesetzt und war damit verboten (Hierholzer 2016)

Nicht alle Staaten hatten ein liberales Strafrecht. So waren sowohl im preußischen Landrecht (1794) als auch im österreichischen Strafgesetz (1813) empfindliche Strafen für gleichgeschlechtlich liebende Menschen vorgesehen. Die Ausnahme bildete das bayerische Strafrecht (1813), das nur erzwungene gleichgeschlechtliche Sexualkontakte unter Strafandrohung stellte.

Mit der nationalsozialistischen Terrorherrschaft ab 1935 änderte sich die Lage für männliche Homosexuelle drastisch: Der § 175 wurde eingeführt, der männliche Homosexualität mit drastischen Strafen bis hin zum Konzentrationslager sanktionierte. Bis 1969 blieb die Strafbarkeit für Homosexualität (§ 175) bestehen. Erst 1994 wurde der Paragraf und damit die Strafverfolgung von Homosexualität endgültig ersatzlos gestrichen (Fiedler 2004, Aldrich 2007). Im Jahr 2019 beschloss der Deutsche Bundestag die Rehabilitation der zu Unrecht aufgrund der sexuellen Präferenz bestraften homosexuellen Männer.

Ungeachtet dessen dürfen die aktuellen positiven Tendenzen der Toleranz gegenüber sexuellen Minoritäten nicht darüber hinwegtäuschen, dass sich breite Bevölkerungsschichten und verschiedene Wissenschaftsdisziplinen auch in der jüngeren Geschichte trotz der Aufklärungsepoche schuldig gemacht haben, indem sie sich vor und während der nationalsozialistischen Herrschaft dazu instrumentalisieren ließen, Sexualität in Teilen zu verurteilen und als krankhaft zurückzuweisen (Kowalski 2019).

Auch aktuelle Diskussionen um bspw. psychotherapeutische Konversionstherapien machen deutlich, dass bis in die Gegenwart hinein unterschwellig Homophobie allgegenwärtig ist. In politischen Diskursen zeigen sprachliche Entgleisungen und offen geäußerte Homophobie, dass eine wirkliche Überwindung homophober Tendenzen auch in der Gegenwartsgesellschaft noch nicht abzusehen ist.

! Sexualwissenschaftliche Forschung ist stark zeitabhängig und war in der Vergangenheit gesellschaftspolitischen Einflussnahmen stark ausgeliefert. Besonders sozial normierende Vorstellungen sind nicht zeitstabil und immer in ihrem historisch-gesellschaftlichen Kontext zu betrachten. Dies gilt vor allem für die gesellschaftliche Bewertung und Einordnung sexueller Minoritäten. Daher ist Forschung trotz aller Bemühung niemals wertfrei! Gerade sexualwissenschaftliche Erkenntnisse sind immer kritisch zu hinterfragen: Welche Frage wird durch wen gestellt, in wessen Auftrag und mit welchem Ziel erforscht?

4.2.6 Die Frauenbewegung verändert alles...

Die Entwicklung der Frauen- und Geschlechterstudien ist gerade in Deutschland untrennbar mit den Frauen- und Homosexuellenbewegungen verknüpft. Dabei kann die Frauenrechtsbewegung nicht als ein einmaliges gesellschaftspolitisches Phänomen gedeutet werden, sondern muss als gesellschaftspolitischer Prozess verstanden werden, der in mehreren Wellen erfolgte (Gerhard/Wischermann 1990; Gerhard 1995, 1998; Holland-Cunz 2003; Offen 2000; Wobbe 1989).

Für soziale Bewegungen im Allgemeinen – und für die Frauenbewegung im Speziellen – sind Vorbilder zentral, um Ungleichheit und Unterdrückung bewusst zu machen. Allein aufgrund des Merkmals ‚Geschlecht' („Frau-Sein") wurden und werden heute noch Frauen strukturell benachteiligt. Dafür galt es, gerade in der ersten Welle der Frauenbewegung, ein kollektives Bewusstsein zu schaffen. Erst mit ihren Vorkämpferinnen wurden Ideen entwickelt, die später öffentlich gegen Widerstände durchgesetzt wurden, bspw. das Recht auf politische Einflussnahme (z.B. Wahlrecht) oder die Forderung auf höhere (akademische) Bildung.

Die erste Welle

Die erste Frauenbewegung im 19. Jahrhundert war vor das Problem gestellt, dass Frauen keinen Zugang zu höherer Bildung und den damit einhergehenden gesellschaftlichen Privilegien hatten. Auch das Wissen um Sexualität und Verhütung war marginal. Im Kontext der 1848er Märzrevolution forderten Frauen erstmalig öffentlich für sich dieselben Rechte ein, die sich die Männer mit der Französischen Revolution sicherten.

Der Allgemeine Deutsche Frauenverein

Die Vertreterinnen der ersten Frauenbewegung gehörten allesamt der bürgerlichen Mittel- und Oberschicht an und forderten aktiv das Recht auf Erwerbsarbeit für sich ein. Um dieser Forderung Nachdruck zu verleihen, gründeten diese Frauen 1865 den „Allgemeinen Deutschen Frauenverein“ mit dem erklärten Ziel, Mädchen und jungen Frauen eine höhere Bildung zur eigenen Befreiung zu ermöglichen. Helene Lange, eine ausgewiesene Expertin für Bildungsfragen, machte sich vorrangig dafür stark, dass die Qualität der Ausbildung an Mädchenschulen verbessert werden sollte und damit auch die Zulassung zur Reifeprüfung für Mädchen eine Option darstellen sollte. Mit diesen Ideen verknüpft war von Beginn an die Vorbereitung für das Leben als Mutter (geistige Mütterlichkeit):

> *„Denn unerschüttert steht eines auch in der neuen Zeit: der Gedanke, daß der höchste Beruf der Mutterberuf ist, insofern er den Beruf der Erzieherin des heranwachsenden Geschlechts in sich schließt“ (Lange 1964, zit. n. Nave-Herz 1997, 24).*

Hierin wird deutlich, dass gerade die bürgerlichen Frauen eine Dichotomie der Geschlechter verankerten und vorrangig kein Interesse an der wirklichen Gleichwertigkeit der Geschlechter hatten. Hedwig Dohm, die 1872 bereits in einer ihrer Schriften forderte, Männer und Frauen gemeinsam zu unterrichten und Frauen zur Hochschule zuzulassen sowie ihnen das aktive Wahlrecht zuzugestehen (Glaser 2005), wurde massiv für ihre Forderung angegriffen (Gerhard/Wischermann 1990). Erst ab 1876 war der Allgemeine Deutsche Frauenverein bereit, die Forderungen Dohms mitzutragen.

Sozialistischer Feminismus

Als weitere bedeutende Frauengruppierung bildete sich die sozialistische Frauenbewegung heraus, deren prominenteste Vertreterin Clara Zetkin war.

Die sozialistischen Feministinnen verstanden **Geschlechterverhältnisse als Produktionsverhältnisse.** Dabei umfassen die Geschlechterverhältnisse die Fragen von Arbeitsteilung, Herrschaft, Ausbeutung, Ideologie, Politik, Recht, Religion, Moral, Sexualität und Körper (Haug 2008).

Historisch betrachtet stammt das Denken des sozialistischen Feminismus aus der europäischen Aufklärung des 18. Jahrhunderts sowie der Französischen Revolution. Klassische Vertreter_innen sind dabei Olympe de Gouges (1748 – 1793) und Mary Wollstonecraft (1759–1797), die zunächst gleiche Rechte proklamierten in Bezug auf Persönlichkeitsrechte in der Ehe, Scheidungsrecht, Recht auf Eigentum, Wahlrecht und Bildung. Beide Frauen brandmarkten die Abwesenheit dieser Rechte für Frauen als korrupten Zustand der Gesellschaft. Auch radikalere Forderungen nach „freier Ehe" sind in diesem Kontext zu verorten (Janssen-Jurreit 1986; Seiler 2018). Diese Forderungen sind auch deshalb als radikal zu verstehen, weil sie sich gegen das kirchliche Dogma wenden, wonach die Ehe als heiliger Bund zwischen Mann und Frau die einzige Möglichkeit war, den Koitus – sofern er auf Fortpflanzung abzielte – „sündenfrei" zu vollziehen. Die Forderungen nach „freier Ehe" ließen sich in drei Grundforderungen unterteilen:

- Abschaffung des Abtreibungsverbotes, das später in § 218 StGB festgeschrieben wurde, und Selbstbestimmung der Frau über die Mutterschaft: Diese Forderung wurde in der späteren Student_innenbewegung mit der Parole „Mein Bauch gehört mir" und der sogenannten „Selbstanzeigenkampagne" bekräftigt. Die Debatte um das Abtreibungsrecht im Jahr 2018/2019 zeigt, dass die Frage nicht abschließend beantwortet werden konnte.
- Anerkennung alleinerziehender Mütter: Diese Forderung wurde vor allem von Frauen des bürgerlichen Lagers als „sexuelle Anarchie" betrachtet und von ihnen nicht mitgetragen.
- Abschaffung der Stigmatisierung von Sexarbeiter_innen (Lenz 2008).

! Wenn von der Frauenbewegung gesprochen wird, ist immer zu bedenken, dass es *die* Frauenbewegung nicht gibt, sondern das in ihr verschiedene Strömungen historisch gewachsen sind, die miteinander in ihren grundsätzlichen politischen Forderungen – wenn sie auch durchaus gegensätzlich sind – verbunden sind.

Bürgerliche Sexualmoral

Die aufkommende bürgerliche Schicht war vor allem auf Arbeit, Selbstdisziplin und Affektkontrolle ausgerichtet, dies galt natürlich gerade für das Sexuelle. Diese Kontrolle konnte am besten in einer monogamen heterosexuellen Ehe vollzogen werden. Dieses Modell wurde auch durch die aufkommenden Wissenschaften – auch von Teilen der Sexualwissenschaft – unterstützt. So wurden Onanie, Masturbation Oral- und Analverkehr sowie (männliche) Homosexualität pathologisiert (Foucault 1987; Laqueur 2008; Sigusch 2008; Hierholzer 2017). Innerhalb der Sexualwissenschaft wurde lange über die weibliche Sexualität gestritten, allerdings ohne nennenswerte Ergebnisse. Die Rezeption der passiven, wenig ausgeprägten Sexualität der Frau erfreute sich großer Beliebtheit, da diese in das bürgerliche Weltbild passte. Krafft-Ebing bringt diesen Umstand auf den Punkt, indem er sagt: „[sonst] sei die ganze Welt ein Bordell und Ehe und Familie undenkbar" (Krafft-Ebing 1984, 12). So galt innerhalb der bürgerlichen Gesellschaft weitestgehend eine repressive Sexualmoral, die Spaß am sexuellen Akt für die Frau untersagte (Frevert 1986, Rüttgers 2015). Zentral hierbei ist zu verstehen, dass diese Entwicklungen immer auch in Wechselwirkung mit anderen Fachdisziplinen bzw. anderen sozialpolitischen Veränderungen stehen, eben weil Geschlechterfragen immer auch sexualpolitische und ethische Fragen inkludieren.

Die zweite Welle

Mit Aufkommen des Faschismus und seiner Heroisierung der Mutterschaft wurden die neu erkämpften Freiheiten der Frau sofort unterminiert. Die Einschränkung der Studienplätze für Frauen war hierzu das Mittel der Wahl des Patriarchats (Huerkamp 1996; Schomers 2018). Nach Ende des Krieges war die politische Frauenbewegung zwar in Teilen noch aktiv, allerdings richteten sich deren Aktivitäten vorrangig gegen eine Remilitarisierung.

Gildemeister und Hericks sehen im ‚Tomaten-Anschlag' des Sozialistischen Deutschen Studentenbundes (SDS) 1968 den Ausgang der zweiten Welle der Frauenbewegung (Gildemeister/Hericks 2012). Auf jener Tagung kam es zu einem Eklat, nachdem die männlichen Genossen über die Beiträge des „Aktionsrats zur Befreiung der Frau" beinahe wortlos hinweggehen wollten. Die Frauen beschwerten sich, dass sie bestenfalls bessere Sekretärinnen zum Abtippen von Flugblättern seien. Auch einer erneuten Aufforderung, angehört zu werden, leisteten die Genossen keine Folge. Daraufhin flogen Tomaten, und es folgte eine Rede, in der die Vertreterinnen der Arbeitsgruppe vehement die Einbeziehung von Fragen der Geschlechtergerechtigkeit und Sexualität in die bildungspolitische Debatte forderten (Lenz 2008).

Carol Hagemann-White teilt die Entwicklung der aus der 1968er-Bewegung hervorgegangenen Frauenbewegung in drei Stadien ein (Hagemann-White 1985), denen Ulla Bock (2017) noch ein viertes Stadium hinzufügt:

- Aufbruchphase (1976–1982)
- Ausarbeitungs- und Durchsetzungsphase (1982–1988)

- Professionalisierungsphase (ab 1989)
- vermehrtes Engagement für Organisation von Frauenstudien (seit Mitte der 1990er Jahre)

Die Ausarbeitungs- und Durchsetzungsphase

Die 1980er Jahre können nach Hagemann-White als Ausarbeitungs- und Durchsetzungsphase begriffen werden, weil nun eine verstärkte Institutionalisierung – insbesondere durch Zusammenschlüsse bestehender Frauenorganisationsverbünde – stattfindet (Hagemann-White 1985).

Neben den Hochschulen schlossen sich nach und nach auch Fachkreise außerhalb der Universität zusammen. So konstituierte sich beispielsweise 1981 die Arbeitsgemeinschaft „Frauen und Schule", die mehrere gut dokumentierte Kongresse abhielt, u. a. zu Themen wie Interaktion in der Schule, Inhalte von Lehrbüchern oder auch die Personalstruktur innerhalb der Schullandschaft. Auch im Rahmen der „Hochschultage Berufliche Bildung" fanden Fachworkshops zu Frauen- und Mädchenthemen statt (Rabe-Kleberg 1993).

In der deutschen Gesellschaft für Erziehungswissenschaft (DGfE) gründete sich 1984 eine „Arbeitsgruppe Frauenforschung", die seit 1999 „Sektion Frauen- und Geschlechterforschung" heißt. Diese Umbenennung der Arbeitsgruppe nach 15 Jahren spricht für ein gewandeltes Bild und eine feste Etablierung innerhalb der erziehungswissenschaftlichen Forschungs- und Verbandsarbeit (Faulstich-Wieland 2006). Auch wenn gegenwärtig kein Zweifel an der Notwendigkeit der Sektion mehr aufkommen mag, so war der Weg dorthin auch innerhalb des Fachverbands durchaus umstritten.

! Im Gegensatz zu modernen queer-theoretischen Überlegungen ist auch in der zweiten Welle der Emanzipationsbewegung die Dichotomie der Geschlechter immer noch sehr präsent.

In der neueren Literatur verabschieden sich gerade Vertreter_innen der Queer-Community von diesem Konzept der Dichotomie (Mann vs. Frau), da der Geschlechtskörper alleine noch keine Aussage über Geschlechtsidentität geben kann. Dennoch darf nicht verkannt werden, dass die Frage nach Identität schon zu Beginn der Frauenforschung ein hart umkämpftes Wissenschaftsgebiet darstellte.

Faulstich-Wieland (1989) gibt zu bedenken, dass weibliche Identität mehr sein müsse, als eine Auflistung gesellschaftlicher Unterdrückungs- und Benachteiligungsszenarien. So gilt es, theoretische Ansätze zur Persönlichkeitsentwicklung aufzuarbeiten und Perspektiven zu erarbeiten, wobei geschlechterdifferenzierende Ausführungen kritisch hinterfragt werden sollten. Darüber hinaus lassen sich auch gesellschaftliche Strukturen infrage stellen: Können Handlungen als typisch männlich oder weiblich gelten und folgt diese Kategorisierung einem einheitlichen Muster? Letztlich wurde im Ergebnis aus diesen Debatten eine Erkenntnis konstruiert, die sich bis in die gegenwärtige Literatur gehalten hat, unabhängig davon, ob es sich um gender- oder queer-theoretische Schriften handelt: „Nicht die sterilen Welten der klassischen Utopien sind das, was Frauen wollen, sondern eine lebenswerte Welt, die Vielfalt und Möglichkeiten beinhaltet“ (Faulstich-Wieland 1989, 2).

> **!** **Innerhalb der theoretischen Diskussionen um die Geschlechterfrage sind bis in die Gegenwart immer auch Widersprüche vorhanden, die nicht ausgeglichen werden können. Gerade dies kennzeichnet gender- und queer-theoretische Überlegungen und ist weniger ein Defizit als vielmehr ein Gewinn.**

Mit dieser durchaus vorhandenen Widersprüchlichkeit innerhalb der Theoriebildung geht zugleich die Professionalisierungsphase einher, die im folgenden Abschnitt näher betrachtet wird.

Die Professionalisierungsphase

Die Professionalisierungsphase kann anhand der Einrichtung von Frauenforschungsprofessuren und weiterer akademischer Zusammenschlüsse aufgezeigt werden.

Die oben beschriebene Etablierung verschiedener Forschungseinrichtungen hat sich seit den 1980er Jahren ausgeweitet, sowohl in der inhaltlichen Tiefe als auch in der Breite des Forschungsinteresses. Durch das 1985 verabschiedete Gleichstellungsgebot im Hochschulrahmengesetz sind heute an allen Universitäten Frauen- und Gleichstellungsbeauftragte zu finden. Dies hatte wiederum positive Effekte auf die Forschung, da nun ein stärkerer Fokus auf die Forschung und Lehre gelegt werden konnte (Becker et al. 2006; Roloff/Selent 2003). Seit 1992 existieren an verschiedenen Stellen Graduiertenkollegs zu Geschlechterfragen (Schäfer et al. 2002).

Zusammenfassend kann für die Frauen- und Geschlechterforschung/Women Studies konstatiert werden, dass ihre Vertreter_innen zunächst aus der Frauenbewegungsarbeit ihre grundsätzlichen politischen Forderungen mit aufgenommen und in eine wissenschaftlich anschlussfähige Form transformiert haben.

> **!** **Die bisherigen Ausführungen machen deutlich, dass schon innerhalb der Frauenbewegung(en) unterschiedliche Strömungen entlang der Linien Klasse, Kultur und sexuelle Identität zu finden sind. Dies schlägt sich auch in den akademischen Diskursen nieder.**

4.2.7 Gender und Queer Studies

Hieß die Geschlechterforschung in den USA zunächst „Women´s Studies", wurden daraus bald Gender Studies. Gegenwärtig erfährt das Fach eine wiederum weitere Differenzierung innerhalb des Wissenschaftszirkels. Heute werden mehr und mehr Gender- und Queer-Studien zusammen genannt, und damit sind implizit eigentlich alle historischen Entwicklungslinien miteinander gemeint. Die Erweiterung des Blicks von Frauen hin zur Geschlechterfrage hängt sehr stark mit den theoretischen Annahmen zusammen, die in den Anfängen der ersten Welle der Frauenbewegung diskutiert wurden, nämlich die Differenz Mann vs. Frau, Patriachart vs. Frau.

Gender Studies

In den weiterentwickelten Gender Studies wurden schließlich die Konzepte Gender (soziales Geschlecht) und Sex (biologisches Geschlecht) konstruiert. Diese sprachliche Differenzierung ist gerade für den deutschsprachigen Raum besonders fruchtbar, da die deutsche Sprache Geschlecht nicht nach Biologie und sozialen Aspekten differenzieren kann (von Braun/Stephan 2006). Allerdings erfuhr diese Teilung in Gender vs. Sex innerhalb der Community – gerade durch LGBTI-Vertreter_innen (Lesben, Schwule, Bisexuelle, Trans-/Inter-Personen) starken Widerspruch. Es wurde kritisiert, dass hierdurch wiederum nur binäre Geschlechterordnungen reproduziert würden. So entstünde erneut eine Diskriminierung all jener geschlechtlichen Erscheinungsformen, die nicht in das Schema „männlich vs. weiblich" passten. Die Gender Studies stellen damit essenziell wichtige gesellschaftspolitische Fragen:

„Gender-Studien fragen nach der Bedeutung des Geschlechts für Kultur, Gesellschaft und Wissenschaft. Sie setzen keine festen Begriffe von Geschlecht voraus, sondern untersuchen, wie sich ein solcher Begriff in den verschiedenen Zusammenhängen jeweils herstellt bzw. hergestellt wird, welche Bedeutung ihm beigemessen wird und welche Auswirkungen er auf die Verteilung der politischen Macht, die sozialen Strukturen und die Produktion von Wissen, Kultur und Kunst hat" (von Braun/Stephan 2006, 3).

Aus den Gender Studies lässt sich als ein wesentlicher Meilenstein die Erkenntnis ableiten, dass Geschlecht gegenwärtig als sozial konstruiert zu verstehen ist. Dies wiederum wird schon seit 1951 durch Simone de Beauvoir diskutiert („Man kommt nicht als Frau zur Welt, man wird es" (de Beauvoir 1951)). Aus diesen Erkenntnissen leitet sich dann auch der zweite Aspekt der Gender Studies ab – die **Dekonstruktion von Geschlecht**. Dabei geht es darum, tradierte Vorstellungen in Bezug auf Geschlecht zu irritieren und zu neuen Denkanstößen bzw. einer Veränderung zu führen.

Queer Studies

Die Queer Studies sind im Kontext der Geschlechterstudien das „jüngste Kind" dieses Forschungsfelds und gleichzeitig durchaus im Widerspruch zu einigen Erkenntnissen aus den Gender Studies bzw. Men Studies. In diesem Kontext ist Judith Butler mit ihren Werken als Begründerin der Queer-Studies zu nennen.

Das wohl schwierigste am Queer-Begriff ist dessen Unbestimmbarkeit. Historisch lässt sich der Begriff bis in die USA der 1990er Jahre zurückverfolgen. Dabei ist Queer ein multiperspektivischer Ansatz von Beginn an, da er sowohl aus politischem Aktivismus (Queer Politics) als auch aus der dazugehörigen Denkrichtung (Queer Theory/Queer Studies) besteht. Ursprünglich wurde aus dem aktivistischen Spektrum „queer" als Begriff zur Sichtbarmachung des geschlechtlich Anderen genutzt. Damit ist die Intention verknüpft, vielfältige Lebens- und Begehrenspraxen benennbar zu machen. Den Referenzrahmen der Queer Studies bildet die „Allgemeine Erklärung Menschenrechte" der Vereinten Nationen von 1948 (Perko 2005).

Zentrale Differenzlinie zwischen Gender und Queer Studies ist der Umstand, dass die Queer Studies von einem Mehr an Geschlechtervariablen ausgehen, wohingegen sowohl die Gender- als auch die kritische Männerforschung von einer binären Geschlechterteilung ausgehen (Czollek et al. 2009). Auch die Kritik an heteronormativen Vorstellungen ist eng mit den Queer Studies verknüpft. welche die Variabilität des Gender- und Desire-Formen (Begehrensformen) betonen (Baumgartinger 2007).

Der Terminus „queer“ war zunächst negativ konnotiert und diffamierte nicht-heterosexuelle bzw. nicht in die Kategorie Mann/Frau passende Personen. Ins Deutsche übersetzt bedeutet queer so viel wie gefälscht, sonderbar, krank (Czollek et al. 2009). Ende der 1980er Jahre verwandten mehr und mehr Aktivist_innen den Begriff zur Selbstbeschreibung und reihten sich damit auch in die Tradition anderer unterdrückter Minoritäten ein, wie bspw. die der Schwarzen, die sich selbst als „Nigger“ bezeichnen. Seit Anfang der 1990er Jahre wird der Begriff mehr und mehr genutzt (Jagose 2001). De Lauretis griff den Begriff 1991 auf, um Identitätspolitiken untersuchbar und beschreibbar zu machen (de Lauretis 1991).

> **!** Die Queer Studies sind die neuste (wissenschaftliche und politisch-aktivistische) Strömung innerhalb der Geschlechterforschung. Ein zentrales Wesensmerkmal der Queer-Forschung besteht darin, normative Gehalte infrage zu stellen. Daraus ergibt sich auch die Absicht, Queer Studies nicht auf eine Definition festzulegen.

4.3 Coming-out-Modelle

In der Forschungsliteratur jenseits queerer Überlegungen findet sich immer noch relativ häufig die Einteilung in heterosexuell/bisexuell/homosexuell. Problematisch ist diese Einteilung insofern, als sie suggeriert, sexuelle Orientierungen seien starre Konstrukte. In Rückgriff auf den Biologen und Sexualwissenschaftler Kinsey wurde jedoch bereits deutlich, dass eine klare Einteilung unmöglich ist (s. Kap. 1.2). Heute ist eine nicht heterosexuelle Orientierung in modernen demokratischen Staaten nicht mehr gleichbedeutend mit dem „sozialen Tod“. Aber trotz aller Liberalisierungen ist das Outing bis in die Gegenwart hinein immer noch ein entscheidendes Thema im Leben nicht heterosexueller Menschen.

> **!** Schon der Umstand, dass ausschließlich nicht heterosexuelle Menschen sich ggf. outen müssen, zeigt, wie stark westlich-abendländische Gesellschaften nach wie vor durch heteronormative Annahmen geprägt sind.

Das sogenannte Coming-out ist als Prozess des Bewusstwerdens der eigenen, vom Heteronormativen abweichenden Sexualität zu verstehen. Dieser Prozess kann schmerzhaft sein, und das Bewusstsein der eigenen „Besonderheit“ bleibt mitunter ein Leben lang belastend. Denn in jeder neuen sozialen Situation muss der nicht heterosexuelle Mensch aufs Neue abwägen, ob er seine abweichende sexuelle Präferenz offenlegt oder ob er dies unterlässt. Damit ist die sexuelle und geschlechtliche Orientierung von Minoritäten durch eine heteronormative Umwelt durchgängig infrage gestellt.

Die Studie „Out im Office“ der Antidiskriminierungsstelle des Bundeskommt zu dem Ergebnis, dass gerade einmal ein knappes Drittel der nicht-heterosexuellen Arbeitnehmer_innen (28,9%) mit anderen Kolleg_innen über die eigene sexuelle Identität spricht. Und 76,3 % der Befragten berichteten von Diskriminierung am Arbeitsplatz (Antidiskriminierungsstelle des Bundes 2017). Für Trans-Personen ist die Situation noch weit problematischer. Es kann also trotz aller Liberalisierungstendenzen nicht von einer Diskriminierungsfreiheit der nicht-heterosexuellen Orientierungen gesprochen werden.

Die meisten Menschen haben ihr Outing in der Pubertät. Dabei handelt es sich jedoch nicht um ein einzelnes Ereignis, sondern um einen Prozess, der sich in mehreren Phasen vollzieht. Innerhalb der Literatur gibt es dazu verschiedene theoretische Modelle.

! **Für alle Phasenmodelle gilt, dass diese kritisch zu hinterfragen sind, da sie eine Komplexitätsreduktion vornehmen und normierende Eingriffe in komplexe Sachverhalte tätigen. Nicht jede Phase muss zwangsläufig durchlaufen werden. Eine Parallelität der Phasenabläufe ist durchaus möglich.**

Das Coming-out-Modell von Coleman

Das Modell von Coleman unterteilt den Coming-out-Prozess in fünf Phasen (Coleman 1982):

- Prä-Coming-out-Phase
- eigentliches Outing
- Explorationsphase
- Eingehen erster (fester) Beziehungen
- Integrationsphase

Die Prä-Coming-out-Phase

Es wird angenommen, dass sich die sexuelle Orientierung des Menschen bereits um das dritte Lebensjahr herausbildet (Wiesendanger 1998; Quindeau 2014). Ihre Bewusstwerdung erfolgt allerdings erst mit der Zunahme der kognitiven Fähigkeiten. Sie ist häufig mit innerpsychischen Konflikten verbunden, da bis dato eine heterosexuelle Lebenswelt als Ideal durch die Umwelt vorgelebt und positiv verstärkt wurde.

Der „Verstoß" gegen die Norm veranlasst das nicht heterosexuelle Subjekt dazu, sich mit der eigenen Andersartigkeit reflexiv auseinanderzusetzen. Zunächst führen diese Reflexionen zu negativen Emotionen wie Scham, Schuld und Schande. Besonders der letzte Begriff wird in verschiedenen Studien von zumeist homosexuellen Jungen mit (türkischem) Migrationshintergrund gebraucht, wenn diese von ihren ersten Gefühlen beim Gewahrwerden der eigenen sexuellen Identität berichten (Krell/Oldemeier 2017; Queerformat 2015). Dieser Umstand erklärt auch den anfänglichen (emotionalen) Rückzug der Betroffenen zu Beginn des Outing-Prozesses. Die Angst vor Repressionen ist trotz aller Offenheit bis in die Gegenwart hinein noch allgegenwärtig. Mit dieser sozialen Isolation und emotionalen inneren Konflikten lässt sich auch die Zunahme psychischer Erkrankungen, wie Depressionen, Angst- und Schlafstörungen, Suchterkrankung und Suizidalität, in dieser Personengruppe erklären (Steffens et al. 2010). Die Phase des Prä-Coming-out kann mitunter Jahre in Anspruch nehmen, da die habituierten heterosexuellen Erwartungsmuster zunächst durch die Betroffenen überwunden werden müssen. Dies erklärt auch, weshalb relativ viele Homosexuelle zunächst heterosexuelle Paarbeziehungen eingehen, um damit ihre homosexuellen Anteile zu unterdrücken.

Eigentliches Outing

Erst mit der inneren Gewissheit und Akzeptanz der eigenen sexuellen Identität beginnt das eigentliche Outing. Die innere Gewissheit, anders zu sein, ist die Grundvoraussetzung dafür, die sexuelle Orientierung öffentlich machen zu können. Denn ein Zurück scheint aufgrund der gesellschaftlich vorgegebenen starren Einteilung in hetero- vs. homosexuelle Lebensweisen fast unmöglich.

Das Outing ist meist mit zwiespältigen Gefühlen verbunden: Einerseits besteht ein Bedürfnis nach Offenheit und Akzeptanz der „anderen" sexuellen Präferenz, und andererseits bleibt die Angst vor Ablehnung, Diskriminierung und Ächtung (Pfander 1999).

Die Explorationsphase

Mit dem Outing gegenüber Dritten werden erste (sexuelle) Kontakte nun freier und offensichtlicher gesucht. Im Mittelpunkt steht nun das Ausprobieren der neuen Rolle auf verschiedenen Ebenen. Einerseits geht es um neue sexuelle Erfahrungen und andererseits auch um den Versuch, erste längerfristige Beziehungen einzugehen. Dabei darf nicht vergessen werden, das Homosexuelle aufgrund ihrer langen Geschichte von Verfolgung und Repression eine eigene Subkultur entwickelt haben, deren Regeln, Rituale und Gebräuche nun auch erlernt werden müssen.

Die normgebende Dominanz der Heterosexualität führt dazu, dass alle Menschen in eine heteronormative Umwelt geboren werden und deren sozialisierende Codes, Rituale und Gebräuche verinnerlichen. Dies Habituierung wird auch gesellschaftlich abgesichert, bspw. mit dem Modell der Ehe. Auch das Nachfragen von Verwandten und Freunden, ob es denn jetzt bereits eine Partnerin bzw. einen Partner gibt, ist ein weiteres heteronormatives Absicherungsmoment. Selbst die mittlerweile eingeführte „Ehe für alle“ bedeutet noch nicht automatisch, dass sich die Sicht auf homosexuelle Menschen gesamtgesellschaftlich verändert hat. Homosexuelle Menschen müssen immer noch in „ihre Szene“ gehen, wenn sie Erfahrungen von Gemeinschaft und Nähe suchen. Heterosexuelle Menschen sind nicht auf solche exklusiven Settings angewiesen, da sie sich in einer Mehrheitsgesellschaft befinden.

Eingehen erster (fester) Beziehungen

Hier geht es analog zur Entwicklung heterosexuell orientierter Menschen vornehmlich darum, Paarbeziehungen zu gestalten und zu lernen, wie mit Nähe und Distanz, Geborgenheit und Streit innerhalb einer Paarbeziehung umgegangen werden kann. Auch werden u. a. differenzierte Paarkonstellationen wie offene Beziehungen oder Dreierbeziehungen ausprobiert (wenngleich dies auch bei heterosexuellen Personen stattfindet – dort allerdings meist weniger öffentlich). Auch hier besteht für gleichgeschlechtlich liebende Menschen das Problem, dass ihre Paarbeziehungen tendenziell weniger unterstützt werden.

Die Integrationsphase

In dieser Phase wird vor allem der Festigung von Freundschafts- und Paarbeziehungen Raum gegeben. An die Stelle der zunächst eher experimentellen Beziehungen tritt der Versuch, längerfristige tiefgreifende Bindungen einzugehen.

Innerhalb von Paarbeziehungen werden nun existenzielle Fragen etwa nach Kindern, Spiritualität und Lebensgestaltung im Alter gestellt. Gerade weil sich Homosexuelle aufgrund von Kinderlosigkeit im Alter nicht automatisch auf die Versorgung durch eine Familie verlassen können, schaffen sie sich soziale Netzwerke, in denen sie aufgefangen werden. Dies zeigt sich u.a. auch an der aktiven subkulturellen Vernetzung, die Räume für das spätere Alter schafft. Ein Beispiel hierfür ist das Berliner Projekt „Lebensort Vielfalt", in dem homosexuelle und heterosexuelle ältere Menschen ihren Lebensabend gemeinsam verbringen können (Hierholzer 2016).

> **!** Der lebenslange Prozess des Coming-out stellt gerade zu Beginn für die Betroffenen eine schmerzhafte Erfahrung dar, bedeutet er doch auch den Verlust bislang sicher geglaubter Gesellschaftsprivilegien und erlegt es dem Subjekt auf, sich gegen die Mehrheit verhalten zu müssen. Denn ein dauerhaftes Verschweigen ist für die wenigsten Menschen eine Option. Die Entscheidung, ob sie sich zu ihrer sexuellen Identität bekennen oder nicht, muss jedoch situationsabhängig immer wieder neu getroffen werden. Zudem ist das Outing (insbesondere das Prä-Coming-out) häufig begleitet von seelischen Belastungen, die in ungünstigen Konstellationen gar zum Suizid führen können.

Besonderheiten beim Coming-out im höheren Lebensalter

Die Universität Jena untersuchte 2014 das Coming-out im höheren Alter in der Studie „Herausforderungen und Umgangsweisen von Familienmitgliedern nach einem Späten Coming-out in der Familie" (Dieckmann/Steffens 2014). Insgesamt muss jedoch konstatiert werden, dass es kaum Studien zum Thema des späten Coming-out gibt (Boschitz 2010; Schock 1997). Dies liegt auch daran, dass es schwierig ist, ältere Personen zu finden, die bereit sind, an solchen Studien teilzunehmen. Ein Grund hierfür sind sicher die biografischen Erfahrungen der Betroffenen, etwa im Kontext der Sanktionierung von Homosexualität durch den § 175 StGB.

Die Angst vor der Sanktionierung durch die Umwelt erschwert das Coming-out. Zugleich ist eine internalisierte Homophobie durch Erziehung und Sozialisation gegeben. Wie stark diese habituierte Ablehnung wirkt, zeigt folgendes Zitat eines 86-jährigen Mannes, der sein Coming-out mit 80 Jahren hatte:

> *„Wenn ich mir vorstelle, dass das früher herausgekommen wäre – es wäre schrecklich gewesen! Mein Vater hätte Selbstmord begangen, da bin ich ganz sicher, und meine Frau hätte ich todunglücklich gemacht. Und in meiner Jugendzeit, im ‚Dritten Reich', war es ja sowieso tödlich, wenn das herauskam! [...] Und ich hatte ja auch keine Ahnung von meiner Veranlagung! Es war zwar so, dass ich als Junge nie eine Freundin hatte und auch kein Interesse an Mädchen verspürte. Aber das war kein Thema damals." (Boschitz 2010, 42).*

Die Betroffenen haben Strategien entwickelt, ihre Homosexualität gegenüber Dritten zu verbergen. So waren Scheinehen zwischen Lesben und Schwulen keine Seltenheit. Der Vorteil lag auf beiden Seiten: Jeder konnte eine mittelschichtsorientierte Lebensweise nach außen darstellen und innerhäuslich tun und lassen, was er/sie wollte. Ein ähnliches Verhalten findet sich bis heute in Ländern, in denen Homosexualität gegenwärtig immer noch unter Strafe steht (Voswinkel 2012).

Homosexuelle, die aufgrund des gesellschaftlichen Drucks heterosexuelle Paarbeziehungen eingingen und Kinder bekamen, sehen sich mit dem Outing auch dem Risiko ausgesetzt, negative Reaktionen ihrer eigenen Kinder auf sich zu ziehen. So berichtet Friederike (56 Jahre, Coming-out mit 40 Jahren):

> *„Meine Familie zeigt mir überwiegend die rote Karte, seit ich mich geoutet habe. Meine Mutter ächtet mich, seit ich ihr die Wahrheit gesagt habe. Vergangene Weihnachten kam nicht einmal eine Karte von ihr, und sollte ich jemals wieder auf der Familienbühne auftauchen, dann wird erwartet, dass ich schamhaft schweige oder mich wieder als Hetera verkaufe. Aber ich bin doch nicht diesen mühsamen Weg gegangen, um wieder beim Lügen und Verschweigen anzukommen!" (Boschitz 2010, 32).*

Die Ängste sind nicht grundlos. So zeigen neuere Schätzungen, dass rund ein Drittel aller Ehen nach einem späten Outing innerhalb eines Jahres geschieden werden, wenngleich ein weiteres Drittel der Ehepartner_innen versucht, die neue Erkenntnis in die Paarkonstellation zu integrieren. Das letzte Drittel schafft es auch nach einem Outing, die bestehende Beziehung weitere drei Jahre aufrechtzuerhalten (Buxton 2006; Wolkomir 2009).

Die heterosexuellen Partner und Partnerinnen durchleben nach dem Coming-out ihrer/ihres Liebsten einen ähnlich schmerzhaften Prozess der Neuorientierung wie zuvor der homosexuelle Partner. Dies gilt sowohl für die Dauer des Prozesses (drei bis sechs Jahre) als auch für dessen emotionale Intensität (Buxton 2006).

4.4 Bisexualität

In den 1960er Jahren bildeten sich verschiedene soziale Bewegungen. Neben der zweiten Welle der Frauenbewegung zählten dazu etwa die „Krüppelbewegung" von Menschen mit Behinderung sowie die Bisexuellen-Bewegung. Homosexuelle Aktivist_innen forderten lautstark und pressewirksam die Anerkennung ihrer sexuellen Identität und Lebensweise.

Bisexualität wurde auch in der schwulen Subkultur durchaus kritisch betrachtet. Den Betroffenen wurde unterstellt, nicht in Gänze entschieden zu sein. Aus sexualwissenschaftlicher Sicht gilt es zu betonen, dass weder für Hetero-, noch für Homo- oder Bisexualität angemessene Erkenntnisse vorliegen, mit denen die verschiedenen sexuellen Präferenzen erklärt werden könnten. Gegenwärtig wird von einem Konglomerat verschiedener Einflussfaktoren ausgegangen, wozu u. a. Anlage-Umwelt-Interaktionen gehören.

Zunächst – und diese These hält sich hartnäckig – wurde Bisexualität als Transitionsmoment (Übergang von der Heterosexualität zur Homosexualität) verstanden (Reiche 2000). Diese Annahme ist allerdings Ausdruck einer verengten Wahrnehmung, die von einer dichotomen Perspektive der Differenzierung zwischen Hetero- und Homosexualität ausgeht. Bereits Kinsey verweist auf ein sexuelles Kontinuum und widerspricht damit einer klaren Abgrenzung zwischen den sexuellen Identitäten (s. Kap. 1.2).

Wenngleich es bisexuelle Menschen gibt, die zunächst heterosexuelle Paarbeziehungen eingehen, bevor sie ihre Bisexualität realisieren, gilt dies bei Weitem nicht für alle (Fiedler 2004). „Bisexuelle und monosexuell differenzierte Menschen unterscheiden sich vor allem dadurch, dass die Bisexuellen eine doppelte, eine homosexuelle und eine heterosexuelle Option haben" (Fiedler 2004, 105). Das Verbindende der Bisexualität bringt Zinik auf den Punkt, indem er darauf verweist, dass dieser Personenkreis im positivsten Sinne in der Lage ist, „das beste beider Welten in Erfahrung zu bringen" (Zinik 1985, 9).

Die veränderten Sexualnormen erlauben es heute, mehrere Paarbeziehungen im Laufe eines Lebens zu haben, ohne heiraten zu müssen. Wenngleich die meisten Partnerschaften auf – zumindest serielle – Monogamie angelegt sind, können im Lebenslauf eben auch Beziehungen mit verschiedenen Geschlechtskonstellationen ausprobiert und gelebt werden. Insofern „sind sie [die Bisexuellen] in dem Sinn flexibel, dass sie sich entscheiden können, periodenweise monosexuell zu leben, ohne ihre bisexuelle Option aufzugeben zu müssen" (Gooß 2003, 63).

> Das Konzept der Bisexualität ist in der sexualwissenschaftlichen Literatur weiterhin umstritten. Dies betrifft gerade jene These der Durchgangsphase, nach der eine „Entscheidung" zwischen Hetero- bzw. Homosexualität getroffen werden müsse. Allmählich setzt sich die Auffassung durch, dass Bisexualität eine eigenständige Kategorie zwischen den beiden Polen Homo- und Heterosexualität darstellen kann.

4.5 Queere Erscheinungsformen

Mit queeren Erscheinungsformen sind in diesem Kontext Trans- und Inter-Personen gemeint. Die separate Darstellung in einem eigenen Kapitel in Abgrenzung zu Homo- und Bisexualität ist an dieser Stelle ausschließlich der einfacheren Erfassbarkeit der unterschiedlichen Sexualpräferenzen geschuldet.

Trans versus transsexuell

Im Folgenden wird von Trans-Personen die Rede sein. Im Laufe der vergangenen Jahre hat sich der Sprachduktus auch wegen des engagierten Einschreitens von Aktivist_innen verändert. Gerade im medizinischen Kontext wird immer noch von Transsexualität gesprochen – oftmals im Sinne von „Störungen der Geschlechtsidentität", die in der Internationalen Klassifikation der Krankheiten (ICD-10) unter den psychischen und Verhaltensstörungen eingeordnet sind (Transsexualismus [ICD-Code F64.0] und Störung der Geschlechtsidentität des Kindesalters [F64.2]). Viele Aktivist_innen fordern daher, als Trans- oder Transgender-Personen bezeichnet zu werden. Aus ihrer Sicht wird mit dem Begriff der Transsexualität auch suggeriert, es handle sich bei diesem sozialen Phänomen um eine Form der Sexualität, was im Kontext von Trans-Personen nicht korrekt ist. Vielmehr ist von zwei zentralen Annahmen auszugehen:

- Bei Trans handelt es sich vorrangig um soziale Zuschreibungsprozesse, die sich im Laufe der Zeit gesellschaftlich weiterentwickeln werden.

- Geschlechtsentwicklungsmöglichkeiten werden immer noch durch dichotome Geschlechtervorstellung gesellschaftlich determiniert (generischer Binarismus), wenngleich queere Ansätze dieser Vorstellung allmählich etwas entgegensetzen können.

Aus diesen beiden Vorstellungen leiten Ekins und King folgende drei Entwicklungslinien für Trans-Personen ab (Ekins / King 2001):

Migration: Die Trans-Person entscheidet sich für eine Geschlechtsangleichung (Mann-zu-Frau bzw. Frau-zu-Mann). Statistisch gesehen existieren mehr Männer als Frauen, die eine Geschlechtsangleichung vornehmen lassen wollen. Engere Stereotypen für Männer dürften diese unterschiedlichen Zahlen wohl am ehesten erklären. Am Beispiel des Kleidungsstils wird dies deutlich: Frauen haben sich über die Jahre das Recht erkämpft, Hosen tragen zu dürfen. Hingegen wird Männern nur in absoluten Ausnahmen (z. B. im Karneval, in subkulturellen Milieus oder spezifischen Kulturkontexten) das Recht zugesprochen, Röcke zu tragen

Oszillation: Mit diesem Terminus wird der Pendelzustand beschrieben, in dem sich einzelne Trans-Personen befinden. Sie pendeln zwischen den Möglichkeiten „männlich" und „weiblich" hin und her, indem sie an einem Tag vermeintlich weibliche Rollenattributionen erfüllen und am nächsten Tag männliche. Selten ist bei dieser Gruppe der Wunsch nach einer geschlechtsangleichenden Operation ausgeprägt.

Transzendenz: Diese Gruppe von Trans-Personen möchte möglichst gar nicht geschlechtlich gelesen werden bzw. sich vergeschlechtlicht dargestellt sehen, daher strebt dieser Personenkreis keine geschlechtsangleichenden Maßnahmen an. Gerade die Transzendenz-Gruppe stellt gesellschaftliche Geschlechtervorschriften nachhaltig infrage, wie Sigusch konstatiert:

> *„[Die Gruppe der Transzendenten wäre sicherlich] eine Provokation sondergleichen in einer Gesellschaft, die dem Geschlechterwechsel und Geschlechterübergängen keinen institutionellen Ort einräumt jenseits der Kliniken und Kanzleien, in einer Gesellschaft, die trotz aller Geschlechtsrollenaufweichung von der gesellschaftlichen Arbeitsteilung bis zum Rechtssystem keinen Zweifel daran lässt, welches Geschlecht das sexus sequior ist. […] Überblick und Kontrolle würden erschwert, die Normalität wäre endlich so plural, wie sie immer tut, das Splitting des Entweder-Oder entlarvte sich als armselige Abwehr […]" (Sigusch 1991, 327)*

Die gesellschaftsdestabilisierende Problematik, die mit Trans-Personen verbunden ist, wird hier von Sigusch deutlich aufgegriffen. Er zeigt, dass Psychologie und Medizin auf diese sozialen Phänomene stark mit Pathologisierung und der Tendenz zur Vereinheitlichung der Betroffenen (Labeling) reagieren. Die Sozialgesetzgebung unterstützt dieses heteronormative Konstrukt zusätzlich, indem sie Trans-Personen dazu zwingt, vor einer Geschlechtsangleichung zunächst eine ärztliche Diagnose einzuholen und psychische Erkrankungen ausschließen zu lassen.

Für die soziale Arbeit insgesamt bedeutet dies, gemäß ihrem politischen Auftrag der Forderung nach Anerkennung von Minoritäten Ausdruck zu verleihen und politisch aktiv zu sein, um die Gleichwertigkeit der Lebensverhältnisse herzustellen. Dies geschieht auch durch eine deutliche Gegenpositionierung zu Psychologie, Psychotherapie und medizinischen Strömungen, die nicht darum bemüht sind, die Lebenswelten der ihnen anvertrauten Klient_innen zu respektieren. In der Konsequenz muss sich soziale Arbeit auch nachhaltig für eine Reform des Transsexuellengesetzes (TSG) zugunsten von Trans-Personen einsetzen.

!

Trans-Personen treten zahlenmäßig relativ selten in (sozial-)pädagogischen Einrichtungen in Erscheinung, was sich mit zunehmender Liberalisierung aller Voraussicht nach ändern wird. Dennoch handelt es sich immer noch um „Problemfälle“. Menschen mit Trans-Tendenzen haben häufig das Gefühl, im falschen Körper zu leben, und lehnen daher ihr per Geburt gegebenes Geschlecht ab. Einige von ihnen haben den Wunsch, sich einer geschlechtsangleichenden Operation oder Hormontherapie zu unterziehen. Diese Möglichkeiten sind in Deutschland juristisch geregelt durch das Transsexuellengesetz, das aber stark reformbedürftig ist. Andere Trans-Personen möchten keinerlei geschlechtsangleichende Therapie in Anspruch nehmen, sondern bevorzugen die „kleine Lösung“ einer Änderung des Namens bzw. einer Änderung des Geschlechtseintrags im Geburtenregister.
Soziale Arbeit hat dafür Sorge zu tragen, dass diesen Personen ihr Recht auf sexuelle und geschlechtliche Selbstbestimmung zuteil wird.

Inter-Personen

Der zentralste Unterschied zwischen Trans und Inter besteht darin, dass Inter ein rein biologisches Phänomen darstellt:

> *„Intersexualität hat eine angeborene, rein körperlich-biologische Basis und kann nicht später erworben werden, z.B. durch einen Unfall. […] Wie das Wort sagt, wird damit etwas Dazwischen-stehendes beschrieben – eine Leerstelle, eine Uneindeutigkeit" (Werner-Rosen 2006, 29).*

Evolutionsbiologisch betrachtet unterscheiden sich die Geschlechter lediglich durch den Umstand, dass Frauen fähig sind, Kinder zu empfangen, zu gebären und zu stillen. Männer hingegen besitzen lediglich die Fähigkeit, Kinder zu zeugen (Hierholzer 2016). Unabhängig von Kultur und individuellen Unterschieden sind diese Bedingungen für die gesamte menschliche Art gleich. Grundsätzlich kann jedoch festgehalten werden, dass der Grundbauplan der Natur weiblich ist. Dies zeigt sich zum Beispiel an den Brustwarzen bei Männern, die keine biologische Funktion (Stillen) erfüllen. Sie sind ein „Überbleibsel" aus der Phase vor der pränatalen geschlechtlichen Differenzierung. Die vorgeburtliche Herausbildung des biologisch männlichen Geschlechts ist – anders als beim biologisch weiblichen Geschlecht – von der Ausschüttung von Testosteron abhängig (s. Kap. 1.2). Fehlsteuerungen dieses störungsanfälligen Prozesses können zu den verschiedenen Formen von Intersexualität führen.

> **!** Der Terminus Intersexualität umfasst verschiedene „Störungsbilder" im Kontext von Geschlechtlichkeit. Dabei muss Intersexualität nicht mit einer sexuellen Funktionsstörung einhergehen. Lediglich die Variante des uneindeutigen Genitals ist für die Umwelt erkennbar, wenngleich dies statistisch gesehen die kleinste Gruppe der Inter-Personen stellt.

Die Störungsbilder von Inter-Personen lassen sich auf biologischer Ebene in fünf Untergruppen einteilen:

AGS – Adrenogenitales Syndrom: Dieses Störungsbild beruht auf einer verminderten Bildung von Kortisol und Aldosteron bei gleichzeitig vermehrter Bildung männlicher Hormone. Dabei sind die inneren Geschlechtsorgane eindeutig männlich bzw. weiblich, aber das äußere Genital ist vermännlicht.

5-Alpha-Reduktase-Mangel: Die Hormone Androgen bzw. Testosteron können aufgrund einer chromosomalen Abweichung nicht gebildet werden. Eine angemessene (Geschlechts-)Entwicklung ist bis zur Pubertät zu beobachten. Erst dann bleiben typische Pubertätserscheinungen wie die Periode oder der Stimmbruch aus.

AIS – Androgen-Insuffizienz-Syndrom: Hier ist die Androgenproduktion zwar störungsfrei, allerdings sind die Rezeptoren defekt. In der Folge bilden genetisch männliche Individuen weibliche äußere Genitalien aus, während die Entwicklung von Gebärmutter, Eierstöcken und Eileitern ausbleibt. Auch diese Form ist zunächst nicht auffällig, die Betroffenen entwickeln sich „normal“ als Frauen; allenfalls fällt das Fehlen von Achsel- und Schambehaarung auf. Zumeist sind erst das Ausbleiben der Menstruation oder ein unerfüllter Kinderwunsch Anlass, eine Ärztin oder einen Arzt aufzusuchen.

Gonadendysgenesien: Hierbei liegt eine Fehlbildung der Keimdrüsen (Hoden, Eierstöcke) vor, was Unfruchtbarkeit zur Folge hat.

Hermaphroditismus versus: Bei dieser sehr seltenen Störung sind sowohl männliche als auch weibliche Keimdrüsen vorhanden, d.h., die Betroffenen bilden sowohl Eierstöcke als auch Hoden aus. In der Vergangenheit wurden diese Menschen häufig als „Zwitter“ bezeichnet. Derlei Bezeichnungen verbieten sich allerdings inzwischen.

Per se wären diese biologischen Sonderformen wenig problematisch, wenn nicht gesellschaftlich der Reproduktionsfähigkeit und Eindeutigkeit des Geschlechts so hohe Bedeutung beigemessen würde. Werner-Rosen verweist auf die hohe psychische Belastung von Sorgeberechtigten, wenn bei der Geburt des Kindes keine eindeutige geschlechtliche Zuordnung gemacht werden kann. Gefühle wie Verzweiflung, Angst und Abscheu sind in der Regel die ersten Emotionen, die in den Eltern aufkommen. Sie erleben eine schwere seelische Erschütterung und sind zugleich sprachlos. Diese Krise der Eltern lässt sich in drei Ebenen differenzieren (Werner-Rosen 2006):

Emotionale Krise: Die Nachricht, ein Inter-Kind geboren zu haben, kommt für die Eltern einem „Geburtstrauma“ gleich. Sie reagieren auf diesen Schock mit Verdrängung (Bagatellisierung) oder gar mit der Weigerung, das Kind anzunehmen.

Krise des Bewusstseins: Der durchgängige implizite Druck auf Eltern, ein möglichst „normales“ Kind zu haben, lastet schon mit der Zeugung auf ihnen, erst recht aber nach der Geburt. Auch wenn die Eltern bereit sind, ihr Inter-Kind anzunehmen, fehlt sowohl ihnen selbst als auch der Gesellschaft insgesamt die

Sprache, die „Besonderheit" des Kindes überhaupt zu benennen. Dies führt häufig dazu, dass die Eltern die Intersexualität des Kindes selbst vor engsten Familienangehörigen geheim halten.

Existentielle Krise: Letztlich berührt Intersexualität zentrale Themen des Menschseins: Geburt, Tod und Ewigkeit. „Ewigkeit" realisiert sich in diesem Kontext durch die Fortpflanzung. Was also passiert mit Eltern, deren Kinder sich nicht weiter fortpflanzen, also keine „Ewigkeit" ermöglichen werden?

In Tiefeninterviews wurde deutlich, dass es für Eltern einen existenziellen Unterschied macht, ob sich ihre Kinder später aus freiem Willen gegen Kinder entscheiden oder ob dies auf Grund ihrer Intersexualität biologisch von vornherein entschieden ist. Hierbei scheint die Selbstmächtigkeit des Kindes nachhaltig infrage gestellt zu sein (Werner-Rosen 2006).

Bislang ist die Intersexualität in der Sexualforschung noch wenig vertreten. Dieser Umstand birgt die Gefahr, dass betroffene Menschen, die nicht ins Schema ‚männlich / weiblich' passen, objektiviert werden – wenngleich dies nicht absichtsvoll passiert. Erschwerend kommt hinzu, dass gerade Inter-Personen sehr unterschiedliche Erfahrungen machen. Dies liegt daran, dass – im Gegensatz zu Trans-Personen – die Betroffenen oftmals lange Zeit kein Wissen über das eigene „Inter-Sein" haben und gerade ältere Inter-Personen teilweise nie Einblick in ihre Untersuchungsakten hatten (Schröter 2020).

Das Nicht-Wissen um das eigene Inter-Sein, oder auch die Schwierigkeit der geschlechtlichen Einordnung, prägt ganze Generationen von Betroffenen. Erst seit der Forderung eines dritten Geschlechts im Geburtenregister durch das Bundesverfassungsgericht im Jahr 2017, wird öffentlich verstärkt über das Thema informiert und diskutiert (Süddeutsche Zeitung 2017).

Eine betroffene Person bringt die eigene Situation wie folgt auf den Punkt: „Bis vor ganz Kurzem stammte mein einziges Wissen über Leute wie mich aus Zeitungen und Magazinen, und dort wurden sie immer als schockierende Sensationen präsentiert" (Barth et al. 2013, 13).

Diese gesellschaftlichen Zuschreibungen führen häufig dazu, dass Sorgeberechtigte sich zu Geschlechtsangleichungen entscheiden. Ein Betroffener fasst diesen Umstand zusammen: „Das erste Mal wählten meine Eltern meine Geschlechtsorgane für mich, in dem Glauben, ich könnte mit ihnen leben und sie genießen. Als ich 19 war, entschied ich mich für ein anderes Set – von dem ich fühlte, dass es zu mir gehört und dass es schon immer da gewesen war" (Barth et al. 2013, 11). Die Aussage macht deutlich, dass die Entscheidung von Sorgeberechtigten nicht zwangsläufig von ihren Kindern weitergetragen wird. Eine andere Betroffene beschreibt das gesamtgesellschaftliche Dilemma: „Ich finde das blöd, dass die Leute einem sagen, was normal ist. Ich mag nicht in eine Schublade gesteckt werden“ (Schmiegel 2018, 1).

Einige Inter-Personen, die operative Eingriffe miterlebt haben, zeigen auf, dass die Operationen neben körperlichen auch seelische Veränderungen mit sich bringen: „Ich bin aufgewacht im Krankenhaus, ich wurde durch einen Gang geschoben in einen grellen Raum, da standen andere Betten. Ich konnte meine Beine nicht bewegen, ich hatte Hunger, und es tat weh“ (Schmiegel 2018, 1).

Gerade bei sehr frühen Eingriffen besteht die Gefahr darin, sich „falsch“ zu entscheiden. Dies zeigt sich im Fall von Jana: „Ich will die Ärzte niemals wiedersehen. Sollen die sich doch mal operieren und zu einem Mädchen machen lassen“ (Schmiegel 2018, 1). Es wird deutlich, dass die Anpassungsleistungen, die die Betroffenen zu bewältigen haben, enorm sind, da sie eben nicht nur die Physis, sondern auch die Psyche betreffen.

Der Bundesverband Intersexuelle Menschen e.V. fordert daher:

- Unterlassen irreversibler chirurgischer und medikamentöser Eingriffe, solange ihnen keine lebensbedrohliche Indikation zugrunde liegt
- kosmetische Eingriffe nur mit ausdrücklichem Einverständnis des Betroffenen nach dokumentierter, schriftlicher Aufklärung
- Bildung von spezialisierten Kompetenzzentren zur Behandlung intersexueller Menschen
- flächendeckende Einrichtung von Beratungsstellen, die mit Betroffenen besetzt sein sollten (Intersexuelle Menschen e.V. 2018)

TIPP

Aufgaben einer pädagogischen Fachkraft im Umgang mit queeren Erscheinungsformen und Sexualität in (sozial-)pädagogischen Einrichtungen:

- Sexuelle Identitäten/Ausdrucksformen sind aktiv zum Gegenstand von Teamsitzungen zu machen. Der Austausch über Sexualität und deren Erscheinungsformen, das Hinterfragen der eigenen Perspektive und eigenen Betroffenheit, der eigenen Grenzen und der eigenen (moralischen) Werte sind essenziell notwendig, um angemessene (sexual-)pädagogische Arbeit leisten zu können.
- explizite Thematisierung verschiedener sexueller Ausdrucksformen in den Konzeptionen der Einrichtung
- Fortbildung des Personals mithilfe externer Expert_innen, z.B. von Pro Familia, dem Lesben- und Schwulenverband Deutschland oder anderen Verbänden
- Anschaffung und Bereitstellung von Fachliteratur/Kinderbüchern zum Thema
- Sichtbarmachung verschiedener Lebens- und Liebesmodelle innerhalb der Einrichtung durch Plakate/Bilder
- konkrete Benennung sexualpädagogischer Maßnahmen – keine Umschreibung
- Thematisierung der sexuellen und geschlechtlichen Vielfalt in der Hausordnung: Klarstellung, dass jeder Mensch ungeachtet der Ethnie, des Glaubens, des Geschlechts oder der sexuellen Identität willkommen und gleichwertig ist
- Betonung der Gleichwertigkeit aller Menschen gegenüber dem Personal, Gästen und Klient_innen
- Besonders für den Altenpflegebereich und den sonderpädagogischen Bereich ist darauf zu achten, dass jegliche räumliche Einschränkungen für homosexuelle Paare abgebaut werden, dies geschieht bereits bei der Anmeldung: „Möchten Sie und ihre Partnerin/Partner gemeinsam ein Zimmer haben?“

Informationen und Beratungsangebote für homo- und bisexuelle Menschen im Internet:

Lesben- und Schwulenverband Deutschland e.V.: www.lsvd.de

Zentrum für bisexuelle Lebensweisen, Deutschland: http://z-bi.de/

Bisexuelles Netzwerk e.V., Deutschland: https://www.bine.net/

Lesbenorganisation Schweiz: www.los.ch

Schweizer Dachverband der schwulen und bi Männer: www.pinkcross.ch

Verein für Bisexuelle und Pansexuelle in Österreich: www.visibility-austria.at

Bücher zum Thema:

Degele, N. (2008): Gender/Queer Studies. Eine Einführung. Fink/UTB, Stuttgart

Göth, M., Kohn, R.. (2014): Sexuelle Orientierung. In Psychotherapie und Beratung. Springer, Berlin

Lewandowski, S., Koppetsch, C. (2015): Sexuelle Vielfalt und die UnOrdnung der Geschlechter. transcript, Bielefeld

Timmermanns, S., Böhm, M. (Hrsg.) (2020): Sexuelle und geschlechtliche Vielfalt. Interdisziplinäre Perspektiven aus Wissenschaft und Praxis. Juventa, Weinheim

Informationen und Beratungsangebote für Trans-Personen im Internet:

Bundesverband Trans e.V., Deutschland: www.bundesverband-trans.de*

TransInterQueer e.V., Deutschland: www.transinterqueer.org

Transgender Network Switzerland: www.tgns.ch/de

Trans-Austria – Österreichisch-Bayrische Gesellschaft für Transidentität und Intersexualität: www.trans-austria.org/trans-austria

Netzwerk Trans-Inter*-Sektionalität: http://www.transinterqueer.org/wp-content/uploads/web_tis_brosch_aufl_3_161229.pdf*

Bücher/Zeitschriften zum Thema:

Rauchfleisch, U. (2016): Transsexualität – Transidentität. Begutachtung, Begleitung, Therapie. Vandenhoeck & Ruprecht, Göttingen

Rauchfleisch, U. (2019): Anne wird Tom – Klaus wird Lara. Transidentität/Transsexualität verstehen. Patmos, Düsseldorf

Licht, M. (2012): TM-Brevier: Das Handbuch für Transmänner. tredition, Hamburg

Groß, D., Neuschäfer-Rube, C., Steinmetzer, J. (2008): Transsexualität und Intersexualität: Medizinische, ethische, soziale und juristische Aspekte. MWV, Berlin

Börnick, F. (2012): Öffnung der Offenen Jugendarbeit für Trans Jugendliche. Deutsche Jugend 60 (10), 427–434*

Nieder, T., Bager, K. (2013): „Für mich bin ich ok" Transgeschlechtlichkeit als Thema bei Kindern und Jugendlichen. Senatsverwaltung für Justiz, Verbraucherschutz und Antidiskriminierung, Berlin

Informationen und Beratungsangebote für Inter-Personen im Internet:

AGS-Eltern- und Patienteninitiative e.V.: https://www.ags-initiative.de/index.php/informationen

Amnesty International: https://www.amnesty.de/sites/default/files/2018-06/Amnesty-Bericht-Intergeschlechtlichkeit-Deutschland-Daenemark-Mai2017.pdf

Deutsche Gesellschaft für Transidentität und Intersexualität e.V.: /www.dgti.org

Intersexuelle Menschen Bundesverband e.V., Deutschland: www.im-ev.de

Transgender-Network Switzerland: www.tgns.ch/de

TransInterQueer e.V.: https://www.transinterqueer.org/

Verein intergeschlechtlicher Menschen Österreich: https://vimoe.at

Xy-Frauen Selbsthilfegruppe: http://www.xy-frauen.de/

Bücher zum Thema:

Brill, S., Pepper, R. (2016): Wenn Kinder anders fühlen – Identität im anderen Geschlecht: Ein Ratgeber für Eltern. 2. Aufl. Ernst Reinhardt, München

Eugenides, J. (2011): Middlesex. Rowohlt, Hamburg

Schweizer, K., Richter-Appelt, H. (2012): Intersexualität kontrovers: Grundlagen, Erfahrungen, Positionen. Psychosozial-Verlag, Gießen

Stern, C. (2010): Intersexualität: Geschichte, Medizin und psychosoziale Aspekte. Tectum, Marburg

Voß, H.-J., Katzer, M. (Hrsg.) (2019): Geschlechtliche und sexuelle Selbstbestimmung durch Kunst und Medien. Neue Zugänge zur sexuellen Bildung. Psychosozial-Verlag, Gießen

Film:

Puenzo, Lucía (2009): XXY. Berlin: good!movies. Vertrieb: Indigo Musikproduktion und Vertrieb, Hamburg

4.6 Interkulturelle Pädagogik

Der Kulturbegriff leitet sich aus dem lateinischen Wort *cultura* ab und bedeutet so viel wie die „Gesamtheit der typischen Lebensformen einer Gesellschaft, einschließlich der sie tragenden geistigen Haltung“ (Schraub/Zenk 1995, 213). Zentrale Ausdrucksformen kultureller Entwicklung sind das Sesshaft-Werden des Menschen und die Entwicklung von Ackerbau und Viehzucht sowie das Errichten kultureller Stätten.

> **!** Der Mensch kann als Kulturwesen bezeichnet werden, da er einen inneren Drang besitzt, die Natur aktiv als Lebensraum zu gestalten. Dabei ist Kultur ständigen Wandlungsprozessen unterworfen, die sowohl historisch als auch durch die Umwelt bedingt sind.

Eine allgemeingültige Kulturdefinition ist kaum möglich, weil alle Definitionsversuche daran scheitern, dass die Definierenden durch ihre Ausgangskultur geprägt sind. Sie sind daher nicht fähig, andere Kulturen vollständig zu begreifen. Folglich sind Kulturdefinitionen bestenfalls Annährungsversuche (Dornheim 1997).

Die Annahme, dass der Mensch ein Kulturwesen ist, das auf Gemeinschaft ausgelegt und an individueller Selbstverwirklichung interessiert ist, legt pädagogisch zwei Schlussfolgerungen nahe:

- Der Mensch wird durch seine Kultur geformt im Sinne von lebenslangen Sozialisationsprozessen.
- Der Mensch steht in einem wechselseitigen Austausch mit seiner Umwelt (Kulturwirksamkeitsprozess).

Sobald Menschen in Gruppen leben, entwickeln sie zunächst ein Bewusstsein für sich als Einzelindividuum und anschließend ein Bewusstsein über ihre Gruppenmitglieder. Dieses Wir-Bewusstsein wird durch Phänomene wie eine gemeinsame Sprache, ähnliche Ernährungsgewohnheiten, Ausbildung gemeinsamer, verbindender Rituale und Prozesse, die Ausformulierung spirituell-religiöser Riten konstituiert. Damit einhergehend entwickelt sich auch automatisch ein Abgrenzungsmechanismus gegenüber jenen Menschen, die nicht zur eigenen Gruppe gehören und damit fremd sind. Maletzke unterscheidet in diesem Zusammenhang zwei Formen des Ethnozentrismus (Maletzke 1996):

Selbstverständlichkeit: Damit sind kulturelle Prägungen gemeint, die der Mensch für sich gar nicht bewusst zur Kenntnis nimmt. Der Mensch geht zunächst wie selbstverständlich davon aus, dass alle Menschen so leben wie er selbst.

Überlegenheitsbewusstsein: Die eigene Kultur wird als maßgeblich, richtig, authentisch und überlegen wahrgenommen. Daher ist eine Abwertung anderer Kulturen implizit bereits vorprogrammiert. So werden abweichende kulturelle Normen und Werte abgewertet. Dieses Phänomen hat in der Vergangenheit und bis in die Gegenwart hinein zur Vernichtung ganzer Völker geführt. Paradox an dieser Situation ist der Umstand, dass das „Fremde" essenziell notwendig zur Abgrenzung und damit zur Selbstvergewisserung ist.

Interkulturelle Kompetenz

Für pädagogische Fachkräfte sind **interkulturelle Kompetenzen** unerlässlich, um in einem Einwanderungsland wie Deutschland angemessene – kultursensible – pädagogische Arbeit leisten zu können. Insgesamt können fünf zentrale Grundsätze interkultureller Kompetenzen formuliert und ausdifferenziert werden, wie Abb. 4 zeigt.

Interkulturelle Wahrnehmung	Interkulturelles Lernen	Interkulturelle Wertschätzung	Interkulturelles Verstehen	Interkulturelle Sensibilität
• Andersartigkeiten müssen als Teil kultureller Bedingtheit wahrgenommen werden.	• Grundsätzliches Wissen über kulturelle Traditionen, Feste und Rituale muss vorhanden sein. So gehört die Kenntnis hoher religiös-spiritueller Festtage der einzelnen Kulturen unbedingt zum Wissensbestand guter pädagogischer Fachkräfte.	• Ein Mindestmaß an Ambiguitätstoleranz ist notwendig, um das Handeln des anderen wahrnehmen und nachvollziehen zu können. • Unsicherheiten aufgrund der Andersartigkeit des anderen sind auszuhalten und anzunehmen.	• Das Wissen um eigene kulturelle Traditionslinien ist unerlässliche Voraussetzung, um überhaupt ein Verstehen des Gegenübers zu gewährleisten.	• Der Vergleich mit anderen erfordert zum einen den Rückgriff auf interkulturelles Verstehen und zum anderen den Willen, kulturspezifische Perspektiven partiell zu übernehmen.

Abb. 4: Interkulturelle Kompetenzen: Ein Überblick

Gelungene interkulturelle Auseinandersetzungen sind dadurch gekennzeichnet, dass in der Begegnung mit dem anderen eine Veränderung des eigenen Selbst stattfindet – im Idealfall wird dies als Bereicherung erfahren (Wierlacher 2003).

Im Kontext interkultureller Pädagogik wird zwischen den Begrifflichkeiten **Multikulturalität, Transkulturalität und Interkulturalität** differenziert.

Grundsätzlich problematisch innerhalb der interkulturellen Sexualpädagogik wird in der Literatur der Umstand diskutiert, dass bei der schematischen Gegenüberstellung „Ich mit meiner Kultur versus das Gegenüber mit seiner (anderen) Kultur" ganze Menschengruppen hinter die Folie (andere Kultur) zurücktreten müssen und ihre Individualität damit in den Hintergrund rückt. Dieser Umstand führt rasch zu problematischen Verallgemeinerungen („alle Muslima sind unterdrückte Frauen, weil sie müssen ein Kopftuch tragen und hinter ihrem Mann herlaufen"). Aufgrund dieser Problematik ist eine Differenzierung von Begrifflichkeiten hilfreich, um andere Denk- und Handlungsräume eröffnen zu können.

Der Begriff der **Multikulturalität** stammt dabei zunächst aus der Multikulturalismus-Debatte, die grundsätzlich davon ausgeht, dass eine friedliche Koexistenz verschiedener Kulturen möglich ist.

Hingegen betont der Begriff der **Interkulturalität** die Begegnung zwischen Kulturen mit der Zielvorgabe, mögliche Reibungsflächen zu beleuchten. Problematisch bei beiden Begriffen ist, dass diese von einem essenzialistischen Kulturbegriff ausgehen, wonach Kulturen notwendigerweise spezifische Eigenschaften haben. Damit wird automatisch eine klare Abgrenzung der jeweiligen Kulturen voneinander suggeriert und aufrechterhalten.

Im Kontrast hierzu ist der Begriff der **Transkulturalität** zu sehen. Hierbei wird das über die Kultur Hinausgehende, grenzüberschreitend Verbindende betont. Die Gemeinsamkeiten der Spezies Mensch werden hierbei über etwaige kulturelle Differenzen gestellt und nach dem verbindenden humanistischen Ganzen gefragt (Domenig et al. 2001).

Interkulturelle Sexualpädagogik

Der Bereich der **interkulturellen Sexualpädagogik** gilt allgemein als „heikel". Die Studienlage ist immer noch mit dem Vorwurf konfrontiert, in ihrer Grundanlage die Hintergrundfolie „deutsche Forschung vs. migrantische Beforschte" zu befördern. Darüber hinaus sind gerade im sexuellen Bereich große Unterschiede zwischen den Kulturen zu erkennen, was bspw. die Rolle der Frau oder die Homosexualität angeht. Hier werden Konfliktlinien durchaus auch schnell politisiert und laufen Gefahr, für rassistische Ressentiments herhalten zu müssen. Die meisten Daten liegen zu den größten migrantischen Gruppen in Deutschland vor, allen voran zur türkischen Community. Anfang der 1990er Jahre wurde die wohl bis dato umfangreichste Untersuchung zu türkischen Jungen durchgeführt, derer Ergebnisse hier stichpunktartig aufgeführt werden:

- Türkische und deutsche Jungen haben beinahe zeitgleich erste sexuelle Erfahrungen vorzuweisen.
- Traditionell orientierte türkische Jungen haben tendenziell seltener sexuelle Kontakte zu deutschen Mädchen/Frauen.
- 80% der türkischen Jungen würden niemals öffentlich über intime Phänomene berichten, bei deutschen Jungen trifft dies lediglich auf 30% zu.
- Türkische Jungen, die in Deutschland aufgewachsen und sozialisiert wurden, orientieren sich stärker an europäischen Wertesystemen als jene Jungen, die erst nach der Geburt nach Deutschland migrieren.
- Deutsche Jungen sprechen häufiger und offener mit Familienangehörigen über sexuelle Aspekte des Lebens als türkische Jungen (Salman 1992).

Ein zentraler Unterschied zu deutschen Jungen ist bei den türkischstämmigen Jungen signifikant stark ausgeprägt: Türkische Jungen nehmen für sich in Anspruch, sexuelle Erfahrungen vor der Ehe machen zu dürfen, gestehen diese aber ihren potenziellen zukünftigen Ehefrauen nicht zu. Und ein weiterer Aspekt ist weit verbreitet, nämlich der Wunsch, eine Frau/einen Mann aus dem eigenen Kulturkreis ehelichen zu können (Sielert 2015).

! **Zusammenfassend muss sich gerade im interkulturellen Arbeitssetting immer wieder vergegenwärtigt werden, dass „die Migranten" und „die Kultur" nicht existieren, sondern dass hinter diesen Termini immer individuelle Subjekte liegen, die individuelle Persönlichkeiten, Bedürfnisse, Wünsche, Träume und Hoffnungen haben.**

Aus den obigen Ausführungen kann vorsichtig geschlossen werden, dass zumindest bezogen auf die befragte Gruppe gilt:

- Es ist für die Jugendlichen schwierig, über Sexualität zu sprechen; das bedeutet, dass Sexualität zwar unbedingt, aber in angemessener Form zu thematisieren ist.
- Ungleichheit zwischen Jungen und Mädchen wird schon früh suggeriert; hier gilt es, diese Disparitäten zu benennen und die daraus erwachsenden Nachteile reflexiv zu bearbeiten.

Die Forderung nach interkultureller Sexualpädagogik ist selbstverständlich auch mit praktischen Implikationen verbunden. Zentrale Frage für pädagogische Fachkräfte ist daher, was getan werden kann, um einem interkulturellen Auftrag in Bezug auf Sexualpädagogik angemessen begegnen zu können. Die

Hoffnung, hierfür klare Anweisungen oder gar Handlungsrezepte zu erhalten, lässt sich – wie immer in der pädagogischen Praxis – nur in sehr geringem Umfang erfüllen, da die Adressat_innengruppen und die jeweiligen Settings zu heterogen sind. In der Konsequenz können zwar grundlegende Haltungs- und Handlungsempfehlungen metatheoretisch gegeben werden, aber die Übertragung dieser metatheoretischen Diskurse in die Praxis ist dann wiederum immer an die sozialpädagogisch Handelnden gebunden und muss in der Praxis zielgenau zugeschnitten, realisiert und reflektiert werden.

Ein zentrales Merkmal interkultureller Pädagogik ist die **wechselseitige Akzeptanz**. Dies bedeutet, dass die pädagogische Fachkraft zunächst sich selbst erziehen muss, bevor sie danach strebt, andere erziehen zu können. Die Auseinandersetzung mit den eigenen kulturellen Einflüssen und dem Umstand, ein kulturelles Wesen zu sein, ist Grundvoraussetzung für die Fähigkeit, andere in ihrer kulturellen Gewordenheit zu verstehen. Letztlich muss Ziel einer angemessenen sexualpädagogischen Arbeit das **In-Beziehung-Setzen verschiedener Werte- und Moralvorstellungen** sein. Erst auf dieser Grundlage ist ein gemeinsames Verhandeln und Aushandeln gemeinsamer Ziele möglich. Den Raum zu schaffen, dass Menschen Expert_innen ihrer jeweiligen Kultur und ihres jeweiligen individuellen Erlebens sein können, schafft die Chance, gemeinsam Vor- und Nachteile kultureller Praxen zu reflektieren und diese Praxen ggf. zu verändern oder eben beizubehalten. Nur mit der Möglichkeit, auch sensible Themen wie Jungfräulichkeit, Weiblichkeit, Männlichkeit, Trans-, Inter- und Homosexualität, ungewollte Schwangerschaft u. v. a. m. anzusprechen, besteht auch die Chance, die eigene Wertehaltung zu entwickeln, zu überdenken und zu reflektieren. Empirische Erfahrungsberichte zeigen, dass es sinnvoll ist, zuvor folgende Punkte mit der Zielklientel zu vereinbaren bzw. zu thematisieren:

- Es besteht für keinen zu keiner Zeit ein Zwang. Die Teilnahme an der Diskussion ist immer freiwillig.
- Alles, was besprochen wird, bleibt im Raum (Safe Place).
- Alle erhalten gleichermaßen die Chance, am Gespräch zu partizipieren (Sielert 2015).

Erziehung zur Mündigkeit

Schon der Philosoph und Aufklärer Kant forderte von seinen Mitmenschen, sich des eigenen Verstandes zu bedienen. Das Grundgesetz und das Kinder- und Jugendhilfegesetz (KJHG / SGB VIII) verlangen, dass junge Menschen zu mündigen Bürger_innen erzogen werden: dies ist nicht nur im Sinne einer aufgeklärten Pädagogik notwendig, sondern auch essenzielle Grundvoraussetzung für demokratische Legitimationsprozesse, die auf die Mündigkeit der Bürger_innen angewiesen sind. Dies setzt bei sozialpädagogischen Fachkräften ein Grundvertrauen darauf voraus, dass ihre Zöglinge die natürlichen Anlagen zur Selbstbestimmung und Selbstverwirklichung in sich tragen und lediglich ermächtigt werden müssen, diese Anlagen zu nutzen. Dieses Vertrauen bedarf der prozesshaften Prüfung durch die Pädagog_innen in Form von Zumutungen für die Heranwachsenden, der Benennung von Herausforderungen und der Einforderung von Eigenverantwortlichkeit (Sielert 2015).

Diese Eigenverantwortlichkeit geht mit einer moralischen Qualifizierung durch Konfrontation einher. Darunter ist zu verstehen, dass Wünsche Dritter erkannt, reflektiert und in angemessener Form befriedigt werden müssen. Dabei ist das Erkennen der eigenen und fremden Grenzen unabdingbar, damit ein gemeinsames Handeln möglich wird. Dies wiederum setzt Zeit und Raum voraus, damit Menschen die Möglichkeit haben, unterschiedliche Wertehaltung kennen und aushalten zu lernen. Dabei sind Ab- und Aufwertungen verschiedener Moralvorstellungen im pädagogischen Alltag allgegenwärtig.

Im Sinn des **doppelten Mandats** haben pädagogische Fachkräfte aber zugleich auch immer eine Vorbildfunktion. Sie müssen eine klare Haltung zeigen und Reibungsfläche für die Heranwachsenden bieten, damit diese Orientierung und eine eigene Haltung entwickeln können. Gerade das Benennen und Infragestellen von Doppelmoral, diskriminierendem oder sexistischem Verhalten (sowohl verbal als nonverbal) ist dabei eine fortwährende Aufgabe für die pädagogische Fachkraft.

5 Sexualität, Recht und Gesundheit

Sexualität ist immer auch in gesellschaftspolitische und gesellschaftsrechtliche Rahmungen eingebettet und reglementiert. Dabei kann das Recht wie folgt definiert werden:

DEFINITION

Recht wird als Gesamtheit aller geltenden Rechtsvorschriften verstanden, die in Gemeinschaften verbindlich verhandelt worden sind, für deren Durchsetzung es feste staatliche Strukturen (Generalstaatsanwaltschaften, Gerichte) gibt und die Beziehungen zwischen Personen (z. B. Mietverhältnisse, Eltern-Kind-Verhältnis) oder zwischen Personen und Sachen (z. B. Eigentumsverhältnisse) regeln. (Hundmeyer et al. 2007, Hierholzer 2016)

Je differenzierter Gesellschaften werden, desto differenzierter ist auch deren Rechtsordnung. Dies gilt besonders für moderne Industriegesellschaften, in denen die Lebensverhältnisse der Bürger_innen stark divergieren. Grundsätzlich ist dabei zu bedenken, dass Recht immer auch Ausdruck gesamtgesellschaftlicher Veränderungsprozesse ist. So hat sich erst in den vergangenen Jahren bspw. die rechtliche Situation von Menschen mit Behinderung verändert, von Bevormundung hin zur Selbstbestimmung. Auch im Zusammenhang mit Sexualität und Recht sind einige Rechtsvorschriften und -konventionen relevant (s. Abb. 5).

Für das Sexualrecht in modernen westlichen Zivilisationen kann konstatiert werden, dass dieses sich zu Beginn des 20. Jahrhunderts nach und nach liberalisiert hat. Allerdings haben sich durchaus auch ältere Rechtsquellen retrospektiv betrachtet als für ihre jeweilige Zeit sehr fortschrittlich erwiesen. So gestand das Preußische Allgemeine Landrecht von 1794 Inter-Personen ab dem 18. Lebensjahr das Recht zu, sich selbst einem Geschlecht zuzuordnen.

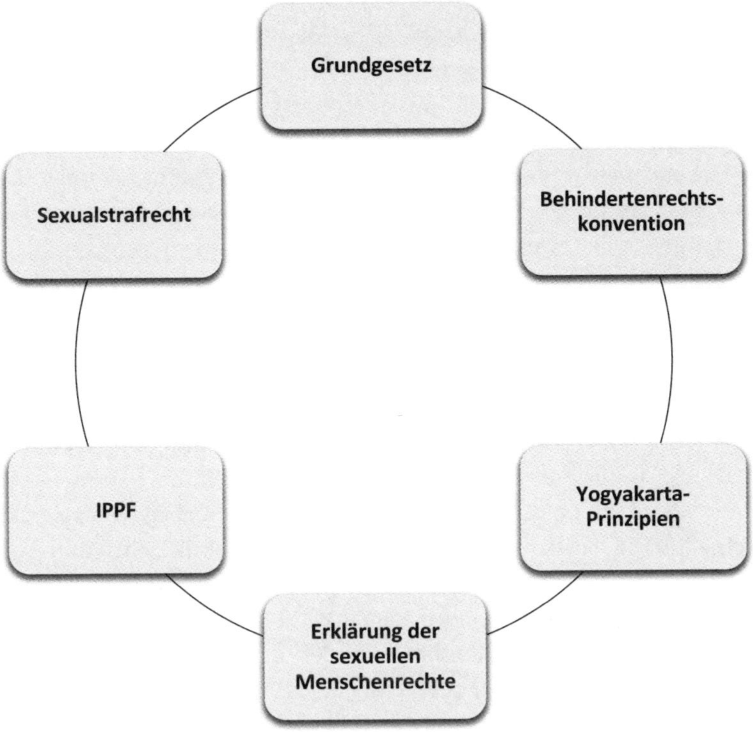

Abb. 5: Relevante Rechtsvorschriften und -konventionen im Kontext von Sexualität

5.1 Allgemeine Menschenrechte

Die Menschenrechte haben historisch betrachtet eine lange Tradition. Schon in der griechisch-römischen Antike sind Ansätze zu finden, die später in Form humanistischer Ideen weiterentwickelt wurden (König 2005). Ihren politischen Ausdruck fanden die Menschenrechtsbestrebungen auch während der Französischen Revolution, als die Bürger_innen gleiche Rechte für sich einforderten und damit die bis dahin geltende Ständeordnung gewaltsam ablösten. Seither wurden die Menschenrechte wiederholt erweitert und ausdifferenziert (König 2005).

Menschenrechtskonvention und Grundgesetz

Die Allgemeine Erklärung der Menschenrechte (UN-Menschenrechtskonvention) wurde 1948 von den Vereinten Nationen verabschiedet ist der wichtigste Pfeiler moderner Rechtsstaatlichkeit. Sie wurde auch von der Bundesrepublik

Deutschland ratifiziert und bildete die Grundlage für das 1949 verabschiedete Grundgesetz.

> **!** **Die Menschenrechtskonvention ist vor allem symbolischer Natur, da sie eine breite Übereinkunft fast aller Länder der Erde darstellt. Die Ratifizierung führt dazu, dass die Vereinbarungen in nationales Recht umgewandelt werden.**

UN-Behindertenrechtskonvention

Im Dezember 2006 wurde von der Generalversammlung der Vereinten Nationen (UN) einstimmig das Übereinkommen der Vereinten Nationen über das Recht von Menschen mit Behinderungen (Behindertenrechtskonvention – BRK) verabschiedet. Die Ratifizierung durch die Bundesrepublik Deutschland erfolgte 2009.

Gerade im Bereich der Sonderpädagogik ist die Geschichte der Unterdrückung sexueller Rechte von Menschen mit Behinderung lang und bei Weitem noch nicht vollständig überstanden. Im Jahr 1993 berichtete der UN-Sondergesandte Leandro Despouy von gravierenden Menschenrechtsverletzungen gegenüber Menschen mit Behinderungen, insbesondere über Zwangssterilisation und das Verbot von Heirat und Familiengründung. Dieser und weitere Berichte führten schließlich dazu, dass am 13. Dezember 2006 die UN-Generalversammlung die Behindertenrechtskonvention mit der zentralen Forderung „Nicht über uns ohne uns" verabschiedete. Wichtigstes Anliegen seither ist die Partizipation und Teilhabe von Menschen mit Behinderung am gesamtgesellschaftlichen Leben (Lachwitz 2007, Dörschner 2014).

Die Behindertenrechtskonvention führte letztlich auch zu einem Perspektivwechsel in Bezug auf Behinderung. Mit dieser Lesart des Rechts werden Menschen mit Behinderungen zu gleichwertigen Rechtssubjekten erklärt, und es wird zumindest auf dem Papier ihre Marginalisierung aufgehoben. Damit wird das Recht auf **selbstbestimmte Teilhabe** an Gesellschaft bekräftigt, insbesondere an medizinischer Versorgung (Häfner 2007, Demke 2014, Degener et al. 2016). Mit dieser Neuerung hat sich eine emanzipatorische Sichtweise auf Behinderung durchgesetzt, die darauf baut, Menschen mit Behinderung mithilfe von Rehabilitationsmaßnahmen die Teilnahme am Leben in der Gesellschaft ermöglichen zu können (Köbsell 2010).

Das Recht auf sexuelle Selbstbestimmung ist innerhalb der Konvention nicht explizit erwähnt. Es lässt sich allerdings aus der bisherigen Rechtstradition

(Pfadabhängigkeit) ableiten, etwa aus dem Recht auf Schutz der Privatsphäre, Schutz der Würde und Schutz vor Diskriminierung jeglicher Art (also auch Diskriminierung aufgrund der sexuellen Orientierung/Identität) (Arnade 2009, Ortland 2016). Eine doppelte Diskriminierung bspw. wegen Behinderung und gleichzeitiger nicht-heterosexueller Orientierung ist demnach erst recht verboten, findet aber faktisch immer noch statt, wie viele Opferberichte aufzeigen (Teichert 2007, Mattke 2015).

Die Sorge vor Schwangerschaften von Frauen mit Behinderung ist bei den betroffenen Sorgeberechtigten immer noch groß – gerade dann, wenn frische neue Beziehungen eingegangen werden und die Aufnahme sexueller Kontakt vermutet wird. Obwohl mittlerweile Sexualaufklärung im sonderpädagogischen Kontext stattfindet, ist die Angst groß, dass im entscheidenden Moment Verhütung vergessen oder nicht richtig angewandt wird. Zwar ist Zwangssterilisation verboten, sie findet aber auf dem Umweg zum Beispiel über „gutes Zureden" durch Sorgeberechtigte immer noch statt (Pro Familia 2006, Staatliche Koordinierungsstelle 2017). Hier gilt es gerade vonseiten der Sozialen Arbeit zu intervenieren und die Interessen der Klient_innen zu wahren. Insgesamt bleibt trotz positiver Entwicklungen kritisch zu fragen, weshalb eine „nicht behinderte" Mehrheitsgesellschaft sich das Recht herausnimmt, über Lebens- und Liebeskonzepte behinderter Menschen bestimmen zu können. Dies gilt es auch innerhalb der pädagogischen Diskurse immer kritisch zu beleuchten und zu reflektieren.

Yogyakarta-Prinzipien

Die Verabschiedung der Behindertenrechtskonvention der UN machte bereits deutlich, dass eine Präzisierung der Menschrechte in Bezug auf bestimmte Bevölkerungsgruppen aufgrund ihrer besonderen Situation notwendig ist. Eine weitere Ausdifferenzierung der Menschenrechte erfolgte mit der Verabschiedung der Yogyakarta-Prinzipien. Die 29 Prinzipien wurden 2006 von internationalen Menschenrechtsexpert_innen entwickelt. Sie tragen der Tatsache Rechnung, dass LGBT-Personen in vielen Ländern der Welt gesellschaftlicher Ächtung und staatlicher Verfolgung bis hin zur Todesstrafe ausgesetzt sind. (Hirschfeld-Eddy-Stiftung 2008). Die Yogyakarta-Prinzipien formulieren daher explizit die Menschenrechte für LGBT-Personen. Sie sind online abrufbar unter www.hirschfeld-eddy-stiftung.de/fileadmin/images/schriftenreihe/yogyakarta-principles_de.pdf.

5.2 Sexuelle Menschenrechte

IPPF-Charta der sexuellen und reproduktiven Rechte

Die IPPF-Charta formuliert bezogen auf Sexualität menschenrechtsbasierte Rechtsansprüche. Diese Charta wurde von der International Planned Parenthood Federation (IPPF) im November 1995 verabschiedet und dient seither allen Mitgliedsorganisationen international als verbindlicher ethischer Bezugsrahmen. Dieser ethische Bezug wird vor allem in der Grundsatzformulierung deutlich:

> *„Sexualität ist ein wesentlicher Teil der Persönlichkeit jedes Menschen. Aus diesem Grund müssen positive Rahmenbedingungen geschaffen werden, innerhalb derer jeder Mensch alle sexuellen Rechte als Teil seiner Entwicklung in Anspruch nehmen kann" (IPPF 2009).*

Insgesamt umfasst die Charta zehn Punkte, die sich um sexuelle und vor allem reproduktive Rechte bemühen:

1. Das Recht auf Gleichstellung, gleichen Schutz durch das Gesetz und Freiheit von allen Formen der Diskriminierung aufgrund von Geschlecht, Sexualität oder Gender
2. Das Recht auf Partizipation unabhängig von Geschlecht, Sexualität oder Gender
3. Die Rechte auf Leben, Freiheit, Sicherheit der Person und körperliche Unversehrtheit
4. Das Recht auf Privatsphäre
5. Das Recht auf persönliche Selbstbestimmung und Anerkennung vor dem Gesetz
6. Das Recht auf Gedanken- und Meinungsfreiheit, das Recht auf freie Meinungsäußerung und Versammlungsfreiheit
7. Das Recht auf Gesundheit und das Recht, am wissenschaftlichen Fortschritt und dessen Errungenschaften teilzuhaben
8. Das Recht auf Bildung und Information
9. Das Recht auf freie Entscheidung für oder gegen die Ehe und für oder gegen die Gründung und Planung einer Familie sowie das Recht zu entscheiden, ob, wie und wann Kinder geboren werden sollen
10. Das Recht auf Rechenschaftspflicht und Entschädigung (IPPF 2009)

Erklärung der sexuellen Menschenrechte

Die Erklärung der sexuellen Menschenrechte wurde am 26.08.1999 durch die Generalversammlung der World Association for Sexual Health (WAS) in Hongkong verabschiedet. Dabei liegt die Betonung auch hier auf den universellen und unveräußerlichen Rechtsgütern, da anerkannt wird, dass Sexualität ein Teil des Menschen darstellt.

1. **Das Recht auf sexuelle Freiheit:** Hierunter fällt das Recht der sexuellen Selbstbestimmung. Dies umfasst die Freiheit einer jeden Person, ihre Sexualität ungestraft zum Ausdruck bringen zu können, und schließt zugleich jegliche Art von Zwang, sexueller Ausbeutung und sexuellem Missbrauch aus.
2. **Das Recht auf sexuelle Autonomie, sexuelle Integrität und körperliche Unversehrtheit:** Dieses beinhaltet sowohl das Recht auf Selbstbefriedigung als auch das Recht auf Selbstbestimmung über den eigenen Körper.
3. **Das Recht auf eine sexuelle Privatsphäre:** Neben dem Recht auf privaten Rückzugsraum gehört hierzu das Recht jeder Person, frei zu entscheiden, mit wem er/sie intim werden will.
4. **Das Recht auf sexuelle Gleichwertigkeit:** Dieses Recht fordert die die Unterlassung aller Formen von Diskriminierung aufgrund von Geschlecht, Geschlechterrolle, sexueller Orientierung, Alter, Ethnie, sozialer Schicht, Religion oder körperlicher oder seelischer Behinderung.
5. **Das Recht auf sexuelle Lust:** Hierbei wird sexuelle Lust einschließlich Onanie als Quelle spirituell-geistigem Wohlbefindens verstanden.
6. **Das Recht auf Ausdruck sexueller Empfindungen:** Hierbei wird allen Menschen das Recht eingeräumt, ihre Sexualität durch alle Formen der Kommunikation, Berührungen, Gefühle und Liebe öffentlich zum Ausdruck bringen zu dürfen.
7. **Das Recht auf freie Partnerwahl:** Dieses Rechtsversprechen garantiert den Menschen, frei zu wählen, ob sie heiraten oder nicht heiraten wollen, wen sie heiraten wollen und ob sie sich ggf. wieder scheiden lassen wollen.
8. **Das Recht auf freie und verantwortungsbewusste Fortpflanzungsentscheidungen:** Dieser Artikel beinhaltet das Recht, selbst zu entscheiden, wie stark ein Mensch reproduktive Arbeit leisten möchte. Auch die Wahl des Zeitpunkts der Fortpflanzung wird durch diesen Artikel abgedeckt. Darüber hinaus hat jeder das Recht auf der Fruchtbarkeitskontrolle.
9. **Das Recht auf wissenschaftlich fundierte Sexualaufklärung:** Hierunter wird die Verbreitung von sexuellem Wissen verstanden, das in einem Prozess unabhängiger wissenschaftlicher Forschung erarbeitet und anschließend ungehindert allen sozialen Schichten zugänglich gemacht wird.

10. Das Recht auf umfassende Sexualerziehung: In diesem Abschnitt wird das Recht auf Sexualerziehung durch alle sozialen Institutionen von der Geburt bis zum Tod gewährleistet.
11. Das Recht auf sexuelle Gesundheitsfürsorge: Demnach soll allen Menschen eine angemessene Gesundheitsfürsorge inklusive der Behandlung sexueller Krankheiten und Beantwortung von Fragen in Bezug auf Sexualität gewährleistet werden (DGSS o.J.).

Neben diesen internationalen Rechtsvorschriften, die wie oben bereits erwähnt vor allen symbolischen Charakter haben, gilt für die direkte pädagogische Arbeit in Deutschland das Sexual(straf)recht zu berücksichtigen.

5.3 Sexualstrafrecht

Ziel dieses Kapitels ist es, einen Überblick über Teile des gegenwärtigen Sexualstrafrechts zu bekommen. Dabei liegt der Fokus vor allem auf der Jugendarbeit, da Sozialpädagog_innen auch Kinder- und Jugendfreizeiten planen und hier immer wieder Fragen zum Umgang mit Sexualität gestellt werden. Die historische Herleitung ist daher lediglich kurz gehalten.

Das Sexualstrafrecht hat – wie bereits skizziert – eine durchaus dunkle Vergangenheit hinter sich. So wurden etwa Minoritäten wie bspw. homosexuelle Männer bis in die jüngere Vergangenheit kriminalisiert (§ 175 StGB). Grundsätzlich kann gesagt werden, dass sich mit den Liberalisierungstendenzen der 1968er Jahre auch ein grundlegender Wandel des Sexual(straf)rechts vollzogen hat. Dies bringt der Gesetzgeber auch durch sprachliche Veränderungen innerhalb der juristischen Literatur zum Ausdruck. So wurde in den 1960er Jahren noch vorrangig von „Sittengesetz“ gesprochen und damit eine deutliche Konnotierung im Sinne allgemein geltender Gesellschaftsnormen unterstellt. Im Zusammenhang mit verschiedenen Strafrechtsreformen wurde dann der Begriff der „Straftaten gegen die sexuelle Selbstbestimmung“ eingeführt, der das einzelne Subjekt und dessen Individualrecht stärker sprachlich konnotiert (Gössel 2005). Hierbei stehen mittlerweile individuell-persönliche Selbstbestimmungsbelange und Bedürfnisse stärker im Mittelpunkt, als dies noch in den 1960er Jahren der Fall war.

> ! Das Recht ist immer Ausdruck kulturell-historischer Übereinkünfte darüber, was eine Gesellschaft für legitim bzw. illegitim hält, daher ist Recht immer auch historisch wandelbar.

Die zentralen Rechtsvorschriften in Bezug auf Sexualfragen hat der Gesetzgeber in den §§ 174–184j im 13. Abschnitt des Strafgesetzbuchs (Straftaten gegen die sexuelle Selbstbestimmung) geregelt:

- § 174 Sexueller Missbrauch von Schutzbefohlenen
- § 174a Sexueller Missbrauch von Gefangenen, behördlich Verwahrten oder Kranken und Hilfsbedürftigen in Einrichtungen
- § 174b Sexueller Missbrauch unter Ausnutzung einer Amtsstellung
- § 174c Sexueller Missbrauch unter Ausnutzung eines Beratungs-, Behandlungs- oder Betreuungsverhältnisses
- § 176 Sexueller Missbrauch von Kindern
- § 176a Schwerer sexueller Missbrauch von Kindern
- § 176b Sexueller Missbrauch von Kindern mit Todesfolge
- § 177 Sexueller Übergriff; sexuelle Nötigung; Vergewaltigung
- § 178 Sexueller Übergriff, sexuelle Nötigung und Vergewaltigung mit Todesfolge
- § 180 Förderung sexueller Handlungen Minderjähriger
- § 180a Ausbeutung von Prostituierten
- § 181a Zuhälterei
- § 181b Führungsaufsicht
- § 182 Sexueller Missbrauch von Jugendlichen
- § 183 Exhibitionistische Handlungen
- § 183a Erregung öffentlichen Ärgernisses
- § 184 Verbreitung pornographischer Schriften
- § 184a Verbreitung gewalt- oder tierpornographischer Schriften
- § 184b Verbreitung, Erwerb und Besitz kinderpornographischer Schriften
- § 184c Verbreitung, Erwerb und Besitz jugendpornographischer Schriften
- § 184d Zugänglichmachen pornographischer Inhalte mittels Rundfunk oder Telemedien; Abruf kinder- und jugendpornographischer Inhalte mittels Telemedien
- § 184e Veranstaltung und Besuch kinder- und jugendpornographischer Darbietungen
- § 184f Ausübung der verbotenen Prostitution
- § 184g Jugendgefährdende Prostitution
- § 184h Begriffsbestimmungen
- § 184i Sexuelle Belästigung
- § 184j Straftaten aus Gruppen

§ 175 (Homosexuelle Handlungen) und § 179 (Sexueller Missbrauch widerstandsunfähiger Personen) wurden aufgehoben. Zu ist § 179 ist anzumerken, dass sich der Begriff der „widerstandsunfähigen Personen" insbesondere auf Menschen mit körperlichen oder geistigen Behinderungen oder seelischen Erkrankungen bezog. Da diese Menschen nicht per se als widerstandsunfähig gelten können, sollte auch nicht mehr jede sexuelle Handlung mit ihnen pauschal als Missbrauch qualifiziert und unter Strafe gestellt werden.

Deliktgruppen im Sexualstrafrecht

Gössel unterscheidet im Sexualstrafrecht sechs Deliktgruppen (Gössel 2005):

Gruppe 1: In den §§ 177 und 178 wird vorrangig die Freiheit der sexuellen Selbstbestimmung vor der Beeinträchtigung durch Zwang geschützt.
Gruppe 2: § 179 sanktionierte bis 2016 den Missbrauch von widerstandsunfähigen Personen.
Gruppe 3: In § 174a – c werden die Vertrauensstellung gegenüber staatlichen Organen thematisiert und der Missbrauch von Schutzbefohlenen bzw. die Ausnutzung einer Amtsstellung unter Strafe gestellt.
Gruppe 4: Hier werden Taten strafrechtlich sanktioniert, die durch Tatmittel erzwungen werden (Missbrauch faktischer Herrschaft), sowie Menschenhandel und Zwang zur Prostitutionsausübung (§ 181a).
Gruppe 5: Bei diesen Rechtsvorschriften geht es um den Schutz der ungestörten sexuellen Entwicklung von Kindern und Jugendlichen. Darunter fallen vorrangig jene Paragrafen, die sexuellen Missbrauch unter Strafe stellen (§§ 176,176a,176b).
Gruppe 6: Dieser Gruppe werden die sogenannten „abstrakten Gefährdungen" zugeordnet, also jene Handlungen, die mit belästigender und aufdrängender Wirkung verbunden sind. Dazu zählen vor allem Exhibitionismus (§ 183), Erregung öffentlichen Ärgernisses (§ 183a) und die Verbreitung von Pornografie (§§ 184 – 184c).

Gesetzliche Schutzaltersstufen

Für den pädagogischen Alltag im Kontext der Kinder- und Jugendarbeit ist vor allem das Wissen um die gesetzgeberischen Schutzbedingungen relevant. Dabei orientiert sich der Gesetzgeber vorrangig an entwicklungspsychologischen Erkenntnissen und definiert daher vier Schutzaltersstufen (Hirling o.J.):

- Kinder bis 14 Jahre
- Jugendliche zwischen 14 und 16 Jahren
- Jugendliche zwischen 16 und 18 Jahren
- Volljährige ab 18 Jahren

Daraus ergeben sich für die einzelnen Altersstufen verschiedene Konsequenzen:

Kinder unter 14 Jahren: Prinzipiell sind alle sexuellen Handlungen von Jugendlichen oder Erwachsenen an unter 14-Jährigen strafbar. Dabei ist unerheblich, ob ggf. das Einverständnis der unter 14-jährigen Person vorlag. Nicht strafbar sind dagegen sexuelle Handlungen von unter 14-Jährigen untereinander, die entwicklungsbedingt notwendig sind, wie bspw. Doktorspiele bei Kleinkindern (Hirling o.J.)

Jugendliche zwischen 14 und unter 16 Jahren: Der Gesetzgeber gesteht den 14-Jährigen bereits eine gewisse Eigenverantwortlichkeit zu. So sind im Rahmen von Betreuungsverhältnissen sexuelle Handlungen zwischen Aufsichtspersonen und Jugendlichen unter 16 Jahren zwar strafbar (§ 174 StGB). Bei der Bewertung wird jedoch das Verhalten der oder des Jugendlichen berücksichtigt und kann sich strafmindernd auswirken. Nutzt die Aufsichtsperson eine Zwangslage aus, wird diese nach § 182 StGB geahndet.

Jugendleiter_innen müssen bspw. auf Freizeiten dafür Sorge tragen, dass sexuellen Handlungen zwischen den Jugendlichen kein Vorschub geleistet wird (§ 180 StGB). So wäre bspw. das Nächtigen in gemischtgeschlechtlichen Gruppen zu unterbinden (Hirling o.J.)

Jugendliche zwischen 16 und unter 18 Jahren: Sobald ein Abhängigkeitsverhältnis zwischen einem Jugendlichen unter 18 Jahren und einem Erwachsen besteht, sind sexuelle Handlungen in diesem Rahmen strafbar (§ 174 StGB).

Volljährige ab 18 Jahren: Mit der Volljährigkeit ist der Erwachsene voll umfänglich für seine sexuellen Handlungen verantwortlich.

Sexuelle Handlungen – Begriffsannährung

Was als sexuelle Handlung gewertet werden kann, ist juristisch hochgradig schwierig festzustellen. Strafgesetzbuch heißt es dazu:

> *„Im Sinne dieses Gesetzes sind*
> *– sexuelle Handlungen nur solche, die im Hinblick auf das jeweils geschützte Rechtsgut von einiger Erheblichkeit sind,*
> *– sexuelle Handlungen vor einer anderen Person nur solche, die vor einer anderen Person vorgenommen werden, die den Vorgang wahrnimmt“ (§ 184h StGB).*

Demnach können sexuelle Handlungen *vor* einer Person stattfinden – also auch ohne Körperkontakt (z. B. Striptease, Selbstbefriedigung oder Exhibitionismus) – oder *an* einem Kind/Jugendlichen mit Körperkontakt (z. B. Petting, Geschlechtsverkehr).

Aber bereits die Formulierung „von einiger Erheblichkeit" lässt relativ viel Interpretationsspielraum offen. Klar umrissen ist hingegen der Straftatbestand der Vergewaltigung mit dem Eindringen in den Körper des Opfers umrissen (§ 177 und § 176a). Der Erheblichkeitsbegriff kann gegenwärtig aus höchstrichterlichen Urteilen hergeleitet werden. Demnach gelten als erhebliche Eingriffe:

- Entblößen und Betasten des Geschlechtsteils oder der weiblichen Brust
- Anfassen des nackten Körpers in der Nähe des Geschlechtsteils
- heftige sexuelle Zudringlichkeit
- Greifen in die Schambehaarung
- auch in bekleidetem Zustand vorgenommene beischlafähnliche Bewegungen bei einem Kind
- gewaltsamer Zungenkuss
- Onanieren. (Hirling o.J.)

> **!** Zusammenfassend lässt sich sagen, dass das Sexualstrafrecht auch in jüngster Vergangenheit immer wieder Änderungen unterworfen war und bleibt. Dies ist immer auch Ausdruck veränderter Vorstellungen von Sexualität und sexueller Selbstbestimmung des Einzelnen.

5.4 Sexuell übertragbare Krankheiten und Verhütung

HIV-Infektion und Aids

Das Akronym „Aids" steht für Acquired Immune Deficiency Syndrome (erworbener Immundefekt). In den USA der 1980er Jahre erkrankten plötzlich viele homosexuelle Männer an verschiedenen Erkrankungen, die zuvor „unproblematisch" waren. Zunächst wurde nicht von Aids gesprochen, sondern von GRIND (Gay Related Immune Deficiency (auf schwulen Lebensstil bezogener Immundefekt). Erst später wurde klar, dass Aids ungeachtet der sexuellen Identität des Menschen auftreten kann und dass es neben dem Geschlechtsverkehr noch andere Übertragungswege gibt. Schließlich wurde GRIND in Aids umbenannt (Hartl 2003).

Ausgelöst wird die Erkrankung durch das Humane Immundefizienz-Virus (HIV). Unmittelbar nach der Infektion mit dem Virus treten erste **grippeähnliche Symptome** auf, gefolgt von einer symptomfreien Latenzphase, die durchschnittlich rund zehn Jahre dauert. Erst danach treten sogenannte **Aids definierende Erkrankungen** – bestimmte Infektionen oder bösartige Tumoren – auf, und erst ab diesem Zeitpunkt wird die Diagnose „Aids" gestellt. Die **Behandlung** mit antiretroviralen Medikamenten kann die Lebenserwartung HIV-infizierter Menschen deutlich verlängern; eine vollständige Heilung ist jedoch bislang nicht möglich. Einzige Möglichkeit der **Prävention** einer Übertragung durch Geschlechtsverkehr war lange Zeit die Nutzung von Kondomen. Inzwischen gibt es jedoch Medikamente, mit denen besonders gefährdete Personen einer Infektion vorbeugen können (sog. PrEP – Prä-Expositionsprophylaxe).

Aids war von Beginn an eine „politische Krankheit", da sie zunächst vorrangig eine Minorität, nämlich homosexuelle Männer, betraf. Die „Aids-Krise" der 1980er und 1990er Jahre drängte einerseits den Emanzipationsschub der damaligen Lesben- und Schwulenbewegung zurück, andererseits zwang sie die Bevölkerung, sich verstärkt mit Fragen von Sexualität und Verhütung auseinanderzusetzen. Der meist tödliche Krankheitsverlauf und die anfängliche Unkenntnis der Übertragungsgwege fachten die politischen Debatten besonders an. Für die Bundesrepublik Deutschland ist vor allem die Kontroverse zwischen dem CSU-Hardliner Peter Gauweiler und der CDU-Gesundheitsministerin Rita Süssmuth zu benennen. Während Süssmuth für eine strukturierte Volksaufklärung warb, wollte Gauweiler nach Bundesseuchenschutzgesetz die Registrierung von Betroffenen durchsetzen und schlug externe Lager für HIV-Infizierte vor. Letztlich setzte sich Rita Süssmuth mit ihrer Aufklärungskampagne durch. Durch intensive Aufklärungskampagnen der Bundeszentrale für gesundheitliche Aufklärung („Gib AIDS keine Chance", mittlerweile in „Liebesleben" umbenannt) gingen die Neuinfektionen rasch zurück.

Trotz aller Aufklärungsbemühungen ist und bleibt Aids immer noch eine „besondere" Krankheit, die häufig trotz guter Behandlungsmöglichkeiten zur sozialen Isolation führen kann (Schreiber 2012). Wenngleich eine HIV-Infektion bzw. Aids heute kein Todesurteil mehr bedeuten, hat diese Krankheit nachhaltig den Umgang mit Sexualität und Sexualaufklärung verändert. Ungeachtet dessen sind gegenwärtig andere sexuell übertragbare Krankheiten wieder auf dem Vormarsch, wie das Robert Koch-Institut (RKI) zeigen konnte.

Syphilis

Im Vergleich zu HIV verbreitet sich mittlerweile die Syphilis weit stärker (s. Abb. 6). Die Zahlen des Robert Koch-Instituts zeigen, dass seit dem Jahr 2000 ein starker Anstieg von Syphiliserkrankungen in fast allen Altersgruppen zu verzeichnen ist. Besonders die Gruppe der männlichen 30- bis 39-Jährigen weist eine erhöhte Gefahr von Syphilisansteckungen auf.

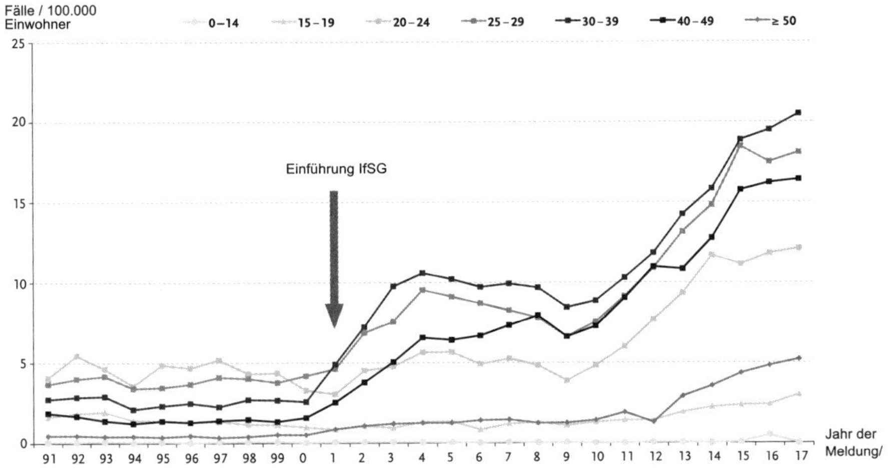

Abb. 6: Syphilishäufigkeit nach Altersgruppen (Robert Koch-Institut 2018, 496; IfSG = Infektionsschutzgesetz)

Die Syphilis ist eine bakterielle Erkrankung. Meist kommt es beim Geschlechtsverkehr zur Infektion. Die Übertragung kann aber auch durch Kontakt mit dem Speichel einer infizierten Person bereits über kleinste Haut- und Schleimhautverletzungen erfolgen. Damit ist die Ansteckungsgefahr weitaus höher als bei HIV. Die Syphiliserkrankung durchläuft drei Stadien:

- **1. Stadium (nach drei Wochen Inkubationszeit)**
  - Ein schmerzloses verhärtetes Geschwür, das als „harter Schanker" bezeichnet wird, entsteht an der Eintrittsstelle der Bakterien.
  - Es zeigt sich eine schmerzlose Lymphknotenschwellung in der Infektionsregion.
  - Das Geschwür verschwindet nach circa acht Wochen ohne Behandlung; damit ist die Erkrankung jedoch *nicht* kuriert.

- **2. Stadium (acht Wochen bis zwei Jahre nach Infektion)**
  - Es zeigt sich eine allgemeine Lymphknotenschwellung.
  - Es kann zu Fieberschüben kommen.
  - Hautveränderungen treten auf, z.B. juckende Ausschläge, Warzen und Haarausfall. Auch dies Symptome verschwinden wieder, wobei auch hier *keine Heilung* vorliegt.
- **3. Stadium (bis zu 20 Jahre nach Infektion)**
  - Es treten schwerste Organerkrankungen besonders an Haut, Leber und Knochen sowie im Nervensystem auf.
  - Schwangere Frauen können die Infektion auf ihr ungeborenes Kind übertragen.

Abgesehen vom ersten Stadium ist die **Diagnose** der Syphilis relativ schwierig, da die oben skizzierten Krankheitsanzeichen unspezifisch sind und auch auf andere Krankheiten hindeuten können. Daher ist gerade auf Hautveränderungen und Geschwüre in den ersten beiden Stadien zu achten. Die **Behandlung** erfolgt vorrangig mit Penicillin und kann im ersten und zweiten Stadium zur Heilung der Krankheit führen. Im dritten Stadium allerdings ist eine vollständige Heilung nahezu ausgeschlossen, allenfalls kann das Fortschreiten der Krankheit verhindert werden (Pro Familia o.J. (a)).

Gonorrhö (Tripper)

Bei Tripper handelt es sich um eine bakterielle Infektionskrankheit, die ausschließlich über sexuellen Kontakt übertragen werden kann. Die **Symptome** treten bei Männern ein bis zehn Tage nach der Ansteckung auf und umfassen sowohl das Brennen beim Wasserlassen als auch eitrigen Ausfluss aus der Harnröhre. Aber auch das Anschwellen des Hodens und hohes Fieber können auftreten. Bei Frauen verläuft die Infektion zunächst häufig symptomlos. Im Verlauf können dann grünlich-gelblicher Ausfluss und Brennen beim Wasserlassen auf die Infektion hinweisen. Auch hohes Fieber kann auftreten, wenn die Erreger in die Bauchhöhle vorgedrungen sind. Wenn die Übertragung durch Analverkehr erfolgt ist, können auch grünlich-gelblicher Ausfluss im Analbereich sowie Durchfall auftreten.

Die **Diagnose** kann mit einem örtlichen Abstrich erfolgen, in aller Regel wird dieser von der Harnröhre, dem Muttermund, After oder Rachen genommen. Die **Behandlung** erfolgt vorrangig mit Antibiotika, bei schwereren Infektionen kann auch eine Behandlung im Krankenhaus notwendig werden (Pro Familia o.J. (a)).

Verhütungsmethoden

Moderne Verhütungsmethoden können ungewollte Schwangerschaften und – im Falle von Kondomen – auch die Ansteckung mit Geschlechtskrankheiten vermeiden. Daher ist es essenziell, dass die Klient_innen der Sozialen Arbeit in ihren verschiedenen Kontexten immer wieder über Verhütung aufgeklärt werden. Dies sollte sowohl explizit als auch implizit erfolgen (s. Kap. 7.1 zur Sexualdidaktik). Für eine gezielte Aufklärung ist es notwendig, die verschiedenen Verhütungsmethoden gut zu kennen.

Historischer Abriss

Bereits die alten Ägypter und die antiken Griechen entwickelten verschiedene Verhütungsmethoden, die in Teilen heutigen Methoden ähnelten. Funde des ägyptischen „Papyrus Kahun" (ca. 1850 v.Chr.) konnten zeigen, dass Frauen dazu ermuntert wurden, Krokodildung als Verhütungsmittel zu nutzen. Dabei wurde der zuvor zerstoßene Kot in gegorenen Pflanzenschleim getunkt, bevor er in die Vagina eingeführt wurde. Diese Methode war unter anderem deshalb erfolgreich, weil, wie neuere Studien zeigen, Krokodilkot die Beweglichkeit der Spermien blockiert.

Dahingegen wirkten die ersten Versuche in der griechischen Antike eher hilflos. Sie sprangen nach dem Geschlechtsakt von Stühlen oder Bettkanten, um das Sperma aus der Gebärmutter herauszubekommen. Diese Methode ist ebenso erfolglos wie das Ausspülen der Vagina nach dem Geschlechtsakt. Eine weitere bis heute bekannte Methode war der damals weit verbreitete Coitus interruptus. Der Aberglaube, dass das Tragen von magischen Amuletten eine Schwangerschaft verhüten könne, war in der antiken Welt ebenfalls weit verbreitet. Alle Varianten boten keine Sicherheit.

Die Schwämmchenmethode hingegen war zur damaligen Zeit relativ erfolgreich. Dabei wurden Schwämmchen mit Olivenöl, Honig, Essig, Salzlake, Alaun und diversen Harze getränkt und in die Scheide eingeführt. Dadurch wurde den Spermien das Eindringen in die Gebärmutter erschwert (MUVS o.J.; Jütte 2003; Stangl 2008).

> **!** Bereits die Antike hat erste Verhütungsmittel hervorgebracht, die eine Schwangerschaft mehr oder minder gut verhindern konnten. Allerdings wurde erst mit der Erfindung des Kondoms die Möglichkeit eröffnet, auch Geschlechtskrankheiten zu verhindern.

Moderne Verhütungsmittel

Moderne Verhütungsmittel lassen sich in unterschiedliche Gruppen unterteilen (s. Tab. 3):

- hormonelle Verhütungsmethoden
- Barriere-Methoden
- natürliche Familienplanung (NFP)
- operative Verhütungsmethoden
- chemische Verhütungsmittel

Tab. 3: Übersicht über die Verhütungsmethoden

Methode	Wirkweise
hormonell	– Verhinderung des Eisprungs – Veränderung des Schleims im Gebärmutterhals erschwert den Spermien den Weg zur Eizelle
Barriere	– Barriere wird zwischen Eizelle und Spermium aufgebaut – bekannteste Formen: Kondom, Diaphragma, Spirale, Verhütungskappe
natürliche Familienplanung (NFP)	– Verzicht auf Anwendung von Hormonen oder Chemie – Methoden relativ unsicher, daher große Sorgfalt geboten – bekannteste Methoden: Kalendermethode, Temperaturmethode, Schleim-Methode (Mucus, Billings)
operativ	– für Paare geeignet, die keine Kinder mehr bekommen wollen (keine klassische Verhütungsmethode) – Sterilisation für Frauen ist unumkehrbar und insgesamt aufwendiger – Sterilisation des Mannes ist weniger aufwendig und lässt sich unter bestimmten Bedingungen rückgängig machen
chemisch	– Spermizide werden auch als chemische Verhütungsmittel bezeichnet. – Frauen führen bestimmte Wirkstoffe in Form von z. B. Salben, Zäpfchen oder Schaum in die Scheide ein. – Spermizide töten Spermien ab, allerdings bieten sie nur in Kombinationen mit anderen Verhütungsmethoden Sicherheit.

Die verschiedenen Verhütungsmittel unterscheiden sich hinsichtlich ihrer Sicherheit. Die jeweilige Sicherheit wird mit dem **Pearl-Index** angegeben (zurückgehend auf den amerikanischen Wissenschaftler Raymond Pearl). Je geringer der Pearl-Index, desto sicherer die Verhütungsmethode. Wenden 100 Frauen ein Jahr lang das gleiche Verhütungsmittel an und treten in diesem Zeitraum drei Schwangerschaften auf, so beträgt der Pearl-Index 3. Ein Pearl Index von 0,1 besagt, dass eine von 1000 Frauen, die ein Jahr lang das gleiche Verhütungsmittel anwenden, schwanger wird (Pro Familia o.J. (b)).

Kontrazeptiva im Kontext von Behinderung

Prinzipiell gilt: Nicht jedes Verhütungsmittel passt zu jedem Menschen gleich gut, daher müssen Verhütungsmethoden individuell angepasst werden. Dies ist besonders dann relevant, wenn die Klient_innen ggf. nicht oder nicht mehr vollständig eigenständig sind.

Im Kontext der Sonder- und Heilpädagogik gilt gerade vor dem historischen Kontext der in der Vergangenheit betriebenen Zwangssterilisationen von Menschen mit Behinderung(en), dass es heute aufgrund der Behindertenrechtskonvention ein Anrecht auf Verhütung gibt. Da es sehr unterschiedliche Formen von Behinderung gibt, muss dies auch besonders bei der Wahl der Verhütungsmittel berücksichtigt werden. Am Beispiel der Epilepsie wird dies näher verdeutlicht:

Die Krampfanfälle, die während eines epileptischen Anfalls auftreten, werden zumeist durch spezifische Medikamente eingedämmt. Diese Medikamente haben aber Wechselwirkungen mit hormonellen Verhütungsmitteln. Als sogenannte Enzyminduktoren bewirken sie eine erhöhte Enzymkonzentration und -aktivität in der Leber, wodurch orale Verhütungsmittel schneller als vorgesehen abgebaut werden. Einige dieser Medikamente werden auch zur Behandlung von Angststörungen eingesetzt. Tab. 4 zeigt auf, welche Medikamente aus dieser Gruppe die Sicherheit der Verhütungsmittel vermindern und welche problemlos angewendet werden können. Darüber hinaus ist zu beachten, dass auch bestimmte Antibiotika die Wirkung estradiolhaltiger oraler Verhütungsmittel verringern.

Prinzipiell gilt, dass Frauen mit Kinderwunsch, die unter Epilepsie leiden, unbedingt mit einem Neurologen abklären müssen, welche Medikamente während der Schwangerschaft sinnvoll sind. Gerade Antiepileptika können die Gefahr von kindlichen Missbildungen erhöhen, da einige dieser Wirkstoffe den Folsäurespiegel senken. Die frühzeitige Einnahme von Folsäure bereits vor Beginn der Schwangerschaft senkt das Risiko kindlicher Fehlbildungen. (Draths 2012; Gembruch 2013). Generell ist die Einnahme von Medikamenten ohne Rücksprache mit medizinischem Personal gerade im Heimkontext zu unterlassen.

Tab. 4: Medikation und Verhütung bei Menschen mit Behinderungen (Weil et al., 2010)

Verminderte Sicherheit	Kein Risiko
– Phenytoin (Phenhydan, Epanutin) – Carbamazepin (Timonil, Tegretol, Carsol CR, Neurotop retard) – Phenobarbital (Luminal) – Primidon (Mysoline) – Oxcarbazepin (Trileptal) – Topiramat (Topamax) über 200 mg/d – Ethosuximid (Petinimid)	– Clobazam (Urbanyl) – Clonazepam (Rivotril) – Gabapetin (Neurontin, Gabantin) – Valproat (Orfiril, Convulex, Depakine) – Lamotrigin (Lamictal) – Levetiracetam (Keppra) – Vigabatrin (Sabril) – Topiramat (Topamax) unter 200mg/d

Bei der Auswahl einer geeigneten Verhütungsmethode sind auch mögliche Probleme aufgrund einer eingeschränkten Beweglichkeit der Hände zu berücksichtigen. Das betrifft etwa Rollstuhlfahrer_innen, die einen handgetriebenen Rollstuhl benutzen, was zu einer Überbeanspruchung der Gelenke führt. Auch durch Fehlbildungen, Spastiken oder rheumatische Erkrankungen kann die Handbeweglichkeit eingeschränkt sein. Daraus können sich Schwierigkeiten bei der Entnahme von Kondomen oder oralen Kontrazeptiva aus der Verpackung ergeben, aber auch etwa beim Überziehen eines Kondoms oder beim Einführen eines Diaphragmas.

TIPP

Hinweise zum Kondomkauf:

- Markenkondome kaufen
- auf EC-Prüfzeichen mit Kennnummer achten
- Für Männer mit Beweglichkeitseinschränkungen der Hände empfiehlt sich der Kauf von Kondomen in Rundverpackungen, da diese leichter zu entnehmen sind.
- Verfallsdatum nicht überschreiten
- Unversehrtheit des Kondoms mittels Drücktest prüfen. Dabei wird die Verpackungsmitte zwischen Zeigefinger und Daumen zusammengedrückt. Ist ein Widerstand (Luftkissen) spürbar, ist alles in Ordnung, und das Kondom kann bedenkenlos genutzt werden.
- Kondome lichtgeschützt, aber nicht in der Brieftasche bzw. Hosentasche aufbewahren
- Kondome sind ausschließlich einmalig zu verwenden.
- Kondome sind im Hausmüll zu entsorgen. Eine Entsorgung in der Toilette birgt die Gefahr der Abflussverstopfung.
- auf Passgenauigkeit achten

6 Sexualpädagogik – von der Sexualerziehung bis zum Sexualbildungsbegriff

Mit dem „PISA-Schock“ in den 2000er Jahren veränderte sich die Bildungslandschaft in Deutschland nachhaltig (Loeber 2003). Nun wurden Erkenntnisse, die bereits Jahrzehnte bekannt waren, politisch aktuell. Die elementarpädagogische Bildung wurde stärker in den Vordergrund gerückt und Bildung als ernstzunehmende politische Größe in der Allgemeinbevölkerung wahrgenommen. Innerhalb der Schullandschaft setzte sich jetzt auch die „Kompetenzorientierung“ des Unterrichts durch: Fortan mussten alle Lehrinhalte in Bezug auf erwerbbare Kompetenzen formuliert werden. Diese Tendenz durchzieht alle pädagogischen Bereiche – auch jenen der Sexualpädagogik. Daher wird heute zunehmend auch von „sexueller Bildung“ gesprochen. Hierin liegt ein zentraler Gestaltwandel (Valtl 2008) der Sexualpädagogik insgesamt, deren Entwicklung in diesem Kapitel dargestellt wird.

Insgesamt kann konstatiert werden, dass alle Gesellschaften seit der Antike sich immerzu mit Sexualfragen auseinandergesetzt haben, sei es im Kontext der Unterweisung der Knaben im antiken Athen oder der Überwachung zukünftiger Könige durch Ärzte, die deren Zeugungsfähigkeit attestieren mussten (Koch 2008). Wird allerdings Sexualität als Gegenstand von Wissenschaft begriffen, so ist dieser Zugang immer **interdisziplinär** angelegt, da Sexualität als soziales Phänomen vielschichtig ist.

Sexualpädagogik wird als Unterkategorie der Pädagogik verstanden, welche sich sowohl mit der sexuellen Sozialisation als auch mit der erzieherischen Einflussnahme auf das Sexuelle befasst, mögliche erzieherische Interventionsmöglichkeiten erforscht und reflektiert (Sielert 2015). Als Folge der höheren Lebenserwartung der Menschen aufgrund guter Umweltbedingungen, vorrangig in den westlichen Industrieländern, befasst sich auch die Pädagogik nachhaltiger mit den verschiedenen Lebensstadien. Daher sprechen einige Kolleg_innen mittlerweile auch von einer Sexualpädagogik der Lebensspannen (Hierholzer 2016). Dieser Umstand führte zu neuen Forschungsgebieten wie beispielsweise der Sexualgerontologie (Sexualität im Alter) zu Beginn der 1990er Jahre. Gerade die Auseinandersetzung mit „Alterssexualität“ ist aufgrund der veränderten Bevölkerungszusammensetzung nicht verwunderlich, da der Wissensbedarf mit der steigenden Anzahl an älteren Personen wächst.

Die **Sexualerziehung** leitet sich aus den wissenschaftlichen Erkenntnissen der Sexualpädagogik ab und versucht, (positiven) Einfluss auf die Entwicklung sexueller Motivationen, Verhaltens- und Ausdrucksformen einschließlich des Einstellungs- und Sinnesaspekts zu nehmen (Hierholzer 2016). Die Grenzen zwischen Sexualerziehung und Sexualberatung sind daher häufig fließend.

„Sexualpädagogik ist die wissenschaftliche Teildisziplin der Gesamtpädagogik, die selbst auf mehrere andere Wissenschaften angewiesen ist und ständigen gesellschaftspolitischen Wandlungen unterworfen ist“ (Hopf 2002, 13). So ist das Forschungs- und Arbeitsgebiet der Sexualpädagogik und Sexualwissenschaft in den vergangenen Jahren stark expandiert.

Hingegen kann für die Sexualerziehung folgender Merksatz gelten:

„Sexualerziehung ist die theoriegeleitete Praxis, die sich auf das Thema Sexualität in der Gesamterziehung bezieht. Sexualerziehung kann dabei als ein Teil der Sozial- und Gesundheitserziehung verstanden werden, die wiederum ein Aspekt der Gesamterziehung darstellt. Sexualerziehung gibt Hilfen zum Verstehen und zum Umgang mit sexuellen Gefühlen, sie erweitert die Kenntnisse über sexuelle Vorgänge und über die Regeln des gesellschaftlichen Verhaltens“ (Hopf 2002, 13). In emanzipatorischer Lesart setzt sich Sexualerziehung für die Verwirklichung sexueller Rechte für alle sexuellen Erscheinungsformen ein.

Zentrale Erkenntnis in Bezug auf Sexualerziehungsmaßnahmen ist dabei, dass diese immer in die Sozialerziehung integriert sein müssen, d.h., Sexualerziehung ist keine Sondererziehung, sondern letztlich immer **Sozialerziehung**.

Zentrales Thema der Sexualpädagogik ist demnach zwar auch die Betrachtung biologischer Vorgänge; damit ist Sexualerziehung aber nicht erschöpfend behandelt. Vielmehr ist immer die **Ganzheitlichkeit** in den Vordergrund sexualerzieherischer Interventionen zu rücken.

Neben den Themen HIV/Aids-Prävention und Schwangerschaftsverhütung treten wieder vermehrt Fragen nach (Paar-)Beziehung und damit verbundene Identitätsfragen in den Fokus von Sexualerziehungsmaßnahmen. Dies ist besonders dem Umstand geschuldet, dass Sorgeberechtigte wieder weniger mit ihren Kindern über sexuelle Entwicklung und Beziehungsproblematiken sprechen. In besonderem Maße gilt dies gilt für Kinder mit Migrationshintergrund

(Schmid-Tannwald/Kluge 1998; Bode 2015). In diesem Zusammenhang ist die Sprachfähigkeit der Sexualpädagogik so entscheidend, da pädagogische Fachkräfte mit unterschiedlichen Klient_innen über Sexualität ins Gespräch kommen müssen. Diese Sprachfähigkeit muss dabei immer den Balanceakt zwischen ‚Geschwätzigkeit‘ und sachlicher Information ausloten.

Die sprachlichen Fähigkeiten sind deshalb in der sexualpädagogischen Arbeit ein Motor für Veränderungen. Gerade im Kontext der Geschlechterverhältnisse ist es wichtig, eine angemessene Sprache zu finden, um Macht- und Unterdrückungsmechanismen begegnen zu können. Darüber hinaus ist es notwendig, auch über sexuelle Orientierungen differenziert diskutieren zu können.

Gegenwärtig geht es im Bereich der sexuellen Identität immer noch um Hilfestellungen für Menschen, die sich im Coming-out befinden. Auf längere Sicht sollte es aber darum gehen, sexuelle Identitäten als gleichwertige Liebes- und Lebenskonzepte darzustellen. Weil Deutschland ein „Zuwanderungsland“ ist, kommt der interkulturellen Sexualpädagogik zunehmende Bedeutung zu (Hierholzer 2016). Neben der interkulturellen Öffnung sind auch die Bereiche Sexualität und Behinderung sowie Alterssexualität in den Fokus der Forschung gelangt, auch wenn diese Themen bislang noch als unterrepräsentiert gelten müssen.

Grundlagen der Sexualpädagogik, wie sie heute verstanden wird, sind eine klare Aufgabenstellung der Unterweisung durch Expert_innen (Sozialpädagog_innen), definierte Forschungsvorhaben und einschlägige Veröffentlichungen. Demnach können die Anfänge der Sexualpädagogik in der Aufklärung verortet werden, genauer im 18. Jahrhundert, das allgemein als „pädagogisches Jahrhundert“ gilt (Koch 2008). In diesem Zusammenhang ist zu erwähnen, dass sich der Begriff „Sexualität“ erst zum Ende des 18. Jahrhunderts hin herausbildete (van Ussel 1970, 8 f.).

6.1 Sexualerziehung als „Abwehrpädagogik“

Einer der bekanntesten Aufklärungspädagogen, Jean-Jacques Rousseau, wurde mit seinem pädagogischen Leitwerk „Émile oder Über die Erziehung“ 1762 bekannt. Der Roman beginnt mit dem Satz: „Alles ist gut, wie es aus den Händen des Schöpfers kommt; alles entartet unter den Händen des Menschen“ (Rousseau 1995, 5). Die zentrale Forderung Rousseaus war die Rückbesinnung auf die Natur. Kinder sollten möglichst lange vor allen zivilisatorisch zerstörenden Tendenzen geschützt werden. Dies galt für ihn auch in Bezug auf geschlechtlich-sexuelle Fragen der Kinder. Er vertrat die Auffassung, dass „vollkommene

Unwissenheit [...] das Beste für die Kinder" sei (Rousseau 1995, 216). Sollte das Fernhalten der Kinder vom Schmutz des Sexuellen nicht ausreichen, so helfe lediglich Abschreckung.

Rousseaus Ideen fanden auch rasch in Deutschland Anklang und wurden vorrangig vom Hamburger Pädagogen Johann Bernhard Basedow in seinem Werk „Philalethie" (1764) verbreitet. Basedow widersprach Rousseau allerdings insofern, als er Pädagog_innen aufforderte, kindliche Fragen (auch sexueller Natur) wahrheitsgemäß zu beantworten. Mit der weiteren Verbreitung der aufklärerischen Erziehungsidee verfassten nun auch andere – zumeist männliche – Pädagogen Schriften zu Sexualfragen. So schrieb 1785 Christian Gotthilf Salzmann die erste Monografie zur geschlechtlichen Aufklärung „Über die heimliche Sünden der Jugend", in der er Stellung zum Thema Onanie bezog. Allgemein war Onanie gerade in den Anfangsjahren der Aufklärung das beherrschende Thema der Sexualpädagogik. Die Onanie wurde durchgängig negativ bewertet. So schrieb Basedow: „[Onanie ist] sodomitisch, viehisch, onanistisch oder mit einem Worte widernatürlich" (Basedow 1909, 533). Diese drastische Aussage illustriert den pädagogischen Zeitgeist eindrücklich. Gerade im angloamerikanischen Raum setzte sich diese Haltung durch und gipfelte schließlich in „Anti-Onanie-Kampagnen", die eine harte Bestrafung für Kinder und Jugendliche vorsahen, die sich selbst befriedigten (Sielert 2015). Dabei kann zwischen direkten und indirekten pädagogischen Gegenmaßnahmen unterschieden werden:

- Aufklärung über den Unterschied der Geschlechter, Fragen nach Herkunft, Thematisierung der Geburt, Zeugung und Empfängnis
- vorrangig mündliche Aufklärung
- acht Regelungen des mündlichen Aufklärungsunterrichts (nach Oest 1787):
  1. Unterrichtung so früh wie möglich
  2. vorrangige Aufklärung durch Eltern, Lehrkräfte oder Vertrauenspersonen
  3. Unterrichtung unter vier Augen
  4. möglichst umfassend aufklären
  5. rational-sachliche Aufklärung, keinesfalls phantasieanregende Inhalte verwenden
  6. ernsthafter Ton bei der Unterrichtung über dieses Themenfeld
  7. Inhalte des Unterrichts müssen sich an der Auffassungsgabe des Kindes orientieren
  8. Wiederholung des Aufklärungsunterrichts von Zeit zu Zeit
- strenge Schlafenszeitregularien
- ständige Überwachung und Kontrolle

- Erläuterung über Folgen der Onanie, wie bspw. Hirnaufweichung, Gicht und Schwachsinn

Wenngleich aus heutiger Perspektive derlei leibfeindliche Einstellungen irritierend wirken können, so ist es den Philanthropen und Aufklärern um Rousseau doch gelungen, Sexualität als ganzheitlichen, lebenslangen Prozess zu verstehen, der mit der Kindheit beginnt. Die Verdammung der Onanie als widernatürliche Praxis ist insofern nicht verwunderlich, als zu Beginn der Aufklärung auch viele Vertreter von Kirche und Medizin pädagogisch tätig wurden und ihre jeweiligen Forschungen und Welterklärungsmuster mit in die pädagogische Arbeit integrierten. Allerdings muss betont werden, dass die Verurteilung der Onanie relativ harmlos war im Verhältnis zu den pädagogischen Entwürfen des 19. Jahrhunderts, in denen die (Sexual-)Aufklärung von Menschen keinerlei Rolle mehr spielte (Bloch 1998).

6.2 Sexualpädagogik als Aufklärung und Gegenaufklärung

Sexualaufklärung am Beginn des 20. Jahrhunderts

Während sich durch die viktorianische Prüderie vor allem Negierungstendenzen ausgebreitet hatten, entstanden um 1900 neue soziale Bewegungen (Frauenbewegung Arbeiter_innenbewegung und die Jugendbewegung), die zunehmend gegen die bis dato geltende Geschlechter- und Sexualordnung rebellierten. Mit dem Aufkommen der Psychoanalyse und den Schriften Sigmund Freuds („Drei Abhandlungen zur Sexualtheorie", Erstveröffentlichung 1905) wurde auch in akademischen Kreisen das repressive Sexualverhalten der Gesellschaft nachhaltig infrage gestellt. Die zunehmende Verarmung der Unterschicht als Resultat ihres Kinderreichtums hatte letztlich zur Folge, dass die Fragen der sexuellen Reproduktion offener thematisiert werden mussten (Uhlig 2003). Innerhalb der Pädagogik kam es zu allerlei neueren Ansätzen, welche die repressiven Lehrmeinungen der Vergangenheit abzulösen versuchten.

Mit diesen ersten reformpädagogischen Bemühungen wurde auch das Thema Sexualität neu diskutiert. Schon zu Beginn wurde dabei eine Divergenz innerhalb der Gesellschaft deutlich. Einerseits wurden Aufklärungsideen und die Befreiung des Menschen aus seinen gesellschaftlichen Normkorsett vertreten, andererseits waren nationalistische und rassistische Tendenzen – vor allem im deutschen Kaiserreich – deutlich zu erkennen. So hatte Sigmund Freud erstmalig auch Kindern eine eigene Sexualität zugestanden und Pädagog_innen darin ermutigt, diese mit den Kindern gemeinsam altersangemessen zu thematisieren. In der Folge war er heftigen Anfeindungen rechter Kräfte ausgesetzt, die ihn als „Judensau“ beschimpften.

Erst in den 1920er und 1930 Jahren wurden jene reformpädagogischen Stimmen lauter, die Sexualität als zentrales menschliches Phänomen würdigten. Wilhelm Reich, ein Schüler Freuds, konstatierte die Existenz einer „Sexualökonomie“. Seiner Ansicht nach war die damals vorherrschende Zwangsmoral ein Mittel, um die Menschen kontrollieren zu können. Wenn die Gesellschaft in ihrer „genitalen Potenz“ entmachtet sei, stelle sie eine für den Kapitalismus leichter handhabbare Verfügungsmasse dar. Dem setzte Reich die sexualökonomische Selbstregulierung entgegen, die dazu aufrief, sich als menschliches Individuum von den Sexualzwängen jener Zeit zu befreien (Reich 1969).

Nationalsozialistischer Irrweg: Rassenkunde

Mit der Machtübernahme der Nationalsozialisten wurde 1933 das gesamte Bildungs- und Verwaltungswesen nach und nach gleichgeschaltet, und die Idee der Rassenhygiene griff rasch um sich. Die zentrale Idee der Nationalsozialisten, dass Sexualität rein auf Fortpflanzung arischer Personen zu reduzieren war, wurde zum politischen Programm erkoren und fand u. a. in der Verleihung der Mutterkreuze ihre Symbolik. Arische Frauen, die viele Kinder – gern gesehen vor allem Jungen – gebaren, wurden teilweise sogar von Adolf Hitler persönlich für ihre Verdienste ums Vaterland ausgezeichnet.

Die gesamte, bis dato weltweit hoch angesehene Sexualforschung wurde unter der Terrorherrschaft negiert und als nicht-arische Wissenschaft gebrandmarkt. Für Intellektuelle wie Sigmund Freud und seine lesbische Tochter Anna Freud hatte dies die Emigration zur Folge. Der Sprachduktus in Bezug auf Sexualität wandelte sich erneut: Wurde zuvor bei den Philanthropen von Onanie gesprochen, bezeichneten nationalsozialistische Autoren wie Hermannsen und Blome dies fortan als „Keimstoffvergeudung“. Auch die Problematik der Geschlechtskrankheiten wurden fortan immerzu unter dem Aspekt der kriegerischen Handlungsfähigkeit betrachtet: Wenn „[...] ein Soldat infolge einer Geschlechtskrankheit nicht einsatzfähig ist, dann ist das eine Abart von Selbstverstümmelung, also Verrat am deutschen Volke“ (Hermannsen / Blome 1943, 24). Auch fortschrittliche Ansätze schulischer Sexualaufklärung wurden nachhaltig zurückgedrängt: „Grundsätzlich bleibt sie [die sexuelle Belehrung] Sache des Elternhauses“ (Apel / Klöckner 2000, 377). An die Stelle der schulischen Aufklärung setzten die Nationalsozialisten folgenden sexualpädagogischen Erlass:

> *„Kein Schüler und keine Schülerin darf ohne dieses Grundwissen [über Vererbung und Rasse] ins Leben entlassen werden […] und zwar Vererbungslehre, Rassenkunde, Rassenhygiene, Familienkunde und Bevölkerungspolitik. Die Grundlage wird dabei im wesentlichen die Biologie geben müssen, der eine ausreichende Stundenzahl – zwei bis drei Wochenstunden, nötigenfalls auf Kosten der Mathematik und der Fremdsprachen – sofort einzuräumen ist. […] In sämtlichen Abschlussprüfungen sind diese Stoffe jedem Schüler pflichtmäßiges Prüfungsgebiet, von dem niemand befreit werden darf" (Brohmer 1936, 188 f.).*

Diese Erlasslage macht die Verengung der Sexualität auf Fortpflanzungssexualität deutlich und widerspricht den noch in den 1920er Jahren verhandelten sexualpädagogischen Ansätzen vollständig.

Die 1960er Jahre

Auch nach Beendigung der Terrorherrschaft durch die Nationalsozialisten blieb die Marginalisierung des Sexuellen bestehen. Die Deutsche Demokratische Republik (DDR) negierte zwar 1968 sowohl die rassistische Sexualideologie der Nationalsozialisten als auch das Verbot von Homosexualität, dennoch war eine öffentliche Debatte über Sexualität bzw. nicht-heterosexuelle Lebensweisen weiterhin nicht möglich. Erst zum Ende der 1960er Jahre gab es erste öffentliche Diskussionen, diese waren aber vorrangig auf Familienplanung bezogen (Zimmermann 1999). Für Westdeutschland kann insgesamt konstatiert werden, dass die Situation noch repressiver gehandhabt wurde. Studien aus den 1950er Jahren belegen, dass die damals 14- bis 18-Jährigen ein Konglomerat aus Unwissenheit, Halbwissen und Fehlinformationen besaßen (Hunger 1954). Die beiden großen Kirchen taten mit vermeintlichen Aufklärungsschriften ihr Übriges, um die repressive Sexualmoral aufrechtzuerhalten (Rohde-Dachser 1970).

Zu Beginn der 1970er Jahre, mit dem Aufkommen der zweiten Welle der Frauenbewegung und der Schwulen- und Lesbenbewegung wurden auch Rufe nach einer nicht repressiven Sexualerziehung laut. Helmut Kentler (der später wegen seiner Nähe zu Pädophilenkreisen stark kritisiert wurde) formuliert dahingehend zehn Thesen, die bis heute in ihren grundsätzlichen Aussagen Gültigkeit besitzen:

1. Grundlage und Richtschnur aller Sexualerziehung muß die Einsicht sein, daß das augenblickliche Glück des Heranwachsenden nicht einem künftigen geopfert werden darf.
2. Was die Sexualerziehung zu erziehen hat, ist die Sexualität.

3. Alle Sexualerziehung muß von der Grundeinsicht ausgehen, daß die Sexualität zwei Funktionen hat: die Funktion der Lustgewinnung und die Funktion der Fortpflanzung.
4. Die Sexualerziehung ist möglich, weil Sexualität formbar, kultivierbar ist.
5. Die Sexualerziehung hat nicht die Aufgabe, einengend auf das Sexualleben zu wirken, sondern sie soll freimachen zum Genuß und zur Liebe.
6. Sexualerziehung muß frei sein von Angst.
7. Sexualerziehung muß vernünftig sein, sie muß rational begründet sein, damit sie rational einsichtig ist.
8. Sexualerziehung ist zugleich politische Erziehung.
9. Der Sexualerzieher sollte als ein Mensch in Erscheinung treten, der selbst in der Lage ist, ein Sexualleben zu führen, zu dem er die Heranwachsenden erziehen will.
10. Das Glück, um das es in der Sexualerziehung geht, ist immer auch das Glück der anderen" (Kentler 1967, 30 f.)

Diese Annahmen fanden auch innerhalb der Jugendbewegung, insbesondere beim Aktionszentrum Unabhängiger Sozialistischer Schüler (AUSS) Anklang, das 1967 eine Resolution zur Sexualerziehung verabschiedete. Darin beklagten die Schüler_innen, eine vernünftige Sexualerziehung finde nicht statt, und die sexuelle Betätigung von Schüler_innen sei nach wie vor tabuisiert. Sexualerziehung sollte die Jugendlichen dazu befähigen, „gesellschaftliche Unterdrückungszusammenhänge zu durchschauen und durchbrechen" (Haug/Maessen 1969, 36f.). Sie sollte den Jugendlichen zwei zentrale Forderungen vermitteln:

„1. Sie sollen die Gefühle eines Menschen nicht rücksichtslos ausbeuten und ihn mutwillig enttäuschenden Erfahrungen aussetzen. 2. Sie sollen unter keinen Umständen fahrlässig die Zeugung eines unerwünschten Kindes riskieren" (Haug/Maessen 1969, 36f.).

Der Widerstand der Jugend und die Aufforderung an ihre Elterngeneration, deutlich in Bezug auf Sexualität zu werden, entsprachen dem allgemeinen Zeitgeist, der als sogenannte „Sexwelle" bezeichnet wurde. Die Studierendenbewegung lehnte sich an die Ideen Wilhelm Reichs an und sah in der öffentlichen Zurschaustellung von Sexualität z. B. in der Kommune 1 die Chance gegeben, die „sexuelle Massenmisere" zu überwinden und eine neue Gesellschaftsform frei von Kapitalismus zu erzeugen. Wenngleich diese Ideen theoretisch interessant waren, sind sie bis in die Gegenwart hinein nicht in Gänze verwirklicht worden. Allerdings hat durchaus eine Liberalisierung stattgefunden. Diese gilt es aber gegen rechte Tendenzen – wie etwa die bildungspolitischen Statements der „Alternative für Deutschland“ – zu verteidigen.

Sexualpädagogische Arbeit ist spätestens seit den 1960er Jahren auch immer als politische Arbeit zu verstehen. Sexualität ist daher immer mehr als Geschlechtlichkeit und Gender, sie ist immer eingebunden in einen gesellschaftspolitischen Diskurs.

Gegenaufklärung

Nachdem die Proteste von Studierenden, Schüler_innen und der Frauenbewegung zu einem veränderten gesellschaftspolitischen Klima geführt hatten, wurde schließlich am 3. Oktober 1968 durch die Ständige Konferenz der Kultusminister (KMK) die „Empfehlung zur Sexualerziehung“ verabschiedet, die eine fächerübergreifende Sexualerziehung in verschiedenen Schulstufen bis heute vorsieht. Mit dieser staatlichen Verantwortungsübernahme kam es dann aber auch zur Gegenaufklärung. Deren Vertreter_innen sahen sich in ihrem grundgesetzlich geschützten Elternrecht (Artikel 6 GG, Abs. 2) beschnitten und klagten. Letztlich entschied das Bundesverfassungsgericht in Karlsruhe am 21. Dezember 1977, dass beide Parteien – sowohl Eltern als auch pädagogische Institutionen – gleichrangig hinsichtlich ihres Erziehungsauftrags sind. Demnach dürfen Sorgeberechtigte Toleranz und Zurückhaltung bei der Durchführung des Sexualkundeunterrichts erwarten, dieser darf nicht indoktrinativ sein und das Schamgefühl des Individuums oder dessen religiös-ethische Überzeugungen nicht verletzen. Daher haben Sorgeberechtige das Recht, rechtzeitig und umfassend über den Sexualkundeunterricht informiert zu werden. Gleichzeitig blieb der Sexualkundeunterricht als Pflichtteil schulischer Ausbildung unangetastet.

Wie stark diese Rechtsauffassung durchaus noch in der jüngsten Gegenwart bedroht ist, zeigten 2014 die Proteste gegen Bildungsplan für Baden-Württemberg, allen voran die Aktionen der Gruppe „Besorgte Eltern“. Anliegen der Aktivist_innen war es, Bestrebungen hin zu einer modernen Sexualerziehung und menschenrechtsbasierte Forderungen nach einer angemessenen Thematisierung verschiedener sexueller Erscheinungsformen zurückzudrängen (Hensel et al. 2016). An Slogans wie „Schützt unsere Kinder vor Frühsexualisierung“ wird deutlich, dass weiterhin ein Spannungsverhältnis zwischen Aufklärung und Repression besteht, wenngleich sich in der allgemeinen Bevölkerung ein gemäßigt liberaler Umgang mit Sexualität beobachten lässt.

Aids und seine Folgen

Mit dem Aufkommen von Aids veränderte sich nachhaltig alles. Hatten die sozialen Bewegungen zu einer gewissen Öffnung beim Thema Sexualität beigetragen, wurde mit der „Aids-Krise" und der daraus resultierenden Panik die Sexualpädagogik stark auf den Schutz vor Aids reduziert (Bewahr-Pädagogik). Im Jahr 1992 entschied sich der Gesetzgeber schließlich, das Thema Sexualaufklärung als staatliche Aufgabe zu etablieren. Die Bundeszentrale für gesundheitliche Aufklärung (BZgA) wurde beauftragt, sexualpädagogische Materialien zur Aufklärung zu entwickeln. In deren Rahmenkonzept zur Sexualaufklärung hieß es:

> *„Sexualaufklärung muß gemäß der gesetzlichen Vorgabe [...] umfassend angelegt sein und verschiedene Alters- und Zielgruppen ansprechen. Sie muß demnach mehr sein als nur Wissensvermittlung über biologische Vorgänge und die Technik der Verhütung. Sie muß emotional ansprechend sein und die vielfältigen Beziehungsaspekte, Lebensstile, Lebenssituationen und Wertehaltungen berücksichtigen" (BZgA Rahmenkonzept 1993, 7).*

Auf dieser nationalen Grundlage wird, nach dem Abflauen der Aids-Krise und der aufgekommenen Diskussion um den PISA-Schock, Sexualität gegenwärtig als Bildungsaspekt verstanden, was im folgenden Kapitel näher erläutert wird.

> **!** Mit dem Aufkommen von Aids veränderte sich die Diskussion um Sexualität grundsätzlich. Die Bevölkerung musste über sexuelle übertragbare Krankheiten aufgeklärt werden, da anderenfalls eine noch stärkere Ausbereitung der Epidemie befürchtet wurde. Dies führte zunächst zur Verengung der Sexualpädagogik auf eine „Aids-Bewahr-Pädagogik". Im Zuge der Abflachung der Epidemie festigte sich aber die Sexualpädagogik als Bildungsauftrag.

6.3 Sexuelle Bildung als Bildungsideal

Wie bereits oben angedeutet, kann für die Gegenwart konstatiert werden, dass sich Sexualpädagogik heute hin zur sexuellen Bildung entwickelt. Valtl (2008) verweist in diesem Zusammenhang auf einen Gestaltwandel der Sexualpädagogik, der sich in zeitlicher Abfolge darstellen lässt (s. Abb. 7).

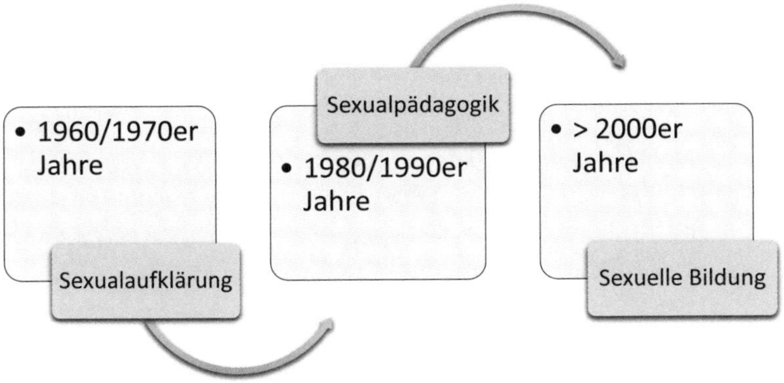

Abb. 7: Phasenübergänge der Sexualpädagogik (nach Valtl 2008)

Demnach wurde in den ersten Jahrzenten der Sexualaufklärung vorrangig das Kräfteverhältnis verschiedener weltanschaulicher Prägungen (Aufklärung vs. Nichtthematisierung) ausgehandelt. Dies führte zu Beginn vor allem zu einer „kognitiven Sexualaufklärung", da nur diese mehrheitlich konsensfähig war. Dabei standen ausschließlich biologische Aspekte, wie bspw. biologische Männlichkeit vs. biologische Weiblichkeit, im Vordergrund. (Moderne Forscher_innen wie bspw. Heinz-Jürgen Voß würden diese Faktizität des Biologischen heute stark infrage stellen (Voß 2018.)

Die 1990er Jahre waren sowohl von den Auswirkungen von Aids geprägt als auch vom Wandel der Geschlechterstereotype. Dabei standen vor allem Fragen der sexuellen Selbstbestimmung im Vordergrund – immer verbunden mit der Frage, welche Kompetenzen ein Mensch benötigt, um selbstbestimmt seine Sexualität leben zu können. Valtl schlägt daher für die Definition sexueller Bildung fünf zentrale Aspekte vor (Valtl 2008), die im Folgenden näher erläutert werden:

1. Sexuelle Bildung ist selbstbestimmt.
2. Sexuelle Bildung hat einen Wert an sich.
3. Sexuelle Bildung ist konkret und brauchbar.
4. Sexuelle Bildung spricht den ganzen Menschen an.
5. Sexuelle Bildung ist politisch.

Sexuelle Bildung ist selbstbestimmt

Der deutsche Pädagoge Hermann Nohl prägte 1933 den Begriff des „pädagogischen Bezugs", mit dem er Erziehung als Wechselverhältnis beschreibt: Der Erziehende (Subjekt) erzieht den Zögling (Objekt), der durch seinen Bildungswillen wiederum auf den Erziehenden einwirkt. Wenngleich sich diese starre Vorstellung mit dem Aufkommen des pädagogischen Konstruktivismus gewandelt haben mag, ist die Grundtendenz immer noch in den erzieherischen Interaktionsmodi festzustellen (Nohl 2002; Laewen / Andres 2002). Im Gegensatz dazu stellt *Bildung* tendenziell immer einen Befähigungsansatz dar, da das lernende Subjekt sich durch Weltaneignung eine Welterklärung schafft, die es in eine aktiv gestalterische Rolle versetzt. So verweisen auch Dannenbeck / Stich (2002) darauf, dass Kinder sexuelle Selbstlernende darstellen, die sich ihre sexuellen Skripte eigenverantwortlich aneignen und konstruieren.

Aus dieser Eigenaktivität des Kindes ergibt sich für (Elementar-)Pädagog_innen, dass sie als Co-Konstrukteur_innen von Welt die Kinder zur Auseinandersetzung mit sexuellen Fragen befähigen müssen. Antworten können auch (kleine) Kinder für sich selbst finden. Um dies zu erreichen, müssen Lernumgebungen aber auch sexualfreundlich und informativ gestaltet sein, dazu gehören sowohl altersangemessene Medien als auch die potenzielle Ansprechbarkeit der Pädagog_innen für die Kinder. Zugleich müssen sowohl Pädagog_innen als auch Sorgeberechtigte sich klarmachen, dass sie alle lediglich eine / einer von vielen Agent_innen der sexuellen Sozialisation sind und damit bei Weitem nicht so viel Einfluss haben, wie sie ggf. gerne hätten. Vielmehr gilt es, sich der Expert_innenrolle gewahr zu werden, die über die Bindung zu den Lernenden (unabhängig vom Alter) entsteht. Wenn eine vertrauensvolle, offene und nicht schamhafte Interaktion auch über intime Lebensfragen möglich wird, dann wird auch ein vertrauensvolles Gespräch über diese Themen möglich.

Zentrale Aufgabe der Pädagog_innen ist es, ganz im Sinne Nohls, im Spannungsfeld zwischen Sicherheit und Freiheit den Zögling selbstständig zu machen und ihn schlussendlich in sein eigenes (Sexual-)Leben zu entlassen. Letztlich, so Valtl, geht es um eine Lernzentriertheit im Sinne des ‚Ownership'. Dieser Begriff aus der Entwicklungshilfe bringt den Grundsatz zum Ausdruck, dass gespendete Mittel den Betroffenen gehören. Nur diese Form des Selbstbehaltens ermöglicht es Lernenden, *eigene* Erkenntnisse für sich zu erlangen. Diese Form der Selbstbestimmtheit entspricht auch älteren sexualpädagogischen Ansätzen (vgl. die Thesen von Kentler). Eben weil gerade bei Kindern die Erfahrung erst noch wächst, müssen Pädagog_innen das Vertrauen in das Kind haben, dass durch das Mehr an Selbstbestimmung auch ein Mehr an Wissen generiert wird, das wiederum ein Mehr an Selbstbestimmung ermöglicht.

Sexuelle Bildung hat einen Wert an sich

Hierbei bezieht sich das Verständnis von sexueller Bildung auf eine starke Traditionslinie der Sexualpädagogik im Sinne ihres politischen Gehalts, insofern, als besonders marginalisierte und schwer zugängliche Zielgruppen in den Fokus gerückt werden. Sexuelle Bildung geht aber über den Zielgruppenbezug hinaus und ist auch mehr als die „alte Sexualpädagogik", indem sie neben klassischer Prävention auf einer sexualitätsbejahenden Haltung beruht und damit drei Faktoren in den Mittelpunkt der Aufklärung stellt:

- unmittelbarer Lebensgenuss
- Selbstwertgefühl
- Beziehungsfähigkeit

Die Bedeutung von Beziehungsfähigkeit und der Fähigkeit, sexuelles Begehren (desire) zu entwickeln, ist schon seit den 1960er Jahren durch Whalen belegt (Whalen 1966). Die Hinterfragung eigener Begehrlichkeiten und der eigenen Vorstellung von (sexuellem) Glück ist damit Teil der sexuellen Bildung. Dies ist auch anschlussfähig an gängige Bildungsverständnisse bspw. von Hentig („Bildung soll Glücksmöglichkeiten eröffnen", Hentig 2004, 77). Sexuelle Bildungsangebote sollten dabei stets auf die jeweilige Zielgruppe und ihre Bedürfnisse zugeschnitten sein. Das gilt für die sexuelle Bildung sowohl in der Schule als auch in der Kinder- und Jugendhilfe, der Altenhilfe, der Sonderpädagogik und sonstigen Formen von Sozialarbeit.

Sexuelle Bildung ist konkret und brauchbar

Wenn, wie oben formuliert sexuelle Bildung die Selbstkonstruktion des Sexuellen darstellt, hat das Konsequenzen für die Gestaltung sexueller Bildung:

Sexuelle Bildung muss weltoffen sein: Das bedeutet in der Konsequenz, dass einerseits zwar eine altersangemessene Filterung von Themen stattfinden muss, damit eine kognitiv-emotionale Auseinandersetzung für die Klient_innen möglich wird. Andererseits bedarf es der sukzessiven Herausnahme der Filter zugunsten eines Gesamtbilds von Sexualität.

Die Konfrontation mit moralischen Beurteilungsmomenten: Unabhängig vom Alter gilt es, immer wieder die Chance zu eröffnen, das Klient_innen eine autonome Moral entwickeln können. Dies gelingt aber nur in der konkreten Auseinandersetzung mit pluralen Wertehaltungen.

Verfügbarkeit pluralistischen Materials: Die Auseinandersetzung mit „sexuellen Bildungsgütern" wie bspw. Liebeslyrik, erotischer Kunst, Fotografie und Filmen, Verhütungswissen, Rechtsvorschriften und Liebesbriefen ist zu gewähren, damit eine kulturelle Differenziertheit im Lernsubjekt entstehen kann (Valtl 2008).

Sexuelle Bildung spricht den ganzen Menschen an

Die Formulierung „ganzer Mensch" beinhaltet dreierlei Aspekte:

1. alle Lebensalter
2. alle Kompetenzebenen
3. Ganzheit des Seins

Sexuelle Bildung für alle Lebensalter: Lernen wird gegenwärtig als lebenslanger Prozess verstanden, der immer an körperliche, kognitive, emotionale und affektive Aspekte gekoppelt ist. Dabei ist zu berücksichtigen, dass verschiedene Lebensstadien mit verschiedenen Herausforderungen und verschiedenen Kompetenzen, die ein Mensch bis dato entwickelt haben kann, verbunden sind. Dies bedeutet in der Konsequenz für sexuelle Bildung, dass ihr Auftrag als „Bildung der Lebensalter" zu verstehen ist. Von der Geburt bis zum Tod ist der Mensch ein sexuelles Wesen.

Wenn die Humanwissenschaften einen menschenrechtsbasierten Auftrag ernst nehmen (Staub-Bernasconi 2017), dann besteht die daraus folgende Aufgabe darin, gerade auch tabuisierte Themen, wie bspw. Sexualität im hohen Alter, in allen Ausbildungsgängen zum Pflichtteil des Curriculums zu machen. Es muss gewährleistet sein, dass die in diesen Feldern tätigen Fachkräfte wenigstens ein Basiswissen in Bezug auf sexuelle Bildung besitzen und deren Inhalte didaktisch-methodisch ausformulieren und vermitteln können. Daraus folgen in der Praxis zwei Punkte:

- Räume der Reflexion für Einzelerfahrungen anbieten und strukturell verankern (z.B. in der Konzeption)
- Austausch über Zielvorstellungen zwischen Sexualpädagog_in und Klient_innen anregen

In Bezug auf die einzelnen Lebensphasen ergeben sich unterschiedliche Aufgaben: Lust und Neugierde auf das (sexuelle) Leben sollten frühzeitig unter dem Gesichtspunkt der sexuellen Selbstbestimmung gefördert werden. Jugendliche sind mit der Komplexität und den Ambivalenzen des Sexuellen zu konfrontieren, damit sie in die Lage versetzt werden, eine individuelle ethisch-moralische Haltung entwickeln zu können. Ältere Menschen sollten dazu angeregt werden, retrospektiv eigene sexuelle Werthaltungen und die historische Bedingtheit eigener sexueller Skripte zu reflektieren und einen Gegenwartsbezug herzustellen, sodass es ihnen möglich wird, das eigene Partnerschaftsmodell nochmals kritisch zu hinterfragen. Damit können sie auch eine Vorbildfunktion für die jüngere Generationen erfüllen.

Sexuelle Bildung auf allen Kompetenzebenen: Da Sexualität – auch als Triebenergie – den ganzen Menschen sein Leben lang begleitet und sein Mensch-Sein nachhaltig prägt, sind auch sexuelle Bildungsziele auf den verschiedenen Ebenen anzusetzen. Valtl unterscheidet dabei sechs Kompetenzebenen (s. Tab. 5).

Tab. 5: Sexuelle Kompetenzebenen (nach Valtl 2008)

Kompetenz-Ebene	Beispiel
kognitive Ebene	Wissen, Reflexions- und Entscheidungsfähigkeit
emotionale Ebene	Empathie, Wahrnehmung der eigenen Bedürfnisse und Gefühle
Haltungsebene	Sinn für Fairness, Partnerschaftlichkeit, Respekt und Anerkennung
energetische Ebene	Stärkung und Erhalt sexueller Energie
praktische Ebene	Wissen um Stellungen, Angebot von Hilfsmitteln, sexualbiologisches Wissen
körperliche Ebene	Körpergefühl und sinnliche Präsenz

Alle Kompetenzebenen sind gleichermaßen relevant. Eine Reduzierung etwa auf ausschließlich kognitive Kompetenzen greift zu kurz und entspräche nicht dem Begriff der sexuellen Bildung.

Ganzheit des Seins: Liebe und Spiritualität spielen sowohl in der westlichen Kulturgeschichte als auch in der Glaubensgeschichte eine zentrale Rolle. Die Auseinandersetzung des Menschen mit seiner Fähigkeit, zu lieben und eine innere Verbundenheit mit sich und dem Kosmos zu haben, hat eine lange (nicht nur christliche) Tradition. Der Tiefgang, den Sexualität hat, mag unterschiedlich bewertet werden – dass er existiert, ist unstrittig. Daher ergibt sich für Sexualpädagog_innen die zentrale Frage nach dem „sexuellen Bildungsideal", also der voll entwickelten menschlichen Sexualität. Dieses Ideal ist als eine Art Utopie zu verstehen, die vielleicht niemals vollständig realisiert werden kann, aber dennoch immer das Ziel sexualpädagogischen Bemühens ist.

Sexuelle Bildung ist politisch

„Das Private ist politisch" – dies war schon in der Hochphase der Studierendenbewegung ein zentraler politischer „Kampfslogan". Diese Traditionslinie findet auch im sexuellen Bildungsverständnis aus zwei Gründen Niederschlag:

1. **Sexualität ist ein kulturelles Produkt** und unterliegt daher immer kulturellhistorischen und politischen Kräften, z.B. in Form von Familienpolitiken, Arbeitszeitpolitiken sowie Konsumpolitiken und Medien.
2. **Sexualität prägt Politik**, wenn bspw. Minoritätsgruppen (in Teilen durchaus erfolgreich!) politische Rechte, wie das Recht auf „Ehe für alle" oder das Recht auf Sichtbarmachung in Form der dritten Geschlechtsoption einfordern.

Für sexuelle Bildung gilt hier auch das Bildungsideal der Emanzipation der Subjekte: Klient_innen sind zu ermutigen, ihre sexuellen Ausdrucksformen deutlich sichtbar auszuleben und hierfür im Sinne der freiheitlich-demokratischen Grundordnung vom Staat rechtliche Anerkennung und Würdigung einzufordern. Dies bedeutet für sexuelle Bildung, dass sie eine kritische Reflexionsfläche zu bieten hat, die es den Adressat_innen ermöglicht, auch eine politische Instrumentalisierung des Sexuellen zu durchschauen und abzuweisen.

! Sexuelle Bildung ist Erweiterung der Sexualpädagogik um den Bildungsbegriff. Damit wird Sexualpädagogik schulisch wie hochschulisch stärker anknüpfungsfähig, verliert zugleich aber nicht den Anspruch des aufklärerisch-reflexiven Akts, der allen Bildungsbemühungen inhärent ist.

7 Sexualpädagogische Didaktik und Methodik

Die Professionalisierung der Sexualpädagogik nahm in den 1990er Jahren ihren Anfang. Sie lässt sich an verschiedenen Aspekten festmachen:

- Die Sexualpädagogik wird in institutionellen Formen und Gesetzen bzw. Richtlinien verankert.
- Auf dem Arbeitsmarkt treten Expert_innen mit der Berufsbezeichnung Sexualpädagogin/Sexualpädagoge auf.
- Auf akademischer Ebene werden Forschungsaufträge vergeben und Forschungsverbünde gegründet.
- Wissenschaftsgestützte Aus- und Fortbildungen sind auch bei (größeren) Trägern der Sozialen Arbeit zu verzeichnen.

Mit der Professionalisierung der Sexualpädagogik ist auch eine Auseinandersetzung mit einer differenzierten Didaktik und Methodik zentral geworden (Sielert 2000).

7.1 Sexualdidaktik

Grundsätzlich lassen sich für eine Sexualdidaktik in Anlehnung an die Sozialdidaktik (Karsten 2003) und Allgemeindidaktik drei Ebenen unterscheiden: Makro-, Meso- und Mikroebene (s. Abb. 8).

Diese didaktischen Ebenen sind an die Theorie und Prinzipien einer **emanzipatorischen Sexualpädagogik** gekoppelt. Dieser Grundsatz ist insofern essenziell, als das Themenfeld Sexualität gesamtgesellschaftlich trotz aller scheinbaren Liberalisierungstendenzen immer noch Brisanz in sich trägt. Dies wurde jüngst in den harten Diskussionen um die „Ehe für alle" und die Neugestaltung des § 219a deutlich (Valtl 1997; Lang/Peters 2018). Demnach können sechs Prinzipien benannt werden, die direkt die Sexualdidaktik im Sinne einer neo-emanzipatorischen Sexualpädagogik beeinflussen:

1. Selbstbestimmung
2. Positionierung im politischen Kräftefeld
3. Verteidigung anarchischer Sexualität gegen übermächtige pädagogische Interventionen
4. Anti-Tabu-Arbeit
5. Befreiung von inneren Zwängen
6. Realistische Einschätzung von Sexualität

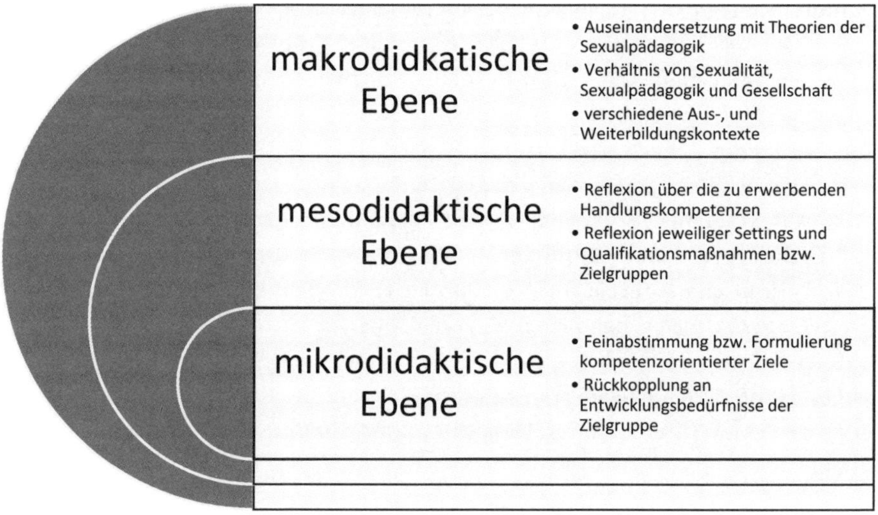

Abb. 8: Sexualdidaktische Ebenen (nach Sielert 2000)

Richtziel I: Selbstbestimmung

Wenngleich die folgende Formulierung aus dem Jahr 1971 stammt, ist ihr Gehalt bis in die Gegenwart und unter zukünftigen Digitalisierungstendenzen hochaktuell:

> *„Das emanzipatorische Interesse ist das Interesse des Menschen an der Erweiterung und Erhaltung der Verfügung über sich selbst. Es zielt auf die Aufhebung und Abwehr irrationaler Herrschaft, auf die Befreiung von Zwängen aller Art. Zwingend wirkt nicht nur materielle Gewalt, sondern auch die Befangenheit in Vorurteilen und Ideologien" (Lempert 1971, zitiert nach Wulf 1983, 164).*

Daraus folgt, dass Menschen durch eine neo-emanzipatorische Sexualpädagogik dazu ermutigt werden, zu sich selbst zu stehen und ihren sexuellen Wünschen Ausdruck zu verleihen. Dies gilt es heute auch in den digitalen Raum zu transferieren, damit auch hier Selbstverwirklichung möglich wird und nicht auf die Nutzung stilisierter Avatare verkürzt wird. Die Begegnung im digitalen Raum muss also ebenso erlernt und in Performanz gebracht werden wie in realen Räumen. Dazu ist es essenziel notwendig, immer auch die Beziehungsfähigkeit innerhalb sexualpädagogischer Settings zu fördern. Dies umfasst die Fähigkeit sich mitzuteilen (verbal wie nonverbal), sich streiten und empathisch auf das Gegenüber eingehen zu können. Folglich sind solche Übungen zu wählen, die auf diese Aspekte nachhaltig abzielen (Sielert 2000).

Die Ambivalenz zwischen dem eigenen Ich und dem Anderen ist dabei als Spannungs- und experimentelles Lernfeld zu begreifen. Nur dadurch kann das Ziel der eigenständigen Verhaltenssteuerung erreicht werden (Sielert 2000). Der Unverfügbarkeit der Person und dem Umstand, dass das Subjekt immer einem Selbstbildungsprozess unterliegt, ist dabei immer Vorrang einzuräumen (Laewen/Andres 2002). „Dieses Bekenntnis zu individueller und gesellschaftlicher Selbstbestimmung im Bereich der Sexualität ist der Kern der emanzipatorischen Sexualpädagogik" (Sielert 2000, 33). Diesem Auftrag sind auch alle weiteren folgenden Überlegungen unterzuordnen.

Richtziel II: Positionierung im politischen Kräftefeld

„Das Private ist politisch": Dieser Leitsatz, entlehnt aus der „Politik der ersten Person", lehnt eine Stellvertreterpolitik und die Trennung zwischen privaten und politischen Anliegen kategorisch ab (Lenz 2009). Diese politische Haltung entstammt den sozialen Bewegungen und insbesondere der Homosexuellen- und Frauenbewegung. Deren politische Dimension fasst Millett wie folgt zusammen:

> *„Man muß die Definition einer Theorie der Politik versuchen, die die Machtverhältnisse auf weniger konventioneller Basis betrachtet, als wir es gewohnt sind. Es schien mir deshalb angebracht, die persönlichen Beziehungen und Wechselwirkungen dieser Verhältnisse zu definieren, wie diese sich zwischen Gliedern klar umrissener und ausgeprägter Gruppen ergeben, seien diese Gruppen Rassen, Kasten, Klassen oder die Geschlechter. Denn gerade weil in verschiedenen politischen Strukturen gewisse Gruppen keine Vertreter haben, ist ihre Position so stabil, ihre Unterdrückung so wirkungsvoll" (Millett 2018, 38).*

Millett macht hierin deutlich, dass das klare Benennen und Eintreten für Minoritäten unabdingbar und für die Veränderung einer Gesellschaft hin zu einer demokratisch-freiheitlichen notwendig ist. Dies gilt auch für eine emanzipatorisch orientierte Sexualpädagogik, die in ihre Didaktik das Ziel der Befreiung einbezieht. Dabei ergreift sie klar Partei gegen patriarchale, sexistische, homo- und transphobe Gesellschaftsbilder und Positionsgeber_innen. Sie betont das Recht des Kindes auf seine eigene sexuelle Identität – gerade in erwachsenenzentrierten Gesellschaftsformen wie denen moderner westlichen Industriestaaten (Sielert 2000).

Richtziel III: Verteidigung anarchischer Sexualität gegen übermächtige pädagogische Intervention

Trotz der Notwendigkeit, Triebsteuerung zu erlernen und damit gesellschaftsfähig zu werden, darf dies nicht um den Preis einer omnipotenten Erziehung geschehen. Daher sind emanzipatorische sexualpädagogische Settings so anzulegen, dass Bevormundungspraxen verhindert werden und die Entwicklungspotenziale des Individuums Förderung erfahren. Demnach ist das Spannungsfeld zwischen Erfahrungen, die i. d. R. ältere Sexualpädagog_innen an jüngere Adressat_innen weitergeben, und den Entwicklungspotenzialen der Adressat_innen durchgängig reflexiv zu handhaben. Oder anders ausgedrückt:

> *„Wo Sexualpädagogik sich anschickt, durch Überversorgung und pädagogisierende Kolonisation den Entwicklungsspielraum der Heranwachsenden einzuschränken, muss als Korrektiv dazu das Vertrauen in ihre wachsenden Fähigkeiten zur Selbstbestimmung gestärkt werden" (Sielert 2000, 34).*

Richtziel IV: Anti-Tabu-Arbeit

War zu den Anfängen der Emanzipationsbewegung die Idee der gesellschaftlichen Befreiungswirkung der Sexualität allgegenwärtig, kann dies heute nicht mehr als Erklärungsgehalt genügen. Vielmehr ist die Frage der Anti-Tabu-Arbeit heute damit befasst, die einzelnen Klient_innen in den Mittelpunkt des sexualpädagogischen Arbeitens zu stellen und deren individuelle Fragestellungen bearbeitbar zu machen. Die Frage der Autonomie und Authentizität ist gerade in komplexen Gesellschaftsformen auch in Bezug auf Sexualfragen für das Individuum hoch anspruchsvoll, daher sind individuelle, habituierte Tabus sexualpädagogisch zu bearbeiten (Sielert 2000).

Richtziel V: Befreiung von inneren Zwängen

Mit der Hinwendung der neo-emanzipatorischen Sexualpädagogik zur humanistischen Psychologie hat sich auch innerhalb der Sexualpädagogik das Interesse an inneren Dimensionen erweitert. Diese Erweiterung verwundert insofern nicht, als der Mensch immer auch von inneren Konfliktfeldern und Zwängen mit gelenkt wird. So sind innere Glaubenssätze, die durch Erziehungs- und Sozialisationsprozesse internalisiert werden, nachhaltig auch für die spätere erwachsene Sexualität maßgeblich. Auch (Paar-)Interaktionsmuster werden bereits früh in der Kindheit angelegt und können ggf. auch im Widerstreit zum erwachsenen Wunsch nach Paarung stehen.

Reflexionsfähigkeit und die Erarbeitung einer voll umfänglichen personalen Kommunikation und Interaktion sind demnach zentrale Aspekte zur Befreiung von inneren Zwängen. Wenngleich diese Aufgabenbereiche tendenziell eher therapeutischer Natur sind, hat die Sexualpädagogik mit ihren diversen Settings die Möglichkeit, positiven Einfluss auf die Klient_innen zu nehmen. Dieser Einfluss richtet sich auf folgende Aspekte:

- vertiefter Kontakt zu sich und Dritten
- Bewusstsein über eigene Handlungsmotive
- Nähe- und Distanzregulation
- Fähigkeit, Gefühle und Bedürfnisse der eigenen Person und anderer wahrzunehmen, auszudrücken und die daraus ggf. resultierenden Spannungsverhältnisse aushalten zu können (Sielert 2000, 37).

Richtziel VI: Realistische Einschätzung von Sexualität

Im Gegensatz zu den Anfangszeiten der emanzipatorischen Sexualpädagogik, die u. a. durch die Glorifizierung des Sexuellen gekennzeichnet war, verbunden mit dem Glauben, durch Sexualität eine ganze Gesellschaft befreien zu können, ist für die Gegenwart eine rationalere Betrachtung zu verzeichnen. Die Anerkennung der Tatsache, dass Sexualität je nach Protagonist_in sowohl helle als auch dunkle Seiten – manchmal gar beide zur selben Zeit – haben kann, ist ein Beispiel dafür (Sielert 2000).

7.2 Zielgruppen und Arbeitsfelder der Sexualpädagogik

Da die Soziale Arbeit das gesamte Leben der Menschen begleitet, sind die Zielgruppen und Arbeitsfelder der Sexualpädagogik vielfältig (s. Abb. 9).

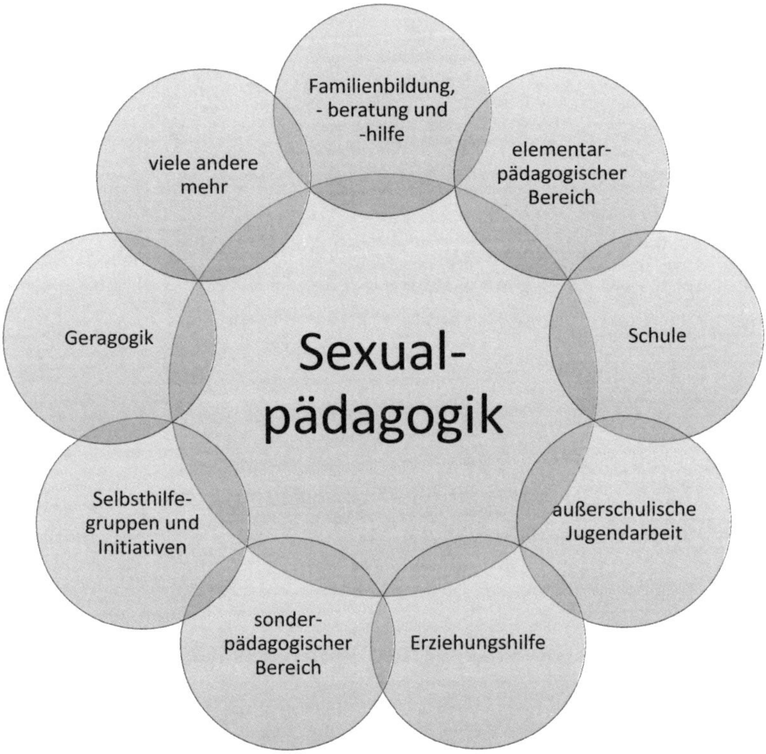

Abb. 9: Arbeitsfelder der Sexualpädagogik (nach Sielert 2000)

Handlungsfeld Familienbildung, -beratung und -hilfe.

Da Menschen bereits vorgeburtlich sexuelle Wesen sind und der Mensch als „soziales Tier“ (Engels 2007) auf Erziehung und Fürsorge angewiesen ist, sind auch alle psychosexuellen Entwicklungsschritte durch Sozialisationsprozesse überformt. Gerade primäre Sozialisationsprozesse prägen das Körperempfinden, sexuelle Bedürfnisse einschließlich Begehren sowie Ausdrucks- und Abgrenzungsmöglichkeiten (Sielert 2000, Quindeau/Brumlik 2012, Burian-

Langegger 2005). Vor allem Eltern haben großen Einfluss auf die sexuelle Identität ihrer Kinder (Sielert 2000, 39). Fachkräfte in der Sozialen Arbeit müssen Sorgeberechtigten daher etwa erklären, was sie tun können, wenn ihr Kind nicht binär ist, und wie sie das verbriefte Recht auf Anerkennung und Würde stellvertretend für ihr Kind einfordern können, um diesem ein glückliches, erfülltes und vor allem freies Leben zu ermöglichen. Zugleich müssen Sorgeberechtigte auch in ihren Sorgen, Ängsten und negativen Vorstellungen ernst genommen und darin unterstützt werden, sich ggf. gemeinsam mit ihrem Kind gegen eine heteronormative Gesellschaft zu stellen. Dazu sind drei Zugänge möglich:

1. **Familienbildung:** Diese findet in aller Regel in Familienbildungsstätten bzw. Akademien statt, aber auch in Volkshochschulen und Kirchengemeinden. Dabei gibt es Angebote sowohl unter der Woche als auch am Block an Wochenenden. Zentrale Fragen betreffen vor allem die Sexualerziehung und den Umgang mit Sexualität innerhalb der Familie (Sielert 2000).

2. **Familienberatung:** Diese wird zumeist von öffentlichen bzw. freien Trägern angeboten und bezieht sich oft auf schon vorhandene Problemstellungen wie bspw. abweichendes bzw. „auffälliges“ Sexualverhalten. Hierbei ist auffällig, dass viele Beratende in Bezug auf Sexualpädagogik nur rudimentäre Kenntnisse besitzen. Diese gilt es zukünftig auszubauen und als Teil der Ausbildung zu implementieren (Sielert 2000, Geisen et al. 2019).

3. **Familienhilfe:** Gerade im Kontext der Familienhilfe gilt es präventiv zu agieren; hier spielt vor allem die Schwangerschaftsberatung eine zentrale Rolle. Auch Probleme wie sexualisierte Gewalt müssen Kolleg_innen in diesem Arbeitsfeld thematisieren.

Insgesamt lassen sich in allen drei dargestellten Handlungsfeldern folgende thematischen Schwerpunkte herauskristallisieren:

- generativer Wandel
- Familiendynamiken im Zusammenhang mit Sexualität
- Unterschiede zwischen erwachsener und kindlicher Sexualität
- elterliche Verantwortung/Sorge vs. kindliche Selbstbestimmung/Autonomie
- sexualmoralische Diskurse im Wandel der Zeit und im Wandel der Generationen (Sielert 2000)

Handlungsfeld Elementarpädagogik

Sowohl in der Altersspanne 0–3 Jahre (Krippenalter) als auch im Altersspektrum 3–6 Jahre (Kindertagesstätte) sind Elementarpädagog_innen und Erzieher_innen neben den Sorgeberechtigten die zentralen „Sozialisationsagent_innen"(Münch 2002). In dieser Rolle und in Kenntnis dessen, dass die Kinder mit einer natürlichen Neugierde ausgestattet sind, müssen sie die angemessene elementarpädagogische Begleitung der kleinen Sexualforschenden gewährleisten. Die Orientierungspläne der Bundesländer führen dazu zumeist in den Bereichen „Gesundheit" oder „Körper" die wichtigsten Aspekte der pädagogischen Begleitung dieser Themen aus. Das Erlernen von Regeln in Bezug auf die eigene Körperlichkeit und der Fähigkeit, klare Grenzen zu setzen (Nein-Sagen), sind zentrale Ziele elementarpädagogischer Arbeit und ein wichtiger präventiver Ansatzpunkt für den Schutz vor sexuellen Übergriffen. Auch eine relativ enge Kooperation mit den Sorgeberechtigten erlaubt es den Erzieher_innen / Elementarpädagog_innen, konsequent körperfreundliche Erziehungsstile gemeinsam mit den Eltern zu etablieren. Dabei können gerade im elementarpädagogischen Kontext vielfältige Schwerpunkte gesetzt werden:

- biografische Selbstreflexion
- Erarbeitung einer Konzeption in Bezug auf kindliche Sexualität
- entwicklungsangemessene Aufklärung
- Präventionsarbeit gegen sexualisierte Gewalt
- Sexual- und Sinnlichkeitserziehung
- Unterstützung beim Geschlechterrollenerwerb
- Unterstützung von Freundschaften

Handlungsfeld Schule

Im Gegensatz zur Elementarpädagogik ist Schulpädagogik immer an Richtlinien und Verordnungen sowie zahlreiche sonstigen Rechtsregelungen rückgebunden. Schulische Erziehung ergänzt familiäre (Sexual-)Erziehung. Mittlerweile wurden nicht nur einzelne Sexualkunderichtlinien erlassen, es wurde auch (wenngleich unter Protesten konservativer Strömungen, s. Kap. 6.2) in einzelnen Bildungsplänen ein erweiterter, vielseitiger Sexualitätsbegriff festgeschrieben. Damit ist der Sexualkundeunterricht nun auch – wie schon seit den 1970er Jahren gefordert – nicht mehr ausschließlich an das Fach Biologie gebunden.

Ob diese veränderten Rahmenbedingungen durchgreifenden Erfolg im Sinne einer multiperspektivischen Sicht auf Sexualität haben, bleibt abzuwarten. Denn auch gegenwärtig sind Lehrkräfte häufig noch mit dem Themenfeld überfordert. Gerade die Wahl der Zugänge kann für schulische Sexualerziehung maßgeblich sein. So können offene Arbeitsformen wie etwa Projektwochen die Möglichkeit eröffnen, vielschichtige Erfahrungen zu machen. Sinnvoll kann auch die Kooperation mit weiteren Akteuren wie Pro Familia oder der Deutschen Aidshilfe sein, weil hier vom Schulalltag unbelastete Expert_innen in die Schule eingeladen werden. Aus diesen Aspekten ergeben sich für schulische Sexualerziehung vor allem folgende Schwerpunkte:

- fachwissenschaftliche Informationsweitergabe (möglichst in allen Fächern)
- Elternarbeit
- Kooperation nach außen
- altersangemessenes Aufgreifen sexualpädagogischer Themen (Sielert 2000).

Handlungsfeld außerschulische Jugendarbeit

Das breite und vielfältige Feld der Jugendarbeit (vom Jugendzentrum bis hin zur Jugendberatung) hat aufgrund seiner offenen Struktur vielfältige Möglichkeiten, unterschiedliche Zielgruppen sexualpädagogisch zu erreichen. Dabei reichen die Angebote von „klassischen“ Mädchen- und Jungengruppen, über schwul/lesbische Gruppen (oder gar ganze schwul/lesbische Jugendhäuser) bis hin zu Sport-gegen-Gewalt-Projekten.

Die große Herausforderung dieses Arbeitsfelds besteht vorrangig darin, die unterschiedlichen darin arbeitenden Akteur_innen zu beachten. So sind gerade in der Jugendarbeit häufig Laien tätig, deren pädagogische Vorbildung als eher unterkomplex beschrieben werden kann. Hier gilt es, gezielt Aus-, Fort-, und Weiterbildungsmaßnahmen anzubieten. Gerade Unsicherheiten und Sprachlosigkeit gegenüber Sorgeberechtigten erschweren die professionelle sexualpädagogische Arbeit insgesamt. Für den Bereich der Jugendarbeit ergeben sich folgende thematische Schwerpunkte:

- Rückgriff auf qualitative und quantitative Forschungen zur Jugendsexualität
- Reflexionsangebote für die haupt- und ehrenamtlichen Mitarbeiter_innen in Bezug auf Sexualität
- Sexualerziehung in multikulturellen und multireligiösen Gruppenkonstellationen
- Peer-Education-Verbünde aufbauen
- Auseinandersetzung mit medialen Inszenierungen von Sexualität (Sielert 2000).

Handlungsfeld Erziehungshilfe

Der Begriff der Erziehungshilfe ist vielfältig. Er umfasst Erziehungsheime, Außenwohngruppen und Jugendwohngemeinschaften, aber auch die Jugendgerichts- und Bewährungshilfe sowie die Jugendberufshilfe. Diese Breite des Feldes macht deutlich, wie unterschiedlich die Adressat_innen sind und wie unterschiedlich demnach die pädagogischen Settings angelegt sein müssen. Dabei gehen die Themen von der Verhütungsaufklärung bis hin zur Schwangerschaftskonfliktberatung. Der heftige Liebeskummer in der Jugendwohngemeinschaft kann ebenso ein Thema sein wie (sexuelle) Übergriffe unter Jugendlichen. Die sexualpädagogische Arbeit umfasst die Bearbeitung der Themenfelder Nähe und Distanz, Gefühlswahrnehmung und Reflexion oder auch Flirtkurse. Wichtig für all diese Arbeitsfelder ist die strukturelle Verankerung sexualpädagogischer Angebote in den Konzeptionen, um in den jeweiligen Einrichtungen eine Auseinandersetzung der Teams mit diesen Themen zu gewährleisten. Insgesamt lassen sich für die Erziehungshilfe folgende thematische Schwerpunkte herausarbeiten:

- Übungen zur Nähe- und Distanzregulation in Bezug auf Liebe, Partnerschaft und Sexualität
- Schulung des Körperbewusstseins
- Bearbeitung von Themenfeldern der geschlechtlichen und sexuellen Identität (Homosexualitäten, Heterosexualitäten, Trans- und Inter- sowie nonbinäre Identitäten)
- Elternarbeit (Sielert 2000)

Handlungsfeld Sonderpädagogik / Behindertenarbeit

Aufgrund der Vielfalt möglicher Behinderungen ist auch das Arbeiten innerhalb des sonderpädagogischen Bereichs vielfältig. Von Bedeutung ist hier vor allem auch eine strukturelle Bearbeitung des Themas der sexuellen Gewalt. Gerade für Menschen mit Schwerstmehrfachbehinderungen oder starker kognitiver Beeinträchtigung spielen taktile Reize eine besonders wichtige Rolle. Körperliche Berührung ist einerseits etwa im Rahmen der Körperpflege unvermeidlich und hat andererseits in speziellen Pflegekonzepten wie der „basalen Stimulation“ auch einen therapeutischen Stellenwert. Dabei besteht aber auch das Risiko von – möglicherweise unbewussten – Grenzüberschreitungen. Im Übrigen besteht weiterhin das Dauerdilemma bezüglich der Frage, inwieweit den Betroffenen eine eigenständige Sexualität zugestanden werden kann, wenn bspw. die Einwilligungsfähigkeit nur rudimentär gegeben ist. Die zentrale Frage nach Sexualassistenz ist seit Anfang der 2000er Jahre erneut aufgeflammt (Deutscher Bundestag 2018; Gebauer 2014; Pro Familia 2005; Walter 2008). Daraus ergeben sich für dieses Arbeitsfeld folgende thematische Schwerpunkte:

- Besonderheiten der Sexualentwicklung von Menschen mit Behinderung(en)
- institutionelle und gesetzliche Bedingungen im Zusammenhang mit dem Recht auf sexuelle Selbstbestimmung
- Selbstreflexion über das Themenfeld Sexualität und Behinderung
- Nähe und Distanz zwischen Betreuenden und Betreuten
- sexualisierte Gewalt (Abhängigkeiten, Gefahren einer totalen Institution) (Sielert 2000)

Handlungsfeld Selbsthilfegruppen und Initiativen

Da Sexualität einem ständigen (Werte-)Wandel unterworfen ist, entstehen in diesen gesellschaftspolitischen Prozessen immer wieder neue Fragen und Herausforderungen, die einzelne Gesellschaftsakteur_innen dazu veranlassen, sich zusammenzuschließen, um gegenseitige Unterstützung, Halt und auch politisches Gewicht (Empowerment) zu erhalten. In der jüngsten Vergangenheit sind es besonders Trans- und Inter-Personen sowie Sexarbeiter_innen, die nachhaltiger auf ihre Menschenrechte hinweisen und diese aktiv gegenüber der Gesellschaft einfordern. Längere Tradition haben hier bspw. schwul-lesbische Netzwerke oder die Deutsche Aidshilfe. Da kleinere Initiativen zunächst meist ehrenamtlich mit viel persönlichem Engagement geführt werden, ist hier vonseiten der Sozialen Arbeit vor allem administrativ-strukturelle Hilfe zu leisten, welche auch die Organisation von Aus-, Fort-, und Weiterbildung beinhaltet. Allerdings liegen auch gut aufbereiteten Fortbildungsmaterialien zumeist noch heteronormative Grundannahmen zugrunde, welche in Bezug auf Trans-, Inter- und nonbinäre Personen kritisch zu hinterfragen sind. Daher sind folgende thematischen Schwerpunkte für diesen Bereich zu konstatieren:

- Vernetzungsarbeit zwischen den einzelnen Akteur_innen und der Politik
- Fort-, Aus-, und Weiterbildungsmaterial gerade in Bezug auf Minoritätstauglichkeit prüfen und ggf. überarbeiten bzw. anpassen
- Besonderheiten der zumeist noch stark ausgeprägten Selbstbetroffenheit der Klient_innen kritisch hinterfragen und reflektieren

Handlungsfeld Geragogik

Obwohl Sexualität ein lebenslanger Prozess ist, der auch aufgrund physischer und psychischer Veränderungen stetigem Wandel unterworfen ist, bleibt das Thema Sexualität und Alter bislang immer noch tabuisiert. Dies wird sich zwangsläufig in den kommenden Jahren ändern, da sich auch das Klientel der älteren Menschen nach und nach ändert: Die Senior_innen der 1968er-Generation mit ihrer Geschichte gesellschafts-, geschlechts-, und sexualpolitischer Veränderungsbemühungen werden die starren sexualfeindlichen Strukturen, zu denen Institutionen heute noch tendieren, nicht akzeptieren. Unter Rückgriff auf ihre positiven Erfahrungen der Selbstwirksamkeit werden sie aller Voraussicht nach Veränderungen konsequent einfordern. Die alten Menschen haben ein Anrecht auf Sex und Sexualität bis zum letzten Atemzug. Dieses menschenrechtsverbriefte Recht gilt es durch geschultes Pflege- und Betreuungspersonal durchzusetzen und bis zum Lebensende zu gewährleisten. Daher sind für diesen Arbeitsbereich folgende thematische Schwerpunkte festzuhalten:

- Selbstreflexion des Pflege- und sozialpädagogischen Personals
- Thematisierung von Sexualität auch in Altenpflegheimkonzepten
- Fort-, Aus-, und Weiterbildung zu den Themen Gerontosexualität
- Thematisierung verschiedener sexueller Orientierungen/Identitäten im Heimalltag
- Altersspezifische sexualpädagogische Angebote
- Angehörigenarbeit (Sielert 2000).

Mit den jeweiligen Arbeitsfeldern sind auch immer didaktische Entscheidungsfelder gekoppelt, die im folgenden Kapitel dargestellt werden.

7.3 Didaktische Entscheidungsfelder

Prinzipiell lässt sich für die sexualpädagogische Didaktik festhalten, dass die zu erwerbenden Kompetenzen vorrangig in drei Kompetenzformen unterschieden werden:

- Selbstkompetenz
- Sozialkompetenz
- Sachkompetenz

Dabei sind die Kompetenzen immer im Zusammenhang zu betrachten. Unter den jeweiligen Kompetenzen sind weitere Aspekte subsumiert, die im Folgenden dargestellt werden:

Aspekte der Selbstkompetenz

Im Kontext der Selbstkompetenz sind vorrangig **Reflexionskompetenzen** zu nennen, die sich auf die Pädagog_innen selbst beziehen. Reflexionskompetenzen umfassen die Fähigkeit zur Bewusstheit der eigenen Lebensführung und die Hinterfragung eigener (sexueller) Wertemuster, aber auch das Gewahrwerden eigener sexueller Wünsche, Ängste und Projektionen. Damit bedeutet Reflexion letztlich auch die Hinterfragung der eigenen Geschlechtsrolle (Sielert 2000). Aus diesen Erkenntnissen folgt, dass die Reflexionskompetenz ein durchgängiges Prinzip sowohl in der Aus- und Fortbildung zukünftiger Sexualpädagog_innen als auch in deren Settings mit ihrer jeweiligen Zielklientel sein muss.

Als weiterer Aspekt sind **Interaktions- und Kommunikationskompetenzen** unter der Selbstkompetenz subsumiert. Damit gemeint sind vorrangig die Fähigkeit zum Rollenhandeln, das Verfügen über ein breites Interaktionspotenzial sowie die Fähigkeit, Konflikte auszuhalten und zu moderieren (Sielert 2000). Zur Interaktions- und Kommunikationskompetenz gehören weiterhin die Fähigkeit, das Gegenüber in Bezug auf sein Beziehungs- und Selbstdefinitionsansatz wahrzunehmen und zu verstehen, die angemessene Einschätzung von Gruppensituationen und gruppendynamischen Prozessen und das Deuten verbaler bzw. nonverbaler Signale.

Gerade für die Kommunikationskompetenz im engeren Sinne, also bezogen auf Sprachfähigkeiten, müssen Sexualpädagog_innen sowohl Kenntnisse verschiedener Sprachstile und Sprachebenen erwerben als auch in der Lage sein, verschiedenen Schichten / Milieus und Altersgruppen sprachlich angemessen zu begegnen. Auch das klärende Verhandeln über (sexuelle) Beziehungen gehört dazu (Sielert 2000).

Zur **sachbezogenen Reflexionskompetenz** als Teil der Selbstkompetenz zählen das Wissen um die kulturell-gesellschaftspolitische Dimension von Sexualität, die Reflexion eigener sexueller Erfahrungen und das Wissen um theoretisch-wissenschaftliche Erkenntnisse der Sexualwissenschaften. Letzteres darf nicht als enzyklopädisches Wissen verstanden werden, vielmehr geht es darum, eine begründete Auswahl von Themen vornehmen zu können. Dies sollte in der Fort- und Weiterbildung unbedingt thematisiert werden, da Sexualpädagog_innen in der Lage sein müssen, für die jeweiligen Zielgruppen differenzierte

Angebote (auch unter Einbezug entwicklungspsychologischer Aspekte) auszuwählen. Dies bedeutet im Einzelnen:

- Klärung des Begriffs Sexualität
- Überblick über verschiedene (trieb- und lerntheoretische) Erklärungsmodelle zu Begehrensfragen
- Hinterfragen der Sinnaspekte und Funktionen von Sexualität
- Einordnung von Sexualität in den aktuellen (kultur- und sozial-)politischen Kontext und damit zugleich **Erweiterung der Alltagskompetenz** (Sielert 2000)

Die Auseinandersetzung mit dem eigenen Selbst ist gerade in zeitlich kompakten Aus- und Weiterbildungsmaßnahmen nur rudimentär realisierbar, zumal tiefgreifende Selbstreflexionen vorrangig durch kritische Lebensereignisse ausgelöst werden (Filipp/Aymanns 2018). Auch der Umstand, dass Sexualität lebensweltlich und damit selbsterfahrungsbasiert ist, macht es lediglich in Teilen möglich, derlei tiefe Reflexionsebenen in Seminaren zu erreichen.

Konkretisierung von Handlungsmodalitäten und Handlungsfeldern

Sexualpädagogische Angebote sind immer rückgekoppelt an die jeweiligen Adressat_innen und Arbeitsfelder. Für deren Konkretisierung ist daher eine **direkte Interaktionskompetenz** unabdingbar. Darunter fallen die Fähigkeiten, Menschen direkte Hilfestellung zu geben, einen Rahmen zum Austausch zu schaffen und gruppendynamische Prozesse angemessen lenken zu können (König 2018; Stahl 2017; Geramanis 2017; Wellhöfer 2018). Aber auch die Fähigkeit, im Einzelgespräch Herausforderungen der Adressat_innen wahrzunehmen und angemessen zu würdigen, ist Teil der direkten Interaktionskompetenz.

Die Erweiterung der direkten Interaktion wird von Sielert als **Vermittlung von Inhalten in direkter Interaktion** beschrieben (Sielert 2000) und meint die methodische Erschließung und didaktische Aufbereitung von lebensweltlich-konkreten Themen. Praktiker_innen sprechen in diesem Kontext häufig von „sexualpädagogischen Methoden". Hier ist ausdrücklich darauf hinzuweisen, dass Didaktik immer Vorrang vor Methodik hat, da die Didaktik das zentrale Rahmenkonzept aller daran geknüpften methodischen Entscheidungen ist.

Die aus der didaktischen Überlegung heraus getroffenen methodischen Entscheidungen sind dann auch immer im Wechselverhältnis verschiedener Arbeitsformen und Medien zu betrachten. Die abwechslungsreiche Gestaltung von Medien und Material ist schon aus lernpsychologischer Sicht unabdingbar (Edelmann 2012, Metzig/Schuster 2016, Spitzer 2007).

Das Handeln in **Organisationen** ist eine weitere Kompetenz, die zu erwerben ist. Hier besteht die Herausforderung darin, dass je nach Organisationsrahmung einerseits eine Anpassung der Angebote erfolgen muss, andererseits aber auch Subversion im Sinne einer Humanisierung von Organisationen immer auch die Aufgabe einer neo-emanzipatorisch orientierten Sexualpädagogik ist.

Zusammenfassend kann also festgehalten werden, dass Didaktik immer Vorrang vor Methodik hat, dass organisationsbezogene Aspekte differenziert in das jeweilige sexualpädagogische Setting einzuflechten sind und zeitgleich Organisationen immer auch im Rahmen einer Humanisierung subversiv zu beeinflussen sind. Die Themen sind je nach Zielgruppe bzw. Arbeitsfeld unterschiedlich und betreffen zugleich übergeordnete Fragestellungen, z. B. danach, was Sexualität ist, wie sie gesellschaftspolitisch verortet ist und was ggf. verändert werden müsste.

7.4 Ausgewählte pädagogische Bausteine für die Praxis

Wie bereits mehrfach angedeutet, ist eine rein methodisch orientierte sexualpädagogische Einheit nicht statthaft, da sie zu einer Verkürzung des sexualpädagogischen/sexualwissenschaftlichen Diskurses führen würde und damit der Anforderung der Ganzheitlichkeit nicht genügen könnte. Dennoch werden hier exemplarisch einzelne methodische Bausteine dargestellt, um Anregungen zu geben, wie in einzelnen Handlungsfeldern methodisch agiert werden könnte. Es liegt in der Selbstverantwortung der Lesenden, diese wiederum an die oben skizzierte Sexualdidaktik zu koppeln. Da das weite Feld der Sozialen Arbeit niemals in Gänze abgebildet werden kann, werden hier exemplarisch für einzelne Arbeitsfelder methodische Anregungen gegeben:

7.4.1 Kita

Das Erkunden des Körpers nimmt gerade im elementarpädagogischen Bereich eine zentrale Rolle ein, daher ist die Anwendung körperorientierter Methoden hier durchaus sinnvoll.

Baustein I: „Wir begrüßen Nase, Bauch und Po"

- **Zielsetzung:** Die Kinder nehmen Körperteile und Körperzonen aktiv wahr und können diese benennen und zuordnen
- **Zielgruppe:** Kinder ab dem dritten Lebensjahr
- **Zeitfaktor:** rund 20 Minuten
- **Materialien:** bequeme Kleidung, am besten Turnkleidung
- **Räumlichkeiten:** großer Raum bzw. Bewegungsraum / Turnhalle

Durchführung: Anhand einer kleinen Geschichte (siehe unten) werden den Kindern Bewegungsangebote gemacht und die jeweiligen Körperteile in den Mittelpunkt der Aufmerksamkeit gestellt. Im Anschluss wird über die Übung gesprochen und darüber, welche Körperteile die Kinder mittels der Geschichte „besucht" haben. Mit älteren Kindern könnte an dieser Stelle thematisiert werden, was sie besonders schön bzw. nicht so schön fanden.

Anleitung: Kinder bilden einen Halbkreis, die anleitende Person steht vor allen Kindern, sodass alle sie gut sehen können. Die Anleitung macht die jeweiligen Bewegungen vor. Als Einstiegssatz könnte Folgendes gesagt werden: „Hört mir mal gut zu, ich möchte euch etwas erzählen. Gleich treffen wir einige Freunde, die ihr gut kennt, z. B. euren Bauch, eure Nase und euren Po. Sagt mal, habt ihr denen heute schon Hallo gesagt? Nein? Dann wollen wir das sofort nachholen" (BZgA 2003, 77).

Zuerst wollen wir zu eurem Bauch gehen: Guten Tag, lieber Bauch!

- Zur Begrüßung legt ihr eure Hände auf den Bauch und streichelt ihn ganz sanft. Fühlt ihr die kleine Wölbung und euren Bauchnabel?
- So, nun atmet tief ein und aus. Merkt ihr wie euer Bauch dick wie ein Luftballon und dann wieder ganz dünn wird?
- Jetzt streckt ihr den Bauch ganz weit nach vorne und geht mit schweren Schritten durch den Raum.
- Zum Schluss klopft ihr mit den Händen auf euren Bauch. Achtet darauf, wie das klingt!

Nun wollen wir zu eurem Po Hallo sagen: Guten Tag, lieber Po!

- Zur Begrüßung legt ihr eure Hände auf den Po und streichelt ihn ganz sanft. Fühlt ihr die beiden Pobacken?
- Abwechselnd kneift ihr den Po nun ganz fest zusammen und lasst dann wieder locker.

- Jetzt wackelt mit eurem Po ganz doll hin und her. Geht ein bisschen in die Hocke, dann klappt es noch besser.
- Zum Schluss streckt ihr euren Po ganz weit heraus und klopft mit den Händen drauf. Achtet dabei darauf, wie das klingt... (BZgA 2003, 74)

Ähnlich wird dies nun mit weiteren Körperteilen gemacht.

Baustein II: „Ich möchte gerne, ..."

(angelehnt an BZgA 2003, 119)

- **Zielsetzung:** Kinder sind in der Lage, Geschlechtsrollen benennen und hinterfragen zu können. Darüber hinaus wird ihnen gezeigt, dass individuelle Interessen und Fähigkeiten unabhängig vom Geschlecht sind.
- **Zielgruppe:** Kinder ab dem fünften Lebensjahr
- **Zeitfaktor:** rund 20 Minuten
- **Materialien:** Handpuppen
- **Räumlichkeiten:** Gruppenraum, ggf. Kuscheldecken und Sitzkissen, alternativ auch Stühle

Durchführung: Die Kinder sitzen im (Stuhl-)Kreis, und eine Handpuppe kommt zum Einsatz. Die Handpuppe wird hier als Medium genutzt und erzählt den Kindern eine Geschichte: „Gestern hab´ ich meinem Freund Lutz gesagt, dass ich unbedingt... [hier Wunsch einsetzen] machen möchte. Da hat Lutz angefangen zu lachen und gesagt, dass das nichts für Mädchen ist. Wie kann ich ihn überzeugen, dass ich das auch gut kann? Ich brauch' eure Hilfe. Lasst uns mal überlegen, was ich als... alles können muss!"

Die Kinder zählen nun entsprechende Punkte auf. Die Handpuppe antwortet den Kindern jeweils. Zum Ende hin bedankt sich die Handpuppe für die Hilfe der Kinder und sagt ihnen, dass ihr Wunsch jetzt sicherlich in Erfüllung gehen wird.

Nun geht die Handpuppe nach Hause, und die/der Elementarpädagog_in/Erzieher_in übernimmt die Moderation. Eine mögliche Einstiegsfrage könnte sein: „Warum denkt ihr, dass Lutz denkt, dass Mädchen das nicht können?" Dann wird mit den Kindern gemeinsam darüber nachgedacht, ob Fähigkeiten und Geschlecht zusammengehören und was ggf. dafür und was dagegen spricht.

7.4.2 Schule und Jugendarbeit

Da Schule die Menschen über eine lange Lebensspanne hinweg begleitet, wird in diesem Abschnitt nicht nach Schulformen unterschieden, sondern jeweils mögliche Jahrgangsstufen angegeben (Staeck 2006).

Baustein I: Satzanfänge

(angelehnt an Staeck 2006, 31)

- **Zielsetzung:** Bewusstwerdung eigener und fremder Vorstellungen und Einstellung zu sexualbezogenen Thematiken
- **Zielgruppe:** ab Jahrgangsstufe 5
- **Zeitfaktor:** rund 20 Minuten
- **Materialien:** Papier und Stift, vorgegebene Satzanfänge, am besten foliert, damit diese wiederverwendet werden können
- **Räumlichkeiten:** Gruppenraum / Klassenzimmer

Durchführung: Eine bzw. mehrere Satzanfänge werden an die Tafel geschrieben / gehängt mit der Bitte, dass jede_r Schüler_in diese ergänzt. Als Hinweis ist wichtig, dass es kein „richtig" bzw. „falsch" bei dieser Übung gibt. Folgende Satzanfänge könnten hilfreich sein:

- Ich erkenne, dass ein anderer verliebt ist, wenn …
- Wenn ich verliebt bin, dann …
- Konflikte erkenne ich daran, dass …
- Streit in einer Beziehung ist wichtig, weil …
- Freundschaft ist für mich wichtig, weil …
- Wenn ich an das Erwachsensein denke, dann …
- Wenn ich an Schwangerschaft denke, dann …

Baustein II: Tastspiel

(angelehnt an Staeck 2006, 47)

- **Zielsetzung:** Wissenstand der Gruppe erfassen, Anknüpfungspunkte finden und Ausdrucksfähigkeiten trainieren
- **Zielgruppe:** ab Jahrgangsstufe 5
- **Zeitfaktor:** 20 Minuten – offenes Ende

- **Materialien:** Kissenbezug oder Sack, der mit unterschiedlichen Materialien befüllt werden kann
- **Räumlichkeiten:** Gruppenraum/Klassenzimmer

Durchführung: Je nach Ziel- und Altersgruppe wird der Sack mit unterschiedlichen altersangemessenen Gegenständen befüllt (Federmäppchen, Wimperntusche, Bürste, Handspiegel, Vibrator, Kondom, Cap, Reizwäsche u.v.a.m.). Dann wird in drei Phasen gearbeitet.

Phase 1: Alle sitzen im Stuhlkreis und tasten zunächst in dem Säckchen, ohne dabei zu sehen, was er enthält. Der jeweilig erfühlte Gegenstand (einer pro Person) wird beschrieben.

Phase 2: In der zweiten Runde darf jeweils ein Gegenstand aus dem Sack genommen werden, und es können Assoziationen dazu geäußert werden. Ist dies dem/der jeweiligen Lernenden nicht möglich, können andere Gruppenteilnehmer_innen oder die Lehrperson einspringen. Wenn Gegenstände unbekannt sind, ist es wichtig, dass diese durch die Lehrkraft ggf. erläutert werden können.

Phase 3: Die Gegenstände werden nach der Assoziation in die Kreismitte gelegt und ggf. als weitere Gesprächsanlässe genutzt.

Baustein III: „Was wäre, wenn…?"

(angelehnt an Staeck 2006, 68)

- **Zielsetzung:** Austausch über Herausforderungssituation und Erarbeitung möglicher Umgangsformen damit
- **Zielgruppe:** ab Jahrgangsstufe 9
- **Zeitfaktor:** 45 Minuten – offenes Ende
- **Materialien:** Karteikarten mit je einer Situation
- **Räumlichkeiten:** Gruppenraum/Klassenzimmer

Durchführung: Die Schüler_innen ziehen jeweils eine Karteikarte und lesen die Situation vor, danach bezieht die ziehende Person Stellung dazu, anschließend wird das Thema in der Gruppe erörtert und diskutiert. Folgende Fragen könnten hier zum Einsatz kommen: Was wäre, wenn…

- eine Freundin dir erzählt, dass sie schwanger ist und abtreiben will?
- ein Freund/eine Freundin mit dir geschlafen hat und dir danach sagt, dass er/sie HIV-positiv ist?
- dein Vater euch beim Abendessen sagt, dass er sich scheiden lassen möchte, weil er sich in einen Mann verliebt hat?

- du andere beim Sex überraschst?
- dir jemand erzählt, dass er/sie Angst vor dem ersten Mal hat?

Baustein IV: Über Gefühle reden

- **Zielsetzung:** Lernende werden in die Lage versetzt, Gefühle benennen und beschreiben zu können.
- **Zielgruppe:** ab Jahrgangsstufe 7
- **Zeitfaktor:** 45 Minuten – offenes Ende
- **Materialien:** Filzstifte, große Wandzeitungen (Flipchartpapier)
- **Räumlichkeiten:** Gruppenraum/Klassenzimmer

Durchführung: Verschiedene Satzanfänge werden auf jeweils eine Wandzeitung geschrieben und sollen von den Lernenden vervollständigt werden. Dabei wird in der Auswertung der jeweilige Satzanfang vorgelesen, und die vervollständigten Sätze werden miteinander verglichen. Mögliche Satzanfänge könnten sein:

- Verliebtsein ist…
- An meinem Freund/meiner Freundin mag ich besonders…
- An meinem Freund/meiner Freundin nervt mich…
- Gefühle sind wichtig, weil…
- Gerade fühle ich mich…
- Wenn mein Freund/meine Freundin mich kritisiert, fühle ich mich…
- Wenn jemand mir einen Liebesbrief/eine Liebes-Nachricht schickt, fühle ich mich…

Baustein V: Freund_in gesucht

(angelehnt an Staeck 2006, 106)

- **Zielsetzung:** Lernende erwerben Schreibkompetenzen, indem sie eine Traumpartner_innenanzeige verfassen.
- **Zielgruppe:** ab Jahrgangsstufe 9
- **Zeitfaktor:** 45 Minuten – offenes Ende
- **Materialien:** Stifte und Papier
- **Räumlichkeiten:** Gruppenraum/Klassenzimmer

Durchführung: Zunächst sammeln die Lernenden in Kleingruppen Gedanken dazu, wie ihr_e Traumpartner_in sein soll. Anschließend schreibt jede_r Teilnehmer_in eine Kontaktanzeige. Freiwillige können ihre Kontaktanzeige der Klasse vorlesen. Manchmal kann es hilfreich sein, wenn auch die Lehrenden eine Kontaktanzeige schreiben und diese ggf. vorlesen, um „das Eis zu brechen".

Anschließend wird darüber gesprochen, welche äußeren und welche inneren Werte thematisiert wurden und welche Werte für langfristge Partnerschaften notwendig sind.

Baustein VI: Verhütung

(angelehnt an Staeck 2006, 134)

- **Zielsetzung:** Lernende setzen sich mit dem Thema Verhütung auseinander und beziehen Position dazu; sie erweitern ihre darstellerischen Fähigkeiten, indem sie Situationen nachstellen.
- **Zielgruppe:** ab Jahrgangsstufe 9
- **Zeitfaktor:** 45 Minuten – offenes Ende
- **Materialien:** szenische Anweisungen, zwei Stühle
- **Räumlichkeiten:** Gruppenraum / Klassenzimmer

Durchführung: In einem Behältnis sind kurze szenische Anweisungen formuliert, die thematisieren, weshalb beim ersten Geschlechtsverkehr auf Verhütung verzichtet wird. Jeweils zwei Schüler_innen werden gebeten, eine Anweisung zu entnehmen und das szenische Spiel darzustellen (wenn möglich können verschiedene Teilnehmer_innen nacheinander jeweils eine Situation darstellen – niemand wird zur szenischen Darstellung gezwungen!). Für die jeweiligen Szenen könnten folgende Begründungen für „Erster Sex ohne Verhütung" als Spielanweisungen formuliert werden:

- Es war nicht geplant, miteinander zu schlafen – euch überkommt spontan die Lust.
- Der Junge / Das Mädchen hat Sorge, ‚uncool' zu wirken, wenn er / sie auf Verhütung besteht.
- Keiner von beiden hat daran gedacht, Kondome zu verwenden, erst danach fällt es euch auf.
- Der Junge ist der Meinung, dass Verhütung ‚Frauen-Sache' ist.
- Das Mädchen denkt, dass es *seine* Aufgabe ist, Kondome zu besorgen und nimmt es selbst nicht so genau.
- Beide finden Verhütungsmittel spießig.

In der Auswertung werden verschiedene Aspekte beleuchtet, folgende Fragestellungen könnten hilfreich sein:

- Wie könnte man einer solchen Situation entgegenwirken?
- Welche Emotionen konntet ihr in der Szene erkennen? Woran erkennt ihr die jeweilige Emotion?

Baustein VII: PVK-Spiel

(angelehnt an Staeck 2006, 144)

- **Zielsetzung:** Lernende erwerben die Fähigkeit, Tabubegriffe aktiv zu verwenden und sich über eigene sprachliche Muster bewusst zu werden.
- **Zielgruppe:** ab Jahrgangsstufe 7
- **Zeitfaktor:** 45 Minuten – offenes Ende
- **Materialien:** farbige Kreide, ca. 60 Moderationszettel in den jeweiligen Kreidefarben, Tafel
- **Räumlichkeiten:** Gruppenraum / Klassenzimmer

Durchführung: An die Tafel werden in drei unterschiedlichen Farben folgende Begriffe geschrieben: „Penis" – „Vagina" – „Koitus". Die Lernenden werden nun aufgefordert alle ihnen bekannten Synonyme zu diesen drei Oberbegriffen auf jeweils einen Moderationszettel zu schreiben (gleiche Farbe verwenden). Anschließend werden alle Begriffe gemischt und jeweils ein Lernender hebt einen Begriff aus dem Begriffestapel heraus, liest diesen laut vor und ordnet ihn zu einem der Oberbegriffe zu (z. B. mit Magneten an der Tafel befestigen). Anschließend werden jene Begriffe abgenommen, die den Lernenden nicht gefallen.

Auswertung: Es wird zu den jeweils entfernten Begriffen reflektiert, weshalb diese ausgewählt wurden und welche Begriffe stattdessen zukünftig verwendet werden sollten.

Baustein VIII: Sexuelle Selbstbestimmung

(angelehnt an Staeck 2006, 178)

- **Zielsetzung:** Lernende erwerben die Fähigkeit, über sexualethische Herausforderungen ins Gespräch zu kommen.
- **Zielgruppe:** ab Jahrgangsstufe 10
- **Zeitfaktor:** 90 Minuten – offenes Ende

- **Materialien:** Tafel und Kreide
- **Räumlichkeiten:** Gruppenraum/Klassenzimmer

Durchführung: Sexuelle Begegnungen stehen immer im Spannungsverhältnis zwischen dem eigenen Ich und dem Gegenüber. Das hat zur Folge, dass Sexualität mit anderen immer Grenzüberschreitungen mit impliziert – hierbei ist der Grat sehr schmal zwischen angemessener und unangemessener Überschreitung. Um verschiedene Thematiken sexualethisch fassen zu können, wird von der Lehrkraft folgender Anschrieb an die Tafel vorgenommen: „Ethisch zulässig sind Begegnungen nur, wenn der Mensch einer Handlung selbstbestimmt, gleichberechtigt und informiert zustimmen kann." Dann definiert die Lehrkraft die drei Begriffe „selbstbestimmt", „gleichberechtigt" und „informiert".

Anschließend erhalten die Lernenden folgenden Text und werden aufgefordert, unter den oben aufgeführten Kriterien die jeweiligen Aspekte zu diskutieren:

Ethik sexueller Kontakte
Sexueller Kontakt ist nur moralisch vertretbar, wenn beide Seiten informiert, gleichberechtigt und selbstbestimmt handeln. Wie sind unter diesem Gesichtspunkt die folgenden gesellschaftlichen Realitäten zu beurteilen?

- Sex für Geld
- Vergewaltigung (sowohl in der Ehe als auch außerhalb)
- Sexuelle Handlungen an Kindern
- Sexuelle Handlungen mit Menschen mit Behinderung

Nach der Diskussionsrunde wird gemeinsam ausgewertet. Folgende Fragestellungen könnten dabei hilfreich sein:

- Welche Themen haben euch besonders berührt und warum?
- Was müsste sich gesellschaftlich ändern, um solchen Ungleichgewichten und unmoralischen Handlungen entgegenzuwirken?
- Darf man pädophile Menschen, die sexuelle Handlungen an Kindern vornehmen, verurteilen, wenn sie doch als krank gelten?

Baustein IX: Platon und das Geheimnis „echter Liebespaare"

(angelehnt an Staeck 2006, 188)

- **Zielsetzung:** Lernende setzen sich mit der Frage nach Liebe und Partnerschaft in verschiedenen sexuellen Variationen auseinander.
- **Zielgruppe:** ab Jahrgangsstufe 9
- **Zeitfaktor:** 90 Minuten – offenes Ende
- **Materialien:** Tafel und Kreide / Stift
- **Räumlichkeiten:** Gruppenraum / Klassenzimmer

Durchführung: Die Lehrkraft liest folgenden Text in Anlehnung an Platons Gastmahl vor und ordnet Platon als antiken griechischen Philosophen (427–347 v.Chr.) ein:

Eine Tischgesellschaft im alten Griechenland unterhält sich über das Wesen des Eros (griechischer Gott der Erotik& Sexualität – entspricht im römischen Glauben Amor), der wahren Liebe. Ein Gast namens Aristophanes erklärt die Ursache der schmerzlichen Sehnsucht, die die Menschen nacheinander empfinden. Alles hat seine Ursache am Beginn der Welt.

Die ersten Menschen waren Doppelwesen. Als Kugelmenschen waren sie immer zu zweit. Sie hatten einen dicken Leib, vier Beine und vier Arme und auf einem Hals einen Kopf mit zwei Gesichtern. Sie bewegten sich radschlagend fort, kugelten sich durch das Leben. Es gab zu der Zeit drei Geschlechter, eine Sorte Kugelmensch bestand aus Mann und Frau, eine bestand aus zwei Frauen, die dritte aus zwei Männern.

Den Menschen in dieser Gestalt ging es hervorragend. Sie waren guter Dinge, und an Kraft und Stärke waren sie gewaltig. Sie waren so mächtig, dass die Götter fürchteten, dass sie ihnen gefährlich werden könnten. So beschlossen Zeus und die anderen Götter, ihnen zu schaden, ohne sie ganz umzubringen, denn man wollte ja schließlich noch Menschen behalten, die den Göttern nützlich sein konnten. So zerschnitt man den Menschen in zwei Hälften. Damit die Bauchseite nicht ungeschützt blieb, zog man die Haut über den Bauch zusammen und band sie im Bauchnabel fest. Nun stand der Mensch alleine da und verlor seine ursprüngliche Kraft und Sicherheit.

Seit dieser Zeit sehnt sich jeder Mensch nach seiner anderen Hälfte, und wenn er sie trifft, umarmen sie sich fest und spüren, dass sie eigentlich eins sind. Mann und Frau, Frau und Frau oder Mann und Mann. (adaptiert nach Platon 1999, 55 f.)

Im Anschluss diskutieren die Lernenden den Sachinhalt und fragen sich, inwieweit dieser sehr alte Text auch für die Gegenwart Bestand und Bedeutung hat. Die Ergebnisse werden protokollartig festgehalten.

Baustein X: Hetero, Homo, Bi, Trans und Inter

(angelehnt an Staeck 2006, 189)
Diese Übung ist für alle Jahrgangsstufen ab Klasse 5 geeignet, da hierbei zentrale Themen von verschiedenen Beziehungsformen angesprochen werden.

- **Zielsetzung:** Lernende setzen sich mit Vor- und Nachteilen einzelner Beziehungsformen und mit den dahinterliegenden Klischeevorstellungen auseinander.
- **Zielgruppe:** ab Jahrgangsstufe 5
- **Zeitfaktor:** 90 Minuten – offenes Ende
- **Materialien:** Tafel und Kreide / Stift, Arbeitsblatt
- **Räumlichkeiten:** Gruppenraum / Klassenzimmer

Durchführung: Die Lernenden werden in Kleingruppen eingeteilt und erhalten nach gemeinsamer Diskussion das in Tab. 6 dargestellte Arbeitsblatt, um es auszufüllen. Die leere Tabelle wird auch an die Tafel geschrieben. Zur Reflexion werden die Lernenden gebeten, ihre Ergebnisse auf die Tafel zu übertragen. Nun werden für die einzelnen Aspekte Rückfragen gestellt, die wie folgt lauten könnten:

- Woher wisst ihr das?
- Kennt ihr auch Paare, bei denen es anders ist, und wenn ja, wie ist es da?
- Könnten die Vorteile ggf. auch Nachteile sein und umgekehrt?
- Kann man sich seine Lebensform gänzlich selbst aussuchen?

Tab. 6: Arbeitsblatt: Lebensformen im Vergleich

	Vorteil der Lebensform	Nachteil der Lebensform	Vorurteil über die Lebensform
heterosexuelle Frauen			
bisexuelle Frauen			
lesbische Frauen			
Trans-Personen			
Inter-Personen			
schwule Männer			
bisexuelle Männer			
heterosexuelle Männer			

7.4.3 Behindertenhilfe

Da Behinderung nicht gleich Behinderung ist und auch innerhalb der jeweiligen Unterkategorien (körperliche/geistige/Mehrfachbehinderung) die Menschen auch in ihrer jeweiligen Behinderung höchst individuell sind, gilt es, die nachfolgend beschriebenen Bausteine individuell an die Klient_innen anzupassen.

Baustein I: Körperbilder erfassen

- **Zielsetzung:** Die Teilnehmenden nehmen ihren Körper wahr.
- **Zielgruppe:** 5–99+
- **Zeitfaktor:** 90 Minuten – offenes Ende
- **Materialien:** Stifte, Papierrolle, Klebeband
- **Räumlichkeiten:** Gruppenraum/Klassenzimmer

Durchführung: Auf den Boden werden körpergroße Papierbögen gelegt und mithilfe von Klebeband fixiert. Die Teilnehmenden gehen zu zweit zusammen. Jeweils eine Person legt sich auf den Papierbogen, und die andere zeichnet deren Umriss auf das Papier.

Reflexion: Im Anschluss wird die Übung reflektiert, folgende Fragestellungen können dabei hilfreich sein:

- Was habe ich gefühlt, während ich gemalt habe? Warum?
- Was habe ich gefühlt, als ich gemalt wurde? Warum?
- Welche Gedanken habe ich, wenn ich meinen Umriss betrachte?
- Was hat mir gut an der Methode gefallen/was hat mich gestört?

Baustein II: Grün – Rot – Gelb – Anfassen erlaubt

- **Zielsetzung:** Die Teilnehmenden nehmen ihren Körper wahr und zeigen auf, wo sie angefasst werden wollen und wo nicht.
- **Zielgruppe:** 5–99+
- **Zeitfaktor:** 90 Minuten – offenes Ende
- **Materialien:** Stifte, Papierrolle, Klebeband, rote, grüne und gelbe Stifte
- **Räumlichkeiten:** Gruppenraum/Klassenzimmer

Durchführung: Auf den Boden werden körpergroße Papierbögen gelegt und mithilfe von Klebeband fixiert. Die Teilnehmenden gehen zu zweit zusammen. Jeweils eine Person legt sich auf den Papierbogen, und die andere zeichnet deren Umriss auf das Papier. Anschließend malen die Teilnehmenden in ihrem eigenen Umriss jene Körperpartien mit rot an, an denen sie von Fremden *nicht* angefasst werden wollen. Die Körperpartien, die einzelne Menschen anfassen dürfen, werden gelb markiert und grün jene Areale, die unverfänglich von allen Menschen angefasst werden dürfen.

Reflexion: Am Ende der Übung reflektieren die Teilnehmenden. Folgende Fragestellungen können dabei hilfreich sein:

- Wie ging es mir mit der Übung? Was hat mir gefallen, was nicht?
- Wo fiel mir das Anmalen leicht, wo war es schwierig?
- Was mache ich, wenn jemand meinen roten Bereich anfasst?

Baustein III: Geschlechtsorgane modellieren

(angelehnt an AWO 2006)

- **Zielsetzung:** Die Teilnehmenden werden zur Reflexion und Bewusstwerdung eigener Körpervorstellungen animiert.
- **Zielgruppe:** 5–99+
- **Zeitfaktor:** 20 Minuten – offenes Ende
- **Materialien:** Knete, Papp-/Papierbögen als Unterlage, ggf. Namensschilder, Stifte
- **Räumlichkeiten:** Gruppenraum/Klassenzimmer

Durchführung: Die Teilnehmenden erhalten Knetmasse, aus der sie die äußeren männlichen oder weiblichen Geschlechtsorgane kneten sollen. Dabei soll kein Wert auf anatomische Korrektheit gelegt werden, sondern die sinnliche Erfahrung im Vordergrund stehen. Um den spielerischen Aspekt zu betonen, werden lediglich 10 bis 15 Minuten Zeit dafür eingeräumt. Den Objekten können Fantasienamen gegeben werden. Die entstandenen Werke werden anschließend ausgestellt und im Hinblick auf den Gestaltungsprozess besprochen.

7.4.4 Erwachsenenarbeit und sonstige Arbeitsfelder

Auch innerhalb der Erwachsenenarbeit existiert eine Vielzahl verschiedener Settingvarianten, die es zu bedenken gilt, daher können hier lediglich allgemeine Methoden dargestellt werden, die dann individuell angepasst werden müssen.

Baustein I: Standpunkte einnehmen und verteidigen

(angelehnt an Mattfeld/Thiede 2005)

- **Zielsetzung:** Die Teilnehmenden werden befähigt, sich mit verschiedenen Standpunkten zum Themenfeld Sexualität auseinanderzusetzen, und ihre Argumentationsfähigkeit wird gestärkt.
- **Zielgruppe:** 15–99+
- **Zeitfaktor:** 20 Minuten – offenes Ende
- **Materialien:** Arbeitsaufträge zu den verschiedenen Standpunkten
- **Räumlichkeiten:** Gruppenraum

Durchführung: Die Leitungsperson verteilt vier Blätter im Raum (am besten in den jeweiligen Ecken), auf denen jeweils eine Aussage steht, und fordert die Teilnehmenden auf, sich eine Aussage auszusuchen und sich dieser zuzuordnen. Dabei ist es unerheblich, ob die Teilnehmenden dieser Aussage tatsächlich zustimmen würden oder nicht. Innerhalb ihrer jeweiligen Gruppen überlegen sich die Teilnehmenden gemeinsam vier Argumente, die sie für ihr jeweiliges Statement vorbringen können. Anschließend werden die jeweiligen Argumente der Reihe nach vorgetragen. Mögliche Aussagen könnten sein:

- Eine anständige Muslima geht als Jungfrau in die Ehe.
- Frauen haben von Natur aus weniger Interesse an Sex.
- Jungen sollten frühzeitig sexuelle Erfahrungen machen, damit sie ihren Partnerinnen etwas beibringen können.
- Homosexualität ist eine therapiebare Krankheit.
- Homosexualität ist nicht gottgewollt.
- Homosexualität ist anerzogen.
- Abtreibung ist Mord.
- Da Frauen schwanger werden können, sollten sie sich um die Verhütung kümmern.

Nachdem eine Gruppe ihre Argumente für ein Statement vorgetragen hat, sollen die anderen Teilnehmenden Argumente dagegen finden – es darf diskutiert werden.

Reflexion: Im Anschluss an den Austausch kommen die Teilnehmenden in einem Stuhlkreis zusammen und reflektieren die Übung. Folgende Fragestellungen können dabei hilfreich sein:

- Weshalb habe ich mich für dieses Statement entschieden?
- Es fiel mir leicht / schwer Argumente zu finden, weil...
- Folgende Argumente waren neu für mich....

Baustein II: Vom kleinen Unterschied

(angelehnt an Behrens et al. 1999)

- **Zielsetzung:** Die Teilnehmenden werden sensibilisiert für unterschiedliche Wahrnehmung und Bewertungen von Paarkonstellationen.
- **Zielgruppe:** 15–99+
- **Zeitfaktor:** 60 Minuten – offenes Ende
- **Materialien:** keine
- **Räumlichkeiten:** Gruppenraum

Durchführung: Zunächst werden freiwillige Paare gebildet, jeweils bestehend aus zwei Frauen, zwei Männern oder einem Mann und einer Frau. Die Paare bekommen nacheinander folgende Aufgabestellungen, die sie vor der Gruppe darstellen sollen:

- Geht händchenhaltend durch den Raum.
- Geht Arm in Arm durch den Raum.
- Eine Person setzt sich auf den Schoß der anderen.

Reflexion: Im Anschluss wird die Übung reflektiert. Folgende Reflexionsfragen können hilfreich sein:

- Welche Situation empfand ich als angenehm? Warum?
- Welche Situation war mir unangenehm? Warum?
- Was hat mich gestört? Warum?

Bücher / Materialien:

Tuider, E. et al. (2012): Sexualpädagogik der Vielfalt: Praxismethoden zu Identitäten, Beziehungen, Körper und Prävention für Schule und Jugendarbeit. Juventa, Weinheim

Adams, S. (2016): Sensis-Karten Liebe, Partnerschaft & Sexualität: Impulsfragen für Schule und Jugendarbeit. Don Bosco Medien, München

Renz, M. (2017): Sexualpädagogik in interkulturellen Gruppen: Infos, Methoden und Arbeitsblätter. Verlag an der Ruhr, Mülheim / Ruhr

Bundesvereinigung Lebenshilfe (2014): Sexualpädagogische Materialien für die Arbeit mit geistig behinderten Menschen. Juventa, Weinheim

Ganguly, M. (2003): Ganz normal anders – lesbisch, schwul, bi. Lebenskundesonderheft zur Integration gleichgeschlechtlicher Lebensweisen. Ein Reader zur Ergänzung vorhandener Unterrichtsinhalte mit Theoriehintergrund und Praxisbeispielen. Humanistischer Verband Deutschland, Berlin

Internetadressen

Sexualerziehung – Methoden für die Unterrichtsgestaltung. Sekundarstufe 1: https: / / bildungsserver.hamburg.de / contentblob / 3854614 / d9005cb5f5f4cdd242e03fb190038663d / data / pdf-methodenreader-sexualerziehung-n.pdf

Homosexualität – Ein Thema für Jugendhilfe und Schule: www.soziales.bremen.de / sixcms / media.php / 13 / Brosch %FCre %20Homosexualit %E4t.pdf

Liebesleben – Methodenfinder: www.liebesleben.de / fachkraefte / sexualaufklaerung-und-praeventionsarbeit / methodenfinder /

schule.loveline.de. Kostenlose Angebote zur Sexualerziehung in der Schule: https: / / schule.loveline.de / index.php?id=18

Wegweiser für die Praxis in der Prävention von HIV, AIDS und sexuell übertragbaren Infektionen bei Jugendlichen – Projekt Youthwork: www.aidshilfe-hamburg.de / fileadmin / media / images / Seiten / Youthwork / 130613_Wegweiser.pdf

Erste allgemeine Verunsicherung – Sexualpädagogik in der KjG. https: / / kjg.de / fileadmin / user_upload / kjgfolder / was_wir_tun / bildung / sexualpaedagogik / 2012-02-02_kjg_sexualpaed_arbeitshilfe_Aufl2_web.pdf

8 Sexualethik

Die eigentliche Grundfrage der Ethik ist immer jene nach dem „guten Leben". Was gutes Leben ist, ist im westlichen Konzept der Individualität immer an einzelne Subjekte gebunden. Dennoch bestimmen Menschen aufgrund identischer physiologischer und psychologischer Bedingungen grundlegende Aspekte, die das Leben bereithalten muss, damit ein gutes Leben möglich wird. Dies betrifft vor allem die Befriedigung der Grundbedürfnisse, wie sie in der Bedürfnispyramide nach Maslow zusammengefasst sind (Maslow 1981). Im Kontext der ethischen Bewertung von Sexualität hat lange Zeit die Kirche als moralische Institution geherrscht und herrscht in Teilen der Welt bis heute als solche. Wie weit der Einfluss dieser Institution geht, lässt sich besonders gut am Diskurs um die „Ehe für alle" verfolgen und daran ablesen, welche Haltung die katholische Kirche dazu in der Vergangenheit und Gegenwart eingenommen hat.

Dessen ungeachtet, ist die Frage des guten Lebens immer auch an Sexualität und ihre mannigfaltigen Erscheinungsformen gekoppelt. Soziale Arbeit wird mit schwierigen Herausforderungen konfrontiert, wenn ihre Klient_innen in einem Spannungsfeld zwischen Ethik und Sexualität agieren. Ohne Anspruch auf Vollständigkeit und einfache Lösungen werden in diesem Kapitel mögliche Herausforderungen und für Sozialpädagog_innen notwendige Abwägungsentscheidungen aufgezeigt. Die anhängigen Reflexionsfragen sollen die im Feld Tätigen dazu anregen, sich mit ihrer eigenen Arbeitshaltung kritisch auseinandersetzen.

8.1 Prostitution

Bereits die Definition von stellt ein Problem dar, weil Prostitution keine homogene Masse ist, wie es der Begriff eventuell suggerieren mag. Das Feld reicht vom Straßenstrich bis zum Sado-Maso-Studio, vom Escort-Service bis zum Sugargirl_boy. In diesem Kapitel wird ausschließlich von weiblich-heterosexueller Prostitution die Rede sein. Der kleinste gemeinsame Nenner der Prostitution kann mit Paulus formuliert werden als das „Anbieten des eigenen Körpers zur sexuellen Befriedigung anderer Personen gegen materielle Entlohnung" (Paulus 2016, 5).

Tempelprostitution im Altertum

Prostitution hat als soziales Phänomen eine lange Tradition, die sich im Laufe der Jahrhunderte verändert hat. So liegen erste Überlieferungen aus Babylon vor, wo Prostitution als heiliger Akt der Göttin Ischtar gewidmet war (Ringdal 2006). Damit erfüllte Prostitution sowohl ein spirituelles als auch ein soziales Bedürfnis. Eltern, die sich keine Ausbildung für ihre Töchter leisten konnten, konnten diese an den Tempel schicken und davon ausgehen, dass sie durch die Priester_innen ausgebildet wurden. „Die jungen Mädchen [..] wuschen und pflegten die Gottheit. Wenn sie älter waren, mussten sie singen und tanzen und konnten an Männer verliehen werden, die im Tempel auf sie aufmerksam geworden waren“ (Ringdal 2006, 16).

An dieser Tempelprostitution wird zugleich auch eine Hierarchisierung deutlich, die bis in die Gegenwart Fortbestand hat. An oberster Stelle standen die Priesterinnen, denen es vorbehalten war, mit der Gottheit und Königen Geschlechtsverkehr zu betreiben und mit ihnen die „Heilige Hochzeit“ zu vollziehen, ein Ritual zum Schutz des Königs, seiner Herrschaft und seines Königreichs (Ringdal 2006). Darauf folgten die Tempelmädchen, die mit ihrem Körper als göttliches Instrument dem Tempel und der Gottheit dienten, und zuletzt die Frauen, die den Tempel in seiner Funktion als Lebensmittelpunkt der Gesellschaft nutzten und sich vor ihm verkauften (Goergens 2019).

Prostitution in der Antike

Ebenso unterschied das klassische Griechenland um 500 v.Chr. zwischen verschiedenen Schichten innerhalb des Prostitutionsgewerbes: An unterster Stelle standen die Deiktriden, die „ausgestellten Mädchen“, welche an Straßen oder in den Hauseingängen der Bordelle standen, in denen sie lebten. Zumeist handelte es sich um Sklavinnen (Goergens 2019). Ihnen war es tagsüber verboten, sich in der Öffentlichkeit zu zeigen, da es respektablen Frauen nicht zuzumuten sei, sich mit derlei Personen auseinandersetzen zu müssen. Ihre Situation ähnelte den heutigen Armuts- und Beschaffungsprostituierten, jedoch hatten Deiktriden als Sklavinnen keinerlei Entscheidungsfreiheit über ihr Schicksal (Goergens 2019).

Die Auletriden hingegen waren „freie Frauen mit besonderen Fertigkeiten“, welche nackt oder in durchsichtigen Gewändern Männer mit Gesang, Tanz und anderen Kunststücken unterhielten. Im Gegensatz zu den Deiktriden waren sie gesamtgesellschaftlich geachtet und anerkannt und konnten mit ihrer „Kunst“ viel Geld verdienen. Im Vergleich mit der Gegenwart wären diese Frauen heute im Bereich des Striptease anzusiedeln.

Die höchste Stufe der Prostitution im klassischen Griechenland bildeten die Begleiterinnen bzw. Hetären. Diese waren ehemalige Sklavinnen, welche in der heutigen Zeit den sogenannten Luxus-Escorts entsprechen würden (Goergens 2019). Diese Frauen könnten als „erste freie Frauen“ der Welt gelten (Ringdal 2006). So entstammten ihre Kunden zumeist der Athener Oberschicht, sie selbst waren zumeist gebildet, eloquent und pflegten durch den Kundenkontakt meist sehr gute politische Verbindungen. Goergens führt dazu weiter aus:

> *„Am Beispiel der Hetären wird sehr deutlich, dass Prostitution für Frauen durchaus als Mittel zum gesellschaftlichen und finanziellen Aufstieg genutzt werden konnte. Durch das Anbieten des eigenen Körpers und Intellekts konnten Frauen, die ehemalig Sklavinnen waren, zu Gefährtinnen der großen Politiker und Philosophen werden und so in die Geschichte eingehen“ (Goergens 2019, 10f.).*

> **!** **Die Beurteilung der Prostitution ist historisch und kulturell stark unterschiedlich, allerdings weisen alle bislang erforschten Kulturen Formen der Prostitution auf. Demnach kann davon ausgegangen werden, dass Prostitution ein kulturübergreifendes Phänomen darstellt.**

Prostitution mit Mittelalter

Für das Mittelalter lässt sich allgemein konstatieren, dass zwar einerseits kirchliche Dogmen eine klare Haltung zu Ungunsten von Prostituierten formulierten, in der gelebten Alltagspraxis allerdings nicht ausschließlich negative Bewertungen mit der Prostitution verbunden waren. Diese Uneindeutigkeit ist den unterschiedlichen Sexualzuschreibungen jener Zeit zu verdanken, die einerseits den Männern frühe sexuelle Erfahrungen zubilligten, andererseits aber gerade jungen Frauen der Oberschicht untersagten, ihren geschlechtlichen Trieben vor der Ehe nachzugehen. Einen Ausweg aus diesem Dilemma bot das Konstrukt der „Dirne“.

Dirnen waren zumeist Frauen aus der unteren sozialen Schicht, für welche die Gebote der Enthaltsamkeit keine Geltung besaßen. Daher konnten sich diese Frauen ohne größere Stigmatisierung zunächst frei auf der Straße prostituieren, im Spätmittelalter dann auch in sogenannten ‚Frauenhäusern‘ (Ringdal 2006). Deren Aufkommen veränderte das Gewerbe nachhaltig. Man unterschied nun zwischen der fahrenden Dirne und der sesshaften Dirne (im Sinne von Bordellzugehörigkeit). Diese Differenzierung des Gewerbes wurde einerseits kritisch beäugt im Sinne eines „Sittenverfalls", andererseits wurde sie z. B. durch die Dominikaner legitimiert. Sie sahen die Huren als wichtigste Instanz zur Aufrechterhaltung sittlichen Ordnung an, da diese „gefallenen Mädchen" bereit seien, erhabene Frauen vor sexuellen Übergriffen zu schützen (Schrader 2013).

Die mittlerweile etablierten Frauenhäuser unterlagen ab dem 15. Jahrhundert – wenngleich regional unterschiedlich – strengen Auflagen. So mussten die Frauen dieser Häuser gut gekleidet, gepflegt und gesund sein. Die Betreiber der Häuser entrichteten hohe Steuern an die jeweiligen Städte und Gemeinden. Einerseits boten diese Orte den Frauen Schutz und Sicherheit, anderseits war es ihnen zumeist durch die Betreibenden untersagt, sich außerhalb des Gebäudes aufzuhalten, sodass die Arbeit in diesen Häusern der Arbeit in einem Gefängnis ähnlich war (Goergens 2019).

Prostitution in der Neuzeit

Im Deutschen Kaiserreich, das 1871 gegründet wurde, veränderten sich die Bedingungen für Sexarbeiter_innen erneut nachhaltig. Die Einführung der Sittenpolizei stellte eine weitreichende Veränderung der Lebenssituation der Prostituierten dar. Auch die Festlegung klarer Distrikte, in denen der Prostitution nachgegangen werden durfte, ist überliefert (Schmitter 2004).

In der Gegenwart bewegt sich die Diskussion zwischen den beiden Polen Zwangsprostitution und Sexarbeit, wobei Letztere als gleichwertiges, vertraglich geregeltes Tun mindestens zweier Personen aufgefasst wird. Diese Differenzierung ist auch bei der Bewertung von umstrittenen gesetzlichen Grundlagen wie dem Prostitutionsschutzgesetz zu berücksichtigen. Letztlich bleibt die folgende Aussage Schraders ein zentrales Anliegen an Sozialarbeiter_innen:

> *„Eine Gesellschaft, die sich im Sinne der Opfer von Ausbeutung und Misshandlungen einmischen will, muss diese Menschen in jeder Situation als Subjekte ernst nehmen und stärken. Es ist der rechtlose Status illegalisierter Sexarbeiterinnen und nicht die Sexarbeit, die das Verbrechen befördern." (Schrader 2015, 58)*

Daher stellen sich vorrangig ethisch-reflexive Fragen für Sozialarbeiter_innen, die bei der eigenen Positionierung zu diesem Thema hilfreich sein können:

- Was verstehe ich unter Prostitution?
- Wie lässt sich Prostitution differenzieren (sowohl in Bezug auf Geschlecht als auch hinsichtlich ihrer Erscheinungsformen)?

- Was bedeutet Freiwilligkeit?
- Was ist (gute) Arbeit?
- Unter welchen Bedingungen kann gute Arbeit gelingen?
- Sind Sexarbeiter_innen für mich „gefallene" Menschen?
- Habe ich das Recht, mich in das Leben Dritter einzumischen, und wenn ja, unter welchen Bedingungen?
- Welche Haltung habe ich zur Sexualität?
- Ist Ehe auch eine Form der Prostitution, wenn dort gemeinsame Geldleistungen erbracht werden und es ggf. ungleiche Einkünfte bzw. finanzielle Potenzen gibt?

8.2 Umgang mit Sexualstraftäter_innen

Die Frage nach einem angemessenen Umgang mit Sexualstraftäter_innen ist äußerst heikel, da mit dieser Frage immer die Belange Dritter (der Opfer) stellvertretend mit verhandelt werden. Immer schwingt die Frage nach deren gutem Leben nach einer Erfahrung von Entwürdigung und Viktimisierung mit. Zugleich ist in einer Gesellschaft, die sich als demokratisch, human und rechtsstaatlich begreift, die Frage zu stellen, was mit den Täter_innen passiert. Dabei sind unter anderem auch die Soziale Arbeit und die Psychologie gefordert, zu unterscheiden, ob es sich um eine sadistisch-menschenunwürdige Perversion oder um eine Krankheit handelt. Die Beantwortung dieser Frage hat Einfluss auf die Beurteilung einer Sexualstraftat und auf die daraus resultierenden Konsequenzen.

Straftaten gegen die sexuelle Selbstbestimmung

Wie in Kap. 9 noch deutlich werden wird, sind Menschen, die Taten gegen die sexuelle Selbstbestimmung begehen, zwar mehrheitlich männlich, aber eben nicht ausschließlich. Der Umstand, dass über weibliche Täterinnen so wenig bekannt ist, ist auch der bislang nur marginalen Forschung in diesem Bereich geschuldet, dies gilt es sehr deutlich zu betonen! Dennoch sind statistisch gesehen die meisten Menschen, die sexualisierte Gewalt ausüben, männlich. Allgemein wird männliche Sexualität auch theoretisch eher als problematisch diskutiert:

> *„Über männliche Sexualität gibt es viele Mythen. Der vielleicht größte ist, dass sie einfach und allgemein bekannt sei. Assoziiert werden mit männlicher Sexualität im heterosexuell feministischen Geschlechterdiskurs häufig sexu-*

elle Gewalt, Pornographie, Prostitution und andere hochgradig problematische Erscheinungsformen." (Walter 2006, 100).

Allerdings ist zu betonen, dass sexualisierte Gewalt nicht mit Sexualität gleichgesetzt werden kann, sondern in erster Linie eine Form von Gewalt darstellt. Diese Ausgangslage macht es auch theoretisch nicht einfacher, ein so komplexes und emotional aufgeladenes Themenfeld zu betrachten. Sofern der Weg der Psychologie beschritten wird, drängt sich sofort sich die Frage nach gesunder vs. ungesunder Sexualität auf. Diese Betrachtungsweise an sich ist prinzipiell zu problematisieren, da hier eine schwarz-weiße Darstellung von Sexualität mit einer Tendenz zur Pathologisierung einhergeht. Ungeachtet dessen wird an dieser Stelle zunächst die psychologische Sichtweise dargestellt, um später reflexiv darauf eingehen zu können. In der ICD (International Classification of Diseases) werden gegenwärtig drei Teilaspekte unterschieden:

- sexuelle Funktionsstörungen (z.B. Impotenz)
- Störungen der Sexualpräferenz (Paraphilien)
- Störung der Geschlechtsidentität (Transsexualismus) (Lang 2009).

Demnach fallen etwa Menschen, die Straftaten gegen die sexuelle Selbstbestimmung von Kindern begehen (pädophile Persönlichkeiten) unter die Kategorie „Störungen der Sexualpräferenz". Bei der pädophilen Persönlichkeit hat sich eine Fixierung und damit eine Form der sexuellen Orientierung auf Kinder im erwachsenen Menschen verfestigt. Problematisch an dieser Perspektive ist, dass nicht alle Sexualstraftäter_innen pädophil sind. Allerdings lassen sich die Herausforderungen im Umgang mit Sexualstraftäter_innen am Beispiel der Pädophilie am besten verdeutlichen; sie wird daher hier besonders in den Fokus genommen.

Das Hauptproblem der Divergenz zwischen juristischer und psychologischer Lesart von Störungen der Sexualpräferenz ist, dass „der Sexualstraftäter" gar nicht in der ICD auftaucht und daher nicht diagnostizierbar ist. Eine Verurteilung wegen einer Straftat gegen die sexuelle Selbstbestimmung stellt an sich deshalb noch keine Indikation für eine Therapie dar, wenngleich diese im Falle von pädophilen Neigungen angezeigt wäre (Schaser/Stierle 2005).

Sexualstraftäter und der Strafvollzug

Da in den wenigsten Fällen zuerst geprüft wird, ob es sich bei Taten gegen die sexuelle Selbstbestimmung um Täter_innen mit pädophilen Neigungen handelt, werden die meisten Täter_innen der Justiz zugeführt. Dies führt paradoxerweise dazu, dass verurteilte Täter_innen durch die Bestrafung nun ihrerseits zu „Betroffenen“ werden. Innerhalb des Justizvollzugs herrschen unter den Inhaftierten klare Machtstrukturen. So werden jene Täter_innen besonders hoch geachtet, die Taten gegen die Polizei oder Eigentumsdelikte begangen haben. Am unteren Ende der Hierarchie sind jene Straftäter_innen angesiedelt, die sich sexualisierter Gewalt schuldig gemacht haben (Peters 2002). Auch der Umgang des Justizvollzugspersonals passt sich dieser hierarchisierten Negativbewertung durchaus an.

Die genannten Umstände stellen eine besondere Herausforderung der Sozialen Arbeit im Justizwesen dar. In Anlehnung an die International Federation of Social Workers (IFSW) wird Soziale Arbeit wie folgt definiert:

> *„Soziale Arbeit fördert [...] gesellschaftliche Veränderungen, soziale Entwicklungen und den sozialen Zusammenhalt sowie die Stärkung der Autonomie und Selbstbestimmung von Menschen. Die Prinzipien sozialer Gerechtigkeit, die Menschenrechte, die gemeinsame Verantwortung und die Achtung der Vielfalt bilden die Grundlage der Sozialen Arbeit. [...] Soziale Arbeit befähigt und ermutigt Menschen so, dass sie die Herausforderungen des Lebens bewältigen und das Wohlergehen verbessern [...]“ (dbsh 2019).*

Demnach hat die Soziale Arbeit den Auftrag, gesellschaftliche Verhältnisse zu verändern und zur Stärkung der Rechte Einzelner beizutragen. Wenn der Umstand anerkannt wird, dass es sich bei Pädophilie um eine Erkrankung handelt, dann ist der Sozialstaat nach Artikel 20 Grundgesetz (GG) verpflichtet, Hilfeleistungen zu erbringen, diese wiederum werden dann nach Maßgabe der Problemstellung durch Sozialarbeiter_innen und Psycholog_innen erbracht. Da aber die bloße Behandlung nicht einer ganzheitlichen Betrachtung der Problemstellung gerecht wird, ist hierin die Aufgabe der Sozialen Arbeit begründet, auch öffentlich wirksame Veränderungen in der Gesamtgesellschaft zu erwirken.

Strafvollzug: Verwahrung versus Resozialisierung

Wird der öffentliche Diskurs über Sexualstraftäter genauer betrachtet, so zeigt sich eine Tendenz sehr deutlich. Am 8. Juli 2001 erschien in der „Bild am Sonntag“ ein Interview mit einem damals sehr bekannten deutschen Politiker, der den Satz sagte: „Ich komme mehr und mehr zu der Auffassung, dass erwachsene Männer, die sich an kleinen Mädchen vergehen, nicht therapierbar sind. Deswegen kann es nur eine Lösung geben: Wegschließen für immer“. Damit wurde eine einfache, für jedermann verständliche rechtspolitische und legislative Handlungsmaxime formuliert, die bereits seit Mitte der 1990er Jahre medial vermittelt als Wunsch und Bedürfnis der breiten Öffentlichkeit dargestellt wurde: Die staatliche Gewährleistung von Schutz vor gefährlichen Sexualstraftätern (Kammeier 2012, 56).

Das Interviewzitat macht deutlich, dass für Sexualstraftäter_innen der geschlossene Strafvollzug als einzig wirksame Maßnahme angesehen wird. „Man kann den Eindruck bekommen, die Öffentlichkeit schreibe dem Gefängnis geradezu magische Fähigkeiten zu: Es bringe Straftäter zum Verschwinden, gerade so, als sei der Knast ein Zauberhut" (Maelicke 2015, 28).

Diese Idee der allumfassenden Macht der Justiz geht, gemessen an ihren Erfolgen, völlig an der Realität vorbei, und auch durchgängige Therapie bietet keinen allumfassenden Schutz vor Menschen mit pädophilen Neigungen. Allerdings sind die gezielte Auseinandersetzung mit den eigenen Taten und die therapeutische Erarbeitung von Beherrschungsstrategien gegen den eigenen Sexualtrieb nachhaltiger als eine kurzzeitige „Verwahrung" in der Justizvollzugsanstalt. Darüber hinaus ist unter verfassungsrechtlichen Gesichtspunkten jede Einschränkung der Freiheitsrechte – und damit auch das Einsperren in einer Justizvollzugsanstalt – nur schwer zu legitimieren. Der Strafvollzug muss demnach immer auf Resozialisation ausgerichtet und unter Berücksichtigung der Schutzinteressen der Allgemeinheit so kurz und so offen wie möglich sein (Cornel 2009).

Wenn dem Prinzip der Menschenwürde Vorrang gegenüber der reinen Bestrafung eingeräumt wird, bedeutet dies, Räume und Zugänge zu schaffen, die es Täter_innen ermöglichen, sich konsequent mit ihren Taten auseinanderzusetzen. Eine mögliche Option stellen sozialtherapeutische Anstalten dar. Demnach können Sexualstraftäter_innen mit einer Verurteilung von mehr als zwei Jahren Freiheitsstrafe in eine soziotherapeutische Einrichtung des Regelvollzugs kommen (Köhler 2009).

Der Präventionsauftrag der Sozialen Arbeit

In Bezug auf Personen, die aufgrund ihrer sexuellen Neigungen potenziell anfällig für Straftaten, aber noch nicht strafrechtlich in Erscheinung getreten sind, stellt sich die Frage, wie Soziale Arbeit hier primärpräventiv handeln kann. Eine mögliche Antwort bietet das Projekt „Kein Täter werden", das sich aktiv an Menschen mit pädophilen Neigungen wendet und ihnen Therapieoptionen anbietet, mit dem Ziel, ihnen ein zufriedenes Leben ohne Straftaten zu ermöglichen.

Bei aller differenzierten Betrachtung des Phänomens Pädophilie muss eines klar bleiben: Täter_innen sind Täter_innen, sie nutzen gezielt ihre Vormachtstellung gegenüber Schwächeren zu ihrer Befriedigung aus. Dies ist nicht nur im juristischen Verständnis eine Straftat gegen die sexuelle Selbstbestimmung des Menschen, es ist auch Verstoß gegen die verbrieften Menschenrechte. Die Bewertung des Einzelfalls darf sich aber in einem demokratischen Staat nicht ausschließlich auf die Verhandlung von Gefängnisstrafen beschränken. Vielmehr gilt es, die Diskussion um diese Straftaten offener und differenzierter zu führen, als der aktuelle öffentliche Diskurs es nahelegt. Kolleg_innen, die sich in diesem Arbeitsfeld engagieren wollen, sollten sich mindestens folgende Reflexionsfragen stellen:

- Wie stehe ich zur Sexualität
- Was ist für mich eine Grenzüberschreitung?
- Welches Bild habe ich von männlichen, welches von weiblichen Täter_innen?
- Welche Vorstellungen habe ich von Sexualtherapie?
- Welches Wissen rund um Sexualität und sexuelle Gewalt muss ich mir aneignen, um angemessen meiner Arbeit nachgehen zu können?
- Wie gehe ich mit Parolen um („Denen gehört allen der Schwanz abgeschnitten“)?
- Welche Emotionen wecken die Opfer bei mir, und warum?
- Welche Emotionen wecken die Täter_innen bei mir, und warum?
- Wie gehe ich mit meinem spezifischen Job in der Öffentlichkeit/bei Freunden und in der Familie um?

8.3 Veränderte Liebes- und Lebensbeziehungen

Alles befindet sich im Wandel, so natürlich auch menschliche Beziehungen. Mit diesem Thema sind vor allem Kolleg_innen aus Ehe-, Familien-, und Lebensberatung täglich konfrontiert. Beziehungsfragen sind existenzielle Fragen, die unter Umständen ganze Familien betreffen.

Sexuelle Revolutionen

In den vergangenen Jahrzehnten hat sich das Liebes-, Paar- und Sexualleben der Deutschen nachhaltig verändert, so stark, dass Sigusch von „neosexueller Revolution“ spricht (Sigusch 2005). Zentrales Merkmal dieser neosexuellen Revolution ist die leise und heimliche Zerlegung der alten Sexualität und deren Neukonstruktion. Nicht mehr die Lust, die noch in den 1960er und 1970er Jahren eine politisch aufgeladene Bedeutung hatte, ist die alleinig tragende Säule. Heute sind Fragen der Geschlechterdifferenzierungen und deren Vielfalt zentral. Dies ist umso bemerkenswerter, als der Sexualbegriff, wie wir ihn auch gegenwärtig verwenden, erst im 19. Jahrhundert verwendet wurde (s. Kap. 1.1).

Erst mit der flächendeckenden Ausbreitung von materiellem Wohlstand am Ende des 19. Jahrhunderts „fiel die sexuelle Frage mit der Frage nach dem Sinn des Lebens, nach Glück und Leidenschaft, nach erregter Harmonie, nach dem Verhältnis von Mensch zu Mensch als einem menschlichen Grundbedürfnis zusammen" (Sigusch 2005, 9). Dies wiederum ist an die Ideen der Aufklärung und die daraus folgenden Revolutionen (insbesondere die Französische Revolution) gebunden, da hier der Mensch (und damit erstmals auch die Frau) erst als einzelnes Subjekt mit Menschenrechten versehen wird.

Allgemein gilt, dass die sexuellen Revolutionen zumeist leise, langsam und subversiv beginnen, wenngleich „die meisten Menschen davon überzeugt [sind], dass die Sexualität etwas Einheitliches, Unveränderbares sei" (Sigusch 2005, 9). Dass dies nicht der Fall ist, zeigt sich darin, dass sexuelle Praktiken wie bspw. Cunnilingus oder Fellatio von Freud noch als Perversion eingestuft wurden (Freud 2010), während sie heute ganz selbstverständlich praktiziert werden.

Für die Gegenwart kann allerdings unter aller Rücksichtnahme auf die Diversität von Sexualitäten immer noch gesagt werden, dass diese mit Beharrlichkeit verbunden sind:

> *„Weil das sexuelle Begehren beharrlich nach einem Objekt verlangt, sich also immer auf etwas richtet, was sich außerhalb befindet, bilden sich auch die Vorstellungen von Sexualität über Relationen, die diese eingeht, aus und um. Folglich sind in den Begriff von Sexualität allemal die Beziehungen zu etwas eingeschlossen, was nicht unmittelbar sexuell ist" (Dannecker 2005, 40).*

Generationale Unterschiede und Gemeinsamkeiten

Die Erweiterungen des Sexualbegriffs sowohl um Geschlechterdifferenz als auch um Beziehungsdifferenz sind immer wieder Thema in beraterisch-therapeutische Settings. Dass hier sehr unterschiedliche generationale Themenschwerpunkte liegen, verwundert nicht. Die Kinder der Nach-1968er-Generation sind anders mit Sexualität aufgewachsen als die Generation zuvor. Dies wird in Generationenuntersuchungen besonders deutlich:

> *„Einer der größten und augenfälligsten Unterschiede der Aussagen zur Bedeutung der Sexualität in den Jahren 1981 und 1996 lässt sich zusammenfassend als Relativierung der Sexualität beschreiben: Sexualität wird 1996 häufiger als eine Erlebnismöglichkeit unter anderen angesehen und mit solch anderen Möglichkeiten gleichgesetzt" (Dekker 2000, 9).*

Dennoch gilt für heterosexuelle Paarkonstellationen weiterhin das Dogma der Monogamie bzw. Paarbeziehung. So ist zwar einerseits mittlerweile die Möglichkeit akzeptiert, Sexualpartner_innen jenseits einer festen Paarbeziehung zu haben. Andererseits wird dies im Vergleich zu festen Paarbeziehungen mit ritualisiertem Geschlechtsverkehr nach wie vor als nicht gleichwertig und gleichermaßen befriedigend klassifiziert. „Dass sexuelle Treue unter Heterosexuellen nach wie vor einen außerordentlich hohen Stellenwert hat, ergänzt das Bild einer in geordneten Bahnen verlaufenden Heterosexualität" (Dannecker 2005, 47). Der Studierendengeneration um die Jahrtausendwende kann unterstellt werden, dass diese prinzipiell Treue weit höher schätzte als ihre Kommiliton_innen fünfzehn Jahre zuvor (Schmidt 2000c).

Aktuelle Herausforderungen

Gegenwärtig sind veränderte Partnerschaftsmodelle wie Polyamorie und Dreiecksbeziehungen häufiger in der beraterisch-therapeutischen Praxis als Konfliktkonstellationen anzutreffen. Diese Veränderungen fordern Sozialarbeitende heraus unter der Fragestellung, was „gutes Leben" ist, und berühren damit die ethische Dimension ihrer Arbeit. Für die sexualberaterische Arbeit sind vor allem folgende Fragen zu stellen (ohne Anspruch auf Vollständigkeit):

- Was ist Partnerschaft für mich?
- Gibt es Unterschiede in Partnerschaften, wenn sie homosexuell oder heterosexuell sind? Oder sind aus meiner Perspektive übergeordnete menschliche Kommunikationsaspekte relevanter als sexuelle Identitäten und deren subkulturelle Verortung?
- Was bedeutet eigentlich Monogamie? Ist hier ausschließlich körperliche Treue gemeint, oder sind eventuell auch Fragen nach spirituell-intellektueller Verbundenheit maßgeblicher für eine „erfolgreiche" Beziehung?
- Kann es im Sinne des guten Lebens sein, Paaren auch deutlich zu sagen, dass eine Trennung/Scheidung sinnvoller sein kann als die Fortsetzung des Zusammenlebens?
- Welche Formen von „Fremdgehen" wären für mich als Beratende_n warum legitim bzw. illegitim?
- Was sind zentrale Aspekte gelungener Partnerschaft für mich als Beratende_n? Müssen diese Aspekte auch für meine Klient_innen maßgeblich sein?

All diese Fragestellungen und die ausgewählten Schlaglichter im Kontext ethischer Fragestellungen zeigen, wie vielseitig und widersprüchlich jenes soziale Konstrukt ist, das in der westlichen Welt als Sexualität bezeichnet wird. Die

Herausforderungen in Bezug auf Sexualität werden auch mit dem Ausbau der Digitalisierung nicht kleiner, wenngleich sie sich verschieben werden. Für Sozialarbeiter_innen lautet die zentrale Fragestellung daher immer: Wie kann es Klient_innen gelingen, selbstbestimmt, in Würde, Anstand und Achtung vor sich selbst und anderen eine ausgewogene, befriedigende Sexualität zu erlangen?

9 Sexualisierte Gewalt

Neben den mannigfaltigen Erscheinungsformen der Sexualität und den daraus resultierenden unterschiedlichen Lebensgestaltungspraxen in verschiedenen Paarkonstellationen hat Sexualität immer auch eine problembehaftete Seite, nämlich die des sexuellen Missbrauchs. Dabei handelt es sich nicht um ein klassisch sexualwissenschaftliches Thema; vielmehr ist die Problematik im Kontext von Macht- und Gewaltdiskursen zu betrachten.

> **!** Sexueller Missbrauch ist immer Gewalt und ist nicht mit dem Begriff der Sexualität zu vermengen.

Weil es sich bei sexuellem Missbrauch um Gewalt handelt, wird in diesem Kapitel konsequent von **Täter_innen und Opfern** gesprochen. Die Mehrzahl der Opfer sind Mädchen und Frauen, die Mehrzahl der Täter sind Männer. Ungeachtet dessen wird in diesem Kapitel auch oftmals der Begriff der Täter_innen verwandt, um deutlich zu machen, dass – wenngleich in der Minderheit – auch Frauen Täterinnen sind und Jungen als Opfer von Gewalt – eben weil sie nur einen geringen Anteil ausmachen – häufig vergessen werden. Die schwerwiegenden Folgen, die ein sexueller Missbrauch haben kann, sind dabei universell und nicht an Geschlechterkategorien gebunden.

> **!** Der Diskurs um sexuellen Missbrauch ist als Gewaltdiskurs zu verstehen, indem Sexualität als Machtmittel gegenüber schwächeren, unterlegenen oder ohnmächtigen Menschen angewandt wird. Dabei sind mehrheitlich Mädchen und junge Frauen Opfer und Männer öfter Täter. Dies darf aber nicht dazu führen, dass Jungen als Opfer marginalisiert werden und damit nicht im Schutzdiskurs berücksichtigt werden.

9.1 Annäherung an den Missbrauchsbegriff

Innerhalb der Forschungsliteratur existiert eine Vielfalt an Begrifflichkeiten, die es insgesamt schwierig machen, eine klare Definition zu erarbeiten. Dies ist vor allem der langen „Tradition" des sexuellen Missbrauchs geschuldet, was sich auch an den jeweiligen Termini ablesen lässt. Diese reichen von „Sexueller Missbrauch"(Hartwig 1992) über „Sexueller Kindesmissbrauch" (Wenninger 1994), „Sexuelle Misshandlung" (Steinhage 1991), bis hin zu „Sexuelle Gewalt" (Glöer / Schmiedeskamp-Böhler 1990).

Die unterschiedlichen Termini deuten sowohl in ihrer Diversität als auch in ihrer zeitlichen Kontextuierung auf einen regen Diskurs in Bezug auf dieses Thema. Auch innerhalb der Forschungsliteratur existieren mittlerweile so viele Begrifflichkeiten für die Beschreibung von sexuellem Missbrauch, dass es für die Forschenden auf diesem Gebiet schwierig wird, die unterschiedlichen Termini inhaltlich fassen zu können. Hinzu kommt, dass sexueller Missbrauch einen mehrdimensionalen Charakter aufweist. Prinzipiell sind zwei definitorische Aspekte voneinander zu differenzieren: ein enger und ein weiter Begriff.

Enger Begriff von sexuellem Missbrauch

Der enge Begriff ist durch das Ziel gekennzeichnet, eine strenge Trennlinie zwischen körperlichen Kontakten und anderen Handlungen herzustellen. Hier erfolgt eine Verengung auf sexuell-mechanische Aspekte wie oralen, analen oder genitalen Geschlechtsverkehr.

Bagley vertritt diese Begrifflichkeit und setzt sich dafür ein, sexuellen Missbrauch möglichst eng zu definieren (Bagley 1995). Viele empirische Forschungsarbeiten stützen sich auf dieses Verständnis von Missbrauch. Dies bietet sich auch deshalb an, weil die Engführung Stichprobenziehungen erleichtert und eine Unterscheidung von Missbrauchs- und Nicht-Missbrauchs-Opfern zulässt (Jud 2014; Bange / Körner 2002; Gahleitner 2000).

Mit diesem Begriffsverständnis wird allerdings der sexuelle Missbrauch ausschließlich auf physische Handlungen reduziert, die mit direktem Körperkontakt zwischen Täter_innen und Opfern einhergehen müssen. Nash et al. setzen für den Missbrauchsbegriff gar die Penetration der Genitalien voraus (Nash et al. 1993), während Bagley auch das Berühren des Brustbereichs einbezieht (Bagley 1995).

Einig sind sich die meisten Autor_innen darin, dass der sexuelle Missbrauch durch das Nicht-Wollen des Opfers gekennzeichnet ist. Auch der Altersunterschied wird häufig herangezogen, um die Machtasymmetrie zwischen erwachsenen Täter_innen und kindlichen Opfern zu verdeutlichen. In der neueren Diskussion wird das Alter als Bezugsgrenze allerdings hinterfragt, da auch im Bereich der Altenarbeit Missbrauch geschieht, wo Pflegende und damit im Sinne des kalendarischen Alters die Jüngeren gegenüber den Älteren übergriffig werden (Willems/Ferring 2013; Hierholzer 2016). Auch im Kontext der sonderpädagogischen Einrichtungen ist die Fokussierung auf das Alter kritisch zu hinterfragen, da dort das Altersspektrum von Kindern bis zu Hochaltrigen reicht.

Der Annahme, ein eng gefasster Missbrauchsbegriff sei zur Generierung empirischer Studien besonders geeignet, steht der Nachteil entgegen, dass dabei eben auch nicht alle Aspekte von sexuellem Missbrauch mit einbezogen werden. Die Reduktion sexuellen Missbrauchs auf rein physische Tatbestände birgt die Gefahr, nicht allen Opfern gerecht zu werden. Das gilt zum Beispiel für Betroffene, die keine genitale Manipulation gegen ihren Willen erfahren haben, aber bspw. gezwungen wurden, bei sexuellen Handlungen zuzuschauen.

Weiter Begriff von sexuellem Missbrauch

Der erweiterte Missbrauchsbegriff geht über physische Übergriffe hinaus. Hierbei werden auch Tatbestände wie verbale/nonverbale Obszönitäten, Belästigungen, Exhibitionismus, Anleitung und Herstellung pornografischen Materials mit eingeschlossen (Doyle-Peters et al. 1986). Amann und Wipplinger führen dahingehend aus:

> *„Der Begriff sexueller Kindesmissbrauch wird hier im weitest möglichen Sinn benutzt und bezeichnet jede sexuelle Aktivität (mit oder ohne Körperkontakt) oder Ausbeutung einer abhängigen Person unter sechzehn Jahren sowie sexuelle Ausbeutung und Übergriffe auf Menschen zwischen sechzehn und achtzehn Jahren. Sowohl außerfamilialer als auch innerfamilialer Missbrauch sind in diese Definition eingeschlossen." (Amann/Wipplinger 1997, 23).*

Gerade für die Beschreibung des sexuellen Missbrauchs ist die weite Begrifflichkeit unerlässlich, damit das Problem nicht ausschließlich auf eine statistische Normgröße reduziert wird.

> **!** Der sexuelle Missbrauchsbegriff ist in seiner Forschungstradition vielfältig beschrieben und terminologisch ausgestaltet worden. Eine zentrale Einteilung lässt sich aber über die Zeit in einen engen und einen weiten Begriff vornehmen, wobei der enge Begriff den Fokus auf den sexuellen Akt legt und der weite Begriff auch verbale/nonverbale Übergriffe einschließt.
> Als sexueller Missbrauch werden demnach alle (sexuellen) Handlungen bezeichnet, die gegen das sexuelle Selbstbestimmungsrecht des Menschen gerichtet sind. Darin sind physische und psychische Grenzüberschreitungen inkludiert.

9.2 Statistik: Hell- und Dunkelfeld

Kapitalistische Gesellschaftsformen tendieren dazu, Zahlen eine besondere Erklärungsstärke zuzusprechen. Bei differenzierter Betrachtung fällt auf, dass gegenwärtig vorhandenes Datenmaterial zum sexuellen Missbrauch nicht widerspruchsfrei ist – vielmehr können erhebliche Differenzen zwischen einzelnen Forschungsdaten attestiert werden. Für aussagekräftige Untersuchungsergebnisse müssen forschungsmethodologisch drei Voraussetzungen erfüllt sein:

- eine begriffsannähernde Falldefinition
- eine Stichprobenziehung
- Darlegung des verwendeten Befragungsinstrumentariums

Alle drei Kriterien sind gegenwärtig noch als problematisch einzustufen, da kaum eine Studie alle drei Aspekte in erforderlicher Tiefe und Breite repräsentieren kann (Ernst 2005; Bange 2004). Aus diesen forschungsmethodologischen Erkenntnissen folgt, dass Studien zum Thema sexualisierte Gewalt besonders kritisch gelesen werden müssen. In der kriminologischen Forschung kommt noch das Problem einer hohen Dunkelziffer hinzu.

Erkenntnisse aus dem Dunkelfeld

Heiliger verweist darauf, dass in einer großen Zahl der Fälle sexualisierte Gewalt erst gar nicht zur Anzeige gebracht werden (Heiliger 2005; Kriminalistisch-Kriminologische Forschungsstelle 2006; Pfeiffer 2012; Treibel et al. 2019). Für die Opfergruppe von Jungen bzw. junger Männer kann auf gut zehn Studien zurückgegriffen werden. Diese kommen zu dem Schluss, dass die Rate der von sexuellem Missbrauch Betroffenen zwischen 4 und 22 % liegt. Der Durchschnittswert liegt bei 5 – 10 % für Jungen und 15 – 20 % für Mädchen (Ernst 2005; Bange 2004).

Besonders bedroht von sexualisierter Gewalt sind Menschen, die sich nicht zur Wehr setzen können oder in einem Abhängigkeitsverhältnis zu Dritten stehen. Dazu zählen vor allem Kinder, Menschen mit Behinderungen (vorrangig kognitiver und sprachlicher Art) und ältere (demenziell erkrankte) Menschen (besonders in Pflegesituationen).

Die Fachhochschule Esslingen befragte via Fragebogen 874 Mitarbeiter_innen von Einrichtungen der Behindertenhilfe zur Sexualerziehung und zur sexualisierten Gewalt. Insgesamt beantworteten 308 Mitarbeiter_innen die Fragebögen. Rund die Hälfte der befragten Einrichtungen machte Angaben zum Themenfeld sexualisierte Gewalt. Dabei wurden 574 Fälle thematisiert. In 443 Fällen waren es weibliche Opfer, in 131 Fällen männliche (Noack / Schmid 1996; Ortland 2008).

Im Jahr 1990 befragten Studierende im Rahmen ihrer Examensarbeiten Sonderschullehrkräfte zum Thema sexualisierte Gewalt. Von 80 % der 20 interviewten Sonderschullehrer_innen wurden Vermutungen geäußert, dass durch die Lehrenden betreute Schüler_innen sexuellem Missbrauch ausgesetzt sein könnten. Es wurden sogar 32 konkrete Fälle benannt(Seligmann 1996).

Aus den Zahlen lässt sich schlussfolgern, dass Menschen mit Behinderungen einer signifikant erhöhten Gefahr ausgesetzt sind, Opfer sexualisierter Gewalt zu werden (Rühling / Kassebrock 2002; Blinkle 2000) und dies aufgrund ihrer Einschränkungen nicht zur Anzeige bringen können.

Auch die vorliegenden Statistiken zum Thema sexualisierte Gewalt können aufgrund des hohen Dunkelfelds nur eine grobe Darstellung der Problematik leisten.

Erkenntnisse aus dem Hellfeld

Im Zusammenhang mit amtlicher Kriminalstatistik wird vor allem mit dem Begriff des Hellfelds gearbeitet. Das Hellfeld umfasst alle zur Anzeige gebrachten Sexualdelikte. Für die Jahre 2000 bis 2005 wurden im Schnitt 17.039 Fälle sexuellen Missbrauchs von Kindern (§ 176, 176a, 176b StGB) und Schutzbefohlenen (§ 174, 174 a-c StGB) erfasst. Für 2019 wurden 13.727 Fälle von sexuellem Missbrauch an Kindern bzw. Schutzbefohlenen erfasst.

Der Anteil von „Straftaten gegen die sexuelle Selbstbestimmung“ beträgt insgesamt 1,3% an der Gesamtkriminalität (Bundeskriminalamt 2000, 2005, 2019).

9.3 Tatumstände

Die Vorstellung von Täter_innen im Zusammenhang mit sexualisierter Gewalt hat sich im Laufe der Zeit stark verändert. Während in den 1990er Jahren noch vom „bösen Mann, der Kinder von der Straße wegholt“ ausgegangen wurde, ist heute bekannt, dass sexualisierte Gewalt vor allem im sozialen Nahraum stattfindet. Die Diskussion um weibliche Täter_innen wird erst in allerjüngster Zeit und auch sehr zaghaft geführt. Dies liegt auch am ungleichen Sexualdiskurs, dem Männer und Frauen (von Queers ganz abgesehen) unterworfen sind und der weibliche Sexualität tendenziell immer noch marginalisiert bzw. mit Passivität gleichsetzt.

Auch der Diskurs um sexualisierte Gewalt in Institutionen wurde lange vernachlässigt. Mit den Missbrauchsskandalen in der Katholischen Kirche im Jahr 2018/2019 wird nun vermehrt auch der Frage nachgegangen, wie institutionelle Machtfaktoren sexualisierte Gewalt innerhalb von Organisationen begünstigen können. Die „me too“-Debatte machte dies auch im beruflichen Kontext sichtbar.

! **Der Diskurs um sexualisierte Gewalt ist historisch-gesellschaftspolitischen Wandlungen und Betrachtungsperspektiven unterworfen. Die Vorstellungen, wie und wo sexualisierte Gewalt stattfinden kann, hat sich im Laufe der Jahre verändert; dazu haben auch Missbrauchsskandale wie derjenige in der Katholischen Kirche beigetragen.**

Sexueller Missbrauch inner- und außerfamiliär: In rund 25% der Fälle geschieht der Missbrauch innerhalb der engsten Familie. Die meisten Fälle (ca. 50%) von sexuellem Missbrauch ereignen sich jedoch im außerfamiliären Nahraum (Unabhängiger Beauftragter für Fragen des sexuellen Kindesmissbrauchs 2018). Dazu zählen z.B. Nachbarn, Pfarrer_innen, Lehrer_innen, Freunde der Familie. Dieser Umstand kommt besonders dann zum Tragen, wenn Menschen Fremdbetreuung erfahren (z.B. in einem Heim). Insgesamt konnte nachgewiesen werden, dass viele Täter_innen in pädagogisch-psychologischen Berufsfeldern tätig sind (Bange 2007; Fegert et al. 2014).

Formen des sexuellen Missbrauchs: Bezogen auf die Formen sexuellen Missbrauchs lässt sich feststellen, dass 30 % der Opfer oraler bzw. analer Penetration ausgesetzt werden und 40 % genitale Manipulationen über sich ergehen lassen mussten (aktionistischer Missbrauch). Rund ein Drittel der Opfer war exhibitionistischen Übergriffen ausgesetzt (Kloiber 2002; Wolf/Esser-Mittag 2002; Egle et al. 2015).

Dauer des Missbrauchs: Vorab kann konstatiert werden, dass es einen Unterschied in der Dauer der sexualisierten Gewalt zwischen Jungen und Mädchen gibt (für Queers liegen noch keine Zahlen vor). Julius und Boehme wiesen nach, dass 50–60 % der von ihnen befragten Jungen „nur" einmal sexualisierten Missbrauch erleiden mussten (Julius/Boehme 1997).

Bezüglich der Dauer des Missbrauchs existiert eine Genderdifferenz, so werden Jungen über eine kürzere Zeit sexuell missbraucht als Mädchen. Romano und De Luca erklären diese Unterschiede damit, dass Mädchen häufiger als Jungen in ihren engsten Sozialisationsräumen (Familie) Opfer sexualisierten Missbrauchs, Jungen hingegen eher Opfer von Dritten werden, die sich tendenziell eher wieder zurückziehen (Romano/De Luca 2001).

> Aus Forschungsergebnissen kann geschlossen werden, dass sexualisierter Missbrauch vorrangig im sozialen Nahraum und in Institutionen, die einen sozialen Nahraum darstellen, stattfinden.

Exkurs: Institutioneller Missbrauch am Beispiel der Katholischen Kirche

Der Missbrauch in Institutionen wie der (katholischen) Kirche zeichnet sich durch eine lange Tradition des Vertuschens, Schweigens und Verharmlosens aus. Dies ist dies soziologisch betrachtet wenig verwunderlich, da die Kirche insgesamt eine Tendenz zur „totalen Institution" besitzt (Goffman 1973). Allerding reicht diese grobkörnige soziologische Erklärung nicht aus, um der Komplexität der Kirche als „Heilsgemeinschaft" wie auch als „Institution" gerecht zu werden. Das besondere an der Institution (katholische) Kirche ist die Verquickung weltlicher Institutionsmechanismen und sakral-spiritueller Grundannahmen über die Welt. Als Institution hat die katholische Kirche weltweit rund 1,2 Milliarden Angehörige in 190 Ländern mit 200.000 Schulen und 1.350 Universitäten sowie hunderttausenden Kindergärten und Kinderheimen, Behindertenwerkstätten, Sozialstationen, Krankenhäusern und Hospizen (DBK 2015).

In ihrer Struktur sind die einzelnen Ortskirchen bzw. Diözesen eigenverantwortlich agierende Teilorganisationen. Daher ist in Bezug auf sexualisierten Missbrauch auch jede Diözese angehalten, eigene Leitlinien sowohl zum Umgang mit Missbrauchsfällen als auch zur Prävention zu erarbeiten. Dies führt letztlich auch dazu, dass der Umgang mit dem Thema sehr unterschiedlich ist (Zollner 2015). Zusammenfassend könnte gesagt werden, dass die Diözesen: „von ihrer Kultur und Mentalität, ihrer Selbst- und Gesellschaftsbilder und ihren Traditionen geprägt [sind]“ (Hallay-Witte/Janssen 2016, 45). Damit zeigen die Autorinnen eines der zentralen Unterscheidungsmerkmale dieser Organisation auf: Sie agiert international, ist aber national-kulturellen Wertevorstellungen unterworfen. Schon bei der Interaktion mit Gläubigen wird die Frage nach Nähe und Distanz sehr unterschiedlich beantwortet. Während in den USA Priester Kinder in der (Öffentlichkeit) nicht berühren, ist dies in Indien oder Lateinamerika undenkbar, da auch der körperliche Kontakt zwischen Gläubigen und Priestern einen selbstverständlichen Kulturausdruck darstellt (Hallay-Witte/Janssen 2016.). Daran anknüpfend ist auch zu konstatieren, dass die Weltkirche in den verschiedenen Regionen des Globus unterschiedlich stark die Problematik des sexuellen Missbrauchs anerkennt. So wird gerade in den Entwicklungsländern dieses Thema als „westlich“ bzw. als „westlich-kapitalistisches“ Problem konstruiert und kontextualisiert.

In ihrer straffen hierarchischen Struktur steht der Papst der römisch-katholischen Weltkirche vor und wird durch die Kurie verwaltungstechnisch unterstützt. Sofern ein Verdachtsfall besteht, sind die Bischöfe zur Anzeige gegenüber der Glaubenskongregation verpflichtet. Diese Zentralisierung wurde 2001 vom damaligen Kardinal Ratzinger vorgenommen, da der Anzeigepflicht nur rudimentär nachgekommen wurde. Diese Praxis führt allerdings aufgrund der spärlichen Besetzung dieses kirchlichen Gremiums schlicht zur Arbeitsüberlastung (Horst 2014). Am 21. Mai 2010 wurde die Verfolgung von Tätern innerhalb der katholischen Kirche insofern verschärft, als veranlasst wurde, dass der Umgang mit Tätern entsprechend der jeweiligen Landesgesetzgebung zu erfolgen habe (DBK 2010). Im März 2014 richtete der Heilige Stuhl im Namen von Papst Franziskus die Päpstliche Kinderschutzkommission ein, die unabhängig vom Heiligen Stuhl agiert. Am 8. Mai 2015 rief der Papst zur Zusammenarbeit mit dieser Kommission auf. Deren Aufgabe ist es vorrangig, zu beraten, mögliche Interventionsmaßnahmen aufzuzeigen und die Mitarbeitenden zu schulen und aufzuklären (Hallay-Witte/Janssen 2016). Daneben wurde 2015 das Centre for Child Protection (CCP) mit Sitz an der Päpstlichen Universität Greorgiana gegründet, welches u.a. E-Learning-Programme entwickelt und aufbaut, die die Präventionsarbeit weltweit unterstützen werden (Mertes 2015). Besonders zu erwähnen ist hier der einsemestrige Diplomkurs für Präventionsbeauftragte.

Diese unterschiedlichen strukturellen Ansätze machen deutlich, wie vielschichtig die Thematik Prävention im Kontext der (katholischen) Kirche ist. Eine einfache Lösung kann es für die Institution Kirche daher nicht geben. Dessen ungeachtet gilt es auch hier, Verheimlichungstendenzen und die bislang immer noch rigide Sexualmoral aufzubrechen und Sexualität in seinen verschiedenen Formen wertzuschätzen, einen offenen Dialog darüber zu führen und ganz klar ein Bekenntnis zur sexuellen Selbstbestimmung der Menschen öffentlich und kontinuierlich abzugeben.

9.4 Typologie von Täterinnen und Tätern

Ähnlich wie der Diskurs um die Frage, wie sexualisierte Gewalt ausgeübt wird, hat sich auch der Diskurs um die Frage, wer missbraucht und welcher Täter_innentypologie es gibt, maßgeblich verändert. Noch in den 1990er Jahren wurde die Meinung vertreten, die meisten Sexualdelikte an Kindern würden von sexuell und sozial unreifen Personen verübt, die durch den Kontakt mit Kindern das Verlangen nach einer unerreichbaren Beziehung mit einer erwachsenen Person zu kompensieren versuchen (Kutchinsky 1991). Gegenwärtig wird die Debatte jedoch weitaus breiter und differenzierter geführt. Insgesamt kann konstatiert werden, dass es nicht *die* Täterin/*den* Täter gibt, sondern dass Täter_innen in allen Milieus der Gesellschaft anzutreffen sind. Eine einheitliche Täter_innentypologie lässt sich demnach nicht ausmachen. Allerdings lassen sich einzelne Täter_innenstrategien ausmachen.

9.5 Täter_innenstrategien

Der Umstand, dass die meisten sexuellen Übergriffe im sozialen Nahraum stattfinden, lässt den Schluss zu, dass die Täter_innen auch entsprechende Strategien auswählen. Daher ist der Begriff „Triebtäter_innen" irreführend, da die meisten Täter_innen ihre Übergriffe gezielt planen. Die Freud'sche Vorstellung, dass hier symbolisch ein Kessel überläuft und ein Täter sich dann kurzfristig, spontan und hemmungslos über sein Opfer hermacht, ist empirisch nicht haltbar. Obsolet wird damit auch die Argumentation, die Prostitution sei als notwendige Übel hinzunehmen, da sie „Triebtäter_innen" von ihren Taten abhalte.

Vielmehr liegt ein Hauptaugenmerk der meisten Täter_innen darauf, sowohl das gesamte soziale Umfeld als auch die nächsten Angehörigen ihrer Opfer „einzuwickeln". Die Vertrauensbeziehung zu den nächsten Bezugspersonen des jeweiligen Opfers ist aus Täter_innenperspektive notwendig, um nach einem sexualisierten Missbrauch Verwirrung innerhalb der Bezugssystems zu stiften. Ziel ist es hier, das Umfeld so für sich einzunehmen, dass Warnhinweise des Opfers durch die nächsten Bezugspersonen nicht gesehen werden (Heiliger 2000, 13; Bullens 1995, 54; Ohlmes 2008; Heyden/Jarosch 2010; Strobel-Eisele/Roth 2013). Die Täter_innenstrategien lassen sich unterteilen in Strategien zur Vorbereitung der Übergriffe und solche für den Fall, dass ihre Taten aufgedeckt werden.

Emotionale Abhängigkeiten schaffen und Vertrauen aufbauen: Insgesamt sind die Täter_innen sehr um eine möglichst enge emotionale Beziehung zu ihren Opfern bemüht. Oft werden diese sozialen Beziehungen so weit intensiviert, dass die Täter_innen als eines der wichtigsten Vorbilder für das jeweilige Opfer gelten oder aber als besonders freundlich durch das soziale Umfeld empfunden werden (was z.B. häufig im Kontext von Pflege der Fall ist)(Bullens 1995, Berliner/Conte 1990, Scheufele 2005). In aller Regel sind die Täter_innen sehr geschickt darin, die sozialen Beziehungsgeflechte ihrer potenziellen Opfer zu analysieren und (sofern sie auch beruflich bzw. im Freizeitkontext mit dem sozialen Nahraum der Opfer in Kontakt sind) systematisch auszuspielen (Enders 2001, Karremann 2010).

Dieser Ausspäh- und Erkundigungsprozess wird als „grooming process" bezeichnet (Bullens 1995). Berliner und Conte wiesen nach, dass dieser Grooming-Prozess ziemlich erfolgreich verläuft, da die Täter_innen systematisch vorgehen und sich nachhaltig das Vertrauen des sozialen Nahraums erarbeiten (Berliner/Conte 1990). Dennoch ist natürlich nicht durchgängig die Möglichkeit des Missbrauchs gegeben, und durch genaue Beobachtung und differenzierte Sexualaufklärung kann dieser Gefahr begegnet werden. Aber auch für den Entdeckungsfall haben Täter_innen Strategien entwickelt, die sie systematisch anwenden.

Täter_innenverhalten im Entdeckungsfall: Bei Verdachtsaufkommen versuchen die Täter_innen, systematisch ihre Taten zu verdecken. So werden nun konsequent Bezugspersonen des Opfers der Lüge bezichtigt, sofern sie erste Vorwürfe äußern. Darüber hinaus aktivieren die Täter_innen häufig Fürsprecher_innen für sich. Das oberste Ziel dabei ist es, jeglichen Verdacht von sich zu weisen und die Unglaubwürdigkeit der kritischen Beobachter_innen zu propagieren.

In Längsschnittuntersuchungen konnte nachgewiesen werden, dass ein Einlenken von Täter_innen dann stattfindet, wenn der Druck zu groß wird. Dabei werden „Verfehlungen“ zugegeben und als Einzelfälle dargestellt. Dies wird als „Verantwortungs-Abwehr-System“ bezeichnet. Derlei Vorgehen hat das Ziel, von den eigentlich systematischen Tathergängen abzulenken (Deegener 1995).

Der Grooming-Prozess der Täter_innen beginnt mit der Schaffung emotionaler Abhängigkeitsverbindungen zu ihren Opfern. Darüber hinaus kunden die Täter_innen systematisch das soziale Umfeld des Opfers aus und versuchen hier Vertrauen aufzubauen. Im Entdeckungsfall neigen die Täter_innen zumeist zum Abstreiten oder, falls dies nicht mehr möglich ist, zu einer Bagatellisierung der Tat.

9.6 Folgen sexualisierter Gewalt für die Opfer

So unterschiedlich die Opfer, so unterschiedlich sind auch ihre die Erlebnis- und Verarbeitungsprozesse hinsichtlich der sexuellen Gewalttaten. Dennoch können einige grundsätzliche Problemhäufungen festgehalten werden. So legen verschiedene Untersuchungen den Schluss nahe, dass gerade bei Mädchen Essstörungen und sexuelle Missbrauchserfahrungen in einem signifikanten Zusammenhang haben. Darüber hinaus werden auch immer wieder Alpträume und Flashbacks (ähnlich wie bei posttraumatische Belastungsstörungen) sowie retardiertes Verhalten, Einnässen oder Rückbezug auf elementare Sprachmuster beobachtet (Bange 1992; Richter-Appelt 1995; Reich et al. 2004; Reich 2003; Reich/Cierpka 2001). Für erwachsene Männer legen Studien nahe, dass sie später signifikant häufiger an sexuellen Funktionsstörungen leiden (Richter-Appelt 1995; Büttner 2018).

9.7 Präventionsstrategien bei sexuellem Missbrauch

Prävention lässt sich in unterschiedliche Phasen einteilen, wie in Abb. 10 dargestellt. Da sexualisierte Gewalt, wie oben deutlich wurde, vielschichtig ist, sind auch die Präventionsansätze vielschichtig anzulegen.

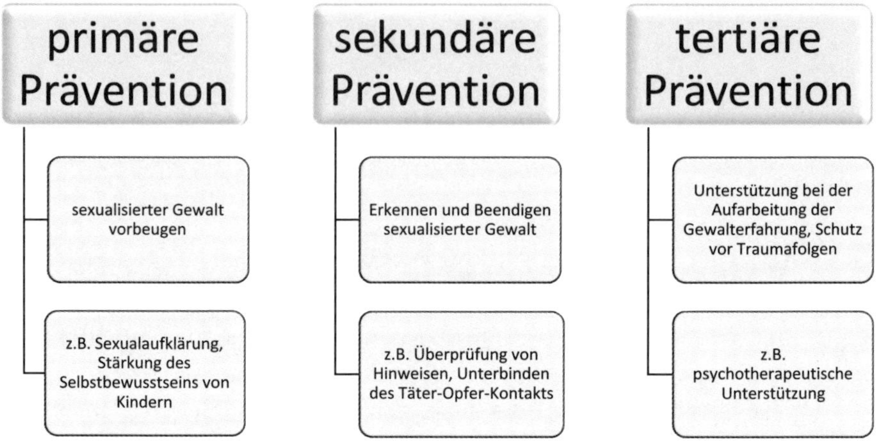

Abb. 10: Präventionstrias: Primär-, Sekundär- und Tertiärprävention in Bezug auf sexualisierte Gewalt

Geschlechtersensible Pädagogik

Die Zuweisung von Geschlechterrollen beginnt bereits mit der Zeugung bzw. dem Bekanntwerden des Geschlechts des ungeborenen Kindes. Pädagogische Fachkräfte müssen daher geschlechtersensibel arbeiten und eine spezifische Haltung in Bezug auf Geschlechterzuschreibungen entwickeln. Anderenfalls laufen sie Gefahr, Stereotypien nachzuhängen, die sexualisierter Gewalt Vorschub leisten können (z. B. „Jungen passiert sowas nicht, nur bei den Mädchen müssen wir aufpassen“. Focks entwickelte dazu den gendersensiblen Pädagogik-Ansatz, der drei differenzierte Perspektiven beinhaltet (Focks 2002):

- Gleichheitsfokus
- Differenzfokus
- (de-)konstruktivistischer Fokus

Gleichheitsfokus

Hierbei wird die Idee der Egalität der Geschlechter vertreten, die ihre Wurzeln in der Französischen Revolution hat (Focks 2002). Nach Prengel bezeichnet Gleichheit „keinen Sachverhalt an einzelnen Gegenständen, sondern Beziehungen zwischen mehreren Gegenständen, die sich auf irgendeine Weise voneinander unterscheiden“ (Prengel 2018, 22), und konstatiert weiter: „Die verglichenen

Dinge sind in einigen Merkmalen gleich und in anderen verschieden" (Prengel 2018, 30).

Ziel ist es demnach nicht, absolute Egalität herzustellen, sondern gleiche Rechte und Chancen für die Entwicklung von Fähigkeiten zu eröffnen. In der Praxis könnte dies bspw. bedeuten, dass Jungen sowohl zugestanden als auch zugemutet wird, bei gemeinsamen Spielaktivitäten auch verlieren zu können. Diese Erfahrung des Verlierens muss dann aber auch als individuelle Bereicherung interpretiert und nicht als Schwäche ausgelegt werden. Eine aktive Begleitung bei der Übernahme anderer/alternativer Deutungsstrukturen ist durch die Pädagog_innen anzustoßen.

Die Thematisierung von verschiedenen Lebens- und Liebesentwürfen und die Darstellung menschlicher Pluralität als ein wertzuschätzendes Gut geht mit dieser Perspektive ebenso einher (Hierholzer 2016).

Differenzfokus

Den Gegenentwurf zur Gleichheitsperspektive stellt die Differenzperspektive dar. Diese Perspektive geht davon aus, dass es (biologische) Differenzen zwischen den Geschlechtern gibt, die sich aus den divergenten Erfahrungs- und Alltagswelten ergeben. Dies führt letztlich dazu, dass Jungen und Mädchen jeweils anders handeln, fühlen und denken. Die Grundproblematik dieser Denkrichtung besteht darin, dass sie sowohl eine binäre Geschlechterordnung festschreibt als auch geschlechtlich-sexistische Binaritäten aufmacht und verfestigt (Focks 2002). Die Verallgemeinerung von Eigenschaften ist häufig das (problematische) Ergebnis der Differenzperspektive (Dräger/Muth 2008, Kasüschke 2004).

(De-)konstruktivistischer Fokus

In den 1990er Jahren entwickelt sich ausgehend aus den Überlegungen des französischen Poststrukturalismus der Sozialstrukturalismus. Hierbei wird davon ausgegangen, dass es nicht *das* Geschlecht gibt, sondern nur praktisch (vor) gelebte Geschlechtlichkeiten (doing gender). Diese werden zunächst abgeschaut (Lernen am Modell), verinnerlicht, auf individuelle Weise ins eigene Konzept integriert und letztlich reproduziert. Daraus folgt, dass geschlechtliche Vorstellungen sozial konstruiert sind und daher dekonstruiert und verändert werden können.

Die konstruktivistische Perspektive verweist darauf, dass Normen, Werte, Ideologien und Institutionen sowie Medien uns erst zu Männern bzw. Frauen machen (Kunert-Zier 2008). Es geht hier besonders um eine fragende bzw. infrage stellende Haltung und Reflexion von Geschlechtskategorien und die Aufdeckung der Tatsache, dass es *die* Männlichkeit oder *die* Weiblichkeit nicht gibt. Diese fragende Perspektive erfordert von pädagogischen Fachkräften eine hohe kognitive Leistung Zusätzlich müssen sie auch immer wieder die eigene Geschlechtsaneignungspraxis hinterfragen (Focks 2002; Butler 1988, 1991, 1992; Honneth 2018, 2010).

Die von Focks vorgeschlagene gendersensible Pädagogik alleine ist nicht ausreichend, um einen angemessenen Schutz vor sexuellen Übergriffen zu gewährleisten. Allerdings legt sie eine elementaren Grundstein zur Hinterfragung von Geschlechter- und Sexualrollen. Dies ist notwendig, um den Blick auf die jeweiligen Klient_innen zu weiten und damit wachsamer zu werden für jene, die alleine nicht genug geschützt sind (Goffman 2003).

Qualifizierung des pädagogischen Personals

Rechtliche Überprüfung: Durch das Bundeskinderschutzgesetz und die damit verbundenen Änderungen des Achten Sozialgesetzbuchs (SGB VIII, KJHG – Kinder- und Jugendhilfegesetz) ist es seit 2011 verpflichtend, dass pädagogisches Personal vor der Einstellung ein erweitertes Führungszeugnis vorzulegen hat, damit etwaige vorangegangene Delikte gegen die sexuelle Selbstbestimmung bereits vor Dienstantritt bekannt werden.

Sexualpädagogische Grund- und Weiterqualifikation des Personals: Sexualität ist für viele Menschen ein „heikles" Thema, das trotzt aller Liberalisierung immer noch stark tabuisiert ist. Dies ist auch am Umstand abzulesen, dass sowohl in der Lehrer_innenausbildung als auch auf den sonstigen hochschulischen Qualifikationsebenen kaum sexologisches bzw. sexualpädagogisches Wissen strukturell verankert ist. Dieser Umstand wirkt sich negativ auf eine adäquate – in diesem Fall emanzipatorische – Sexualpädagogik aus. Trotz gegenteiliger Erlasslage wird Sexualkunde in den allgemeinbildenden Schulen immer noch in das Fach Biologie abdelegiert und wird damit auf den naturwissenschaftlichen Fokus verkürzt (KMK 1986). Wie und in welchem Kontext Sexualerziehung in Schulen stattfindet, ist lediglich rudimentär erforscht. Aus der Studie von Glück et al. ist bekannt, dass gerade einmal 10 % der Lehrer sich für angemessen ausgebildet für dieses Themenfeld halten (Glück et al. 1990). Aus Glücks Ausführungen lässt sich schließen, dass, wenn über den Biologieunterricht hinaus Sexualerziehung in der Schule angebahnt wird, dies ausschließlich auf Anstrengungen einzelner Akteur_innen geschieht. Untersuchungen aus dem Jahr 2019 zeigen, dass sich am Stellenwert und den Inhalten der Sexualerziehung seitdem nur wenig geändert hat. Es werden zwar administrativ neue Lehrpläne erlassen, deren Umsetzung im Unterricht bleibt jedoch ausbaufähig (Fernarzt Team 2019).

Aus-, Fort- und Weiterbildung: Da das Thema Sexualpädagogik nur unzureichend in den Grundausbildungen integriert ist, gilt es im Sinne des Lebenslangen Lernens in die Aus-, Fort-, und Weiterbildung zu investieren, damit eine kontinuierliche Wachsamkeit in Bezug auf das Themenfeld sexualisierte Gewalt erhalten bleibt. Dem sexuellen Missbrauch kann nur durch aufmerksame Beobachtung und Kooperation überhaupt ansatzweise begegnet werden. Daher ist es essenziell, dass in möglichst regelmäßigen Abständen die verschiedenen Teammitglieder Fortbildungen zu diesem Themenkomplex besuchen.

Sexualpädagogik in sozialpädagogischen Institutionen

Die sexualpädagogische Begleitung von Klient_innen in den verschiedenen sozialpädagogischen und heilpädagogischen Einrichtungen ist unerlässlicher Bestandteil präventiver Anstrengungen. Eine Grundhaltung emanzipatorischer Sexualpädagogik ist essenziell notwendig, da nur diese garantiert, dass die Diversität der Menschen gesehen und gefördert wird. Dabei gilt es, die einzelnen Klient_innen darin zu bestärken, sich ihrer selbst und ihrer eigenen (sexuellen Scham-)Grenzen bewusst zu werden und diese klar gegenüber Dritten zu artikulieren.

Gerade dort, wo Menschen stark von Dritten abhängig sind, z. B. in heil- und sonderpädagogischen Einrichtungen bzw. Einrichtungen der Altenarbeit, werden häufig noch rigide Sexualnormen vertreten oder sie sind aufgrund einer rigiden Sexualerziehung bereits habituiert. Dem gilt es kritisch im Sinne der Klient_innen zu begegnen, denn:

> *„Mädchen und Jungen aus Familien mit rigiden Sexualnormen, das heißt aus Familien, in denen Sexualität tabuisiert wird, ein strenges moralisches Klima herrscht und Selbstbefriedigung verboten ist, werden signifikant häufiger Opfer sexueller Ausbeutung als Mädchen und Jungen, die eine emanzipatorische Sexualerziehung erhielten" (Enders 1990, 26).*

Hopf (1990) argumentiert, dass Sexualität mehr als Genitalität darstellen muss, da sonst eine eindimensionale Vorstellung von Sexualität befördert wird (Hopf 1990). Demnach ist Sexualerziehung immer auch **Sozialerziehung** und keine spezialisierte pädagogische Handlungsmaxime. Ein Teil dieser Sozialerziehung besteht darin, insbesondere Kinder in Bezug auf Sexualität sprachfähig zu machen. Auf diese Weise werden sie in die Lage versetzt, klar ihre (körperlichen und sexuellen) Grenzen zu verbalisieren, sich gegen Übergriffe zu wehren bzw. über Gewalterfahrungen zu sprechen und sich Hilfe zu suchen (BZgA 2003).

Bei Klient_innen mit leichter geistiger Behinderung kann es sinnvoll sein, Handpuppen zu verwenden, da diese eine Stellverteter_innenposition einnehmen können. Je nach Schweregrad der kognitiven Beeinträchtigung stufen die Klient_innen die Puppen als vertrauenswürdig ein und vertrauen ihnen mögliche Probleme an. Dies gilt sowohl für ganz junge Menschen als auch wieder für ältere (ggf. demenziell erkrankte) Menschen.

Augenmerk schärfen – Jungen und Männer als Opfer sexualisierter Gewalt wahrnehmen

Trotz aller Liberalisierungen und der durch die Queer-Aktivist_innen angestoßene Debatte um Geschlecht und Geschlechtsrepräsentationen muss immer noch davon ausgegangen werden, dass gerade das Bild von Männlichkeit stark auf der Basis von Macht- und Herrschaftsdogmen verhandelt wird. Die gesellschaftliche Bereitschaft, Männer auch als Opfer sehen zu können, muss daher noch weiter gestärkt werden. Im pädagogischen Alltag muss daher sowohl im Team als auch mit den Klient_innen darüber diskutiert werden, was Männlichkeit bedeutet. Gerade Jungen und Männer müssen auch als potenzielle Opfer sexualisierter Gewalt begriffen und sichtbar gemacht werden. Erst mit der differenzierten Auseinandersetzung um Männlichkeitsfragen wird (jungen) Männern die Möglichkeit eröffnet, öffentlich Problemstellungen und ggf. einen Opferstatus verhandeln zu können. Daher ist die Verbreitung von **Information zur sexualisierten Gewalt an Jungen / Männern** ebenso essenziell wie das Wissen um sexualisierte Gewalt gegen Mädchen und anderen Gruppen.

Netzwerke bilden

Die Bearbeitung des Themas sexueller Missbrauch ist keine Einzelarbeit, sondern kann auf Grund seiner Vielschichtigkeit nur im Team bewältigt werden. Eine breite Vernetzung auch über das jeweilige Team hinaus ist dabei besonders effektiv, da außenstehende Perspektiven Teams dabei helfen können etwaige „blinde Flecken" zu erkennen.

Die enge Kooperation zwischen elementarpädagogischen Einrichtungen und sachkundigen Stellen (z. B. Zartbitter, Pro Familia) ist oft entscheidend für gelingende Interventionen, da die dauerhafte Kommunikation zwischen den verschiedenen Akteuren zu einer Sensibilisierung des Personals beiträgt (Weber / Rohleder 1995; Armbruster 2005). Das Erarbeiten gemeinsamer Handlungskonzepte hat sich in der Vergangenheit als zielführend erwiesen. Dabei lassen sich zwei Kooperationsweisen voneinander unterscheiden:

1. Handlungsanweisungen innerhalb der Jugendämter und Sozialen Dienste, die festlegen, wann und wie zu kooperieren ist
2. Kooperation zwischen Jugendamt, Polizei, Gerichten/Staatsanwaltschaft und elementar-/sonderpädagogischen Einrichtungen (Wiesner 2002)

Dabei ist die Form der Vernetzung entscheidend: Informelle Kooperationen haben den großen Nachteil, dass keine nachhaltigen Strukturen vorhanden sind, sodass bei potenziellen Vorfällen die pädagogischen Fachkräfte spontan agieren müssen. Gerade deshalb ist es auf lange Sicht essenziell notwendig, die heute meist noch informellen Kooperationen in formelle Strukturen zu überführen (Schone et al. 1997).

In der Konsequenz ist eine Beschreibung der eigenen Kompetenzen, Stärken und Schwächen Grundvoraussetzung für eine Zusammenarbeit zwischen den Disziplinen (Wolff et al. 2017). Das Wissen um die Stärken der Kooperationspartner macht es für alle Beteiligten leichter, mögliche Lücken im Kooperationsnetz zu schließen. Rietmann und Hensen konnten bei Untersuchungen feststellen, dass die Diversität interdisziplinärer Kooperationsteams – besonders bezogen auf deren Ausbildungen und verschiedenen Erfahrungen – einen essenziellen Baustein darstellt, um der hohen Komplexität des sexualisierten Missbrauchs begegnen zu können (Rietmann/Hensen 2007). Bei einem Verdachtsfall gilt es, sich pädagogisch angemessen zu verhalten, dazu wird folgendes Vorgehen vorgeschlagen:

- differenzierte Sammlung und Dokumentation aller Informationen, die zur Klärung der Sachlage notwendig erscheinen
- Lebenssituation des Kindes und der Familie abklären, z. B. die Untersuchung familiärer Generationengrenzen
- Kontakte zum Kind ausbauen
- kindliches Verhalten intensiv und durchgängig beobachten (Hartwig/Hensen 2008)

Da Täter_innen systematisch vorgehen und Systeme aktiv unterwandern, ist es essenziell notwendig, Hilfe von außen, z. B. in Form von spezialisierten Beratungsstellen, hinzuzuziehen. Auf nationaler Ebene sind vor allem zwei spezialisierte Beratungsstellen zu nennen, deren Hauptaufgabe darin besteht, Opferschutz- und Weiterbildungsangebote bzw. Kooperationsangebote bereitzustellen.

Die eine, *Wildwasser e.V.* mit Hauptsitz in Berlin, ist in den 1980er Jahren entstanden (Weber 2002, Baldus / Utz 2011). Die andere, *Zartbitter e.V.*, ging aus der Frauenselbsthilfebewegung hervor und ist seit 1987 eine Anlaufstelle für sexuell missbrauchte Mädchen. Die veränderten Erkenntnisse aus der Forschung haben dazu geführt, dass mittlerweile dort auch spezielle Beratungsangebote für Jungen angesiedelt sind. Das Besondere an dem interdisziplinär aufgestellten Verein ist, dass er sowohl Beratung als auch Fort- und Weiterbildungen für pädagogisches Fachpersonal anbietet.

Innerfamiliärer Missbrauch – Interventionsschritte

Die größte Problematik ist dann gegeben, wenn sexualisierte Gewalt im familiären Nahraum stattfindet, da ein direktes Abhängigkeitsverhältnis zu den Familienangehörigen besteht. Dies gilt sowohl für Kinder als auch für pflegebedürftige Familienangehörige. Da die Herausnahme von Kindern durch das Jugendamt an hohe gesetzliche Hürden geknüpft ist, ist das direkte Eingreifen ebenfalls lediglich unter erschwerten Bedingungen möglich. Dennoch gilt:

- Überstürztes Handeln muss vermieden werden. Es gilt trotz aller Anspannung Ruhe zu bewahren. Eine undifferenzierte Konfrontation mit den Täter_innen führt eher dazu, dass diese alles abstreiten und sich einer Auseinandersetzung entziehen.
- Pädagogische Teams sollten unbedingt beim Träger Fallsupervision beantragen und durchführen, damit wird auch die Sensibilisierung der Mitarbeitenden gestärkt.
- Personen, die einen guten Zugang zum betroffenen Kind haben, sollten nun unbedingt noch stärker in Beziehung zum Kind treten, um ihm eine sichere Basis zu signalisieren.
- Die Dokumentationspflicht hat oberste Priorität, da diese Dokumente ggf. für die Strafverfolgung benötigt und einbezogen werden.
- Anzeigen sollten erst dann erstattet werden, wenn genügend Dokumentationsmaterial vorliegt. Anderenfalls besteht die Gefahr, dass eine Strafverfolgung aussichtslos wird oder eingestellt werden muss.
- Es sollte die Kooperation mit dem Jugendamt angestrebt werden, ggf. auch mit dem Ziel, eine Fremdunterbringung zu erörtern.
- Es sollten Kontakte zu Traumatherapeut_innen aufgebaut und Beratungs- bzw. Therapieangebote unterbreitet werden.
- Täter_innen sollte ebenfalls ein Beratungs- bzw. Therapieangebot im Sinne der Prävention unterbreitet werden.

- Das Opfer muss bei der Entscheidung nach entwicklungspsychologischen Maßgaben (Einsichtsfähigkeit) in die Entscheidung zur Anzeigenerstattung mit einbezogen werden (Enders 1990; Kindler 2009).

Therapie von Täter_innen

Die im öffentlichen Diskurs häufig geäußerte Forderung, „Triebtäter" für immer wegzusperren, ist in Anbetracht der Folgen für die Opfer zwar in Teilen nachvollziehbar, aber in keiner Weise hilfreich. Eine umfassende Prävention muss auch potenzielle Täter_innen als Zielgruppe in Betracht ziehen, die bereits eine Reflexionsfähigkeit und ein Einsehen in ihre sexuelle Herausforderung haben. Der Zusammenschluss verschiedener Fachkliniken im Bundesgebiet zu dem Präventionsprojekt „Kein Täter werden" gehört zu den Maßnahmen, die dringend nachhaltiger finanziert und mit besseren Forschungsmöglichkeiten ausgestattet werden müssen. Letztlich muss trotz aller Emotionalität gegenüber den Opfern auch deutlich gesagt werden, dass auch die Täter_innen in ihrer jeweiligen Sexualpräferenz einer hohen Belastung ausgesetzt sind, wenn sie lernen wollen, eben keine Täter_innen zu werden (Ohlmes 2008; Heyden/Jarosch 2010).

Bücher zum Thema

Braun, G., Keller, M. (2008): Ich sag Nein! Arbeitsmaterialien gegen den sexuellen Missbrauch an Mädchen und Jungen. Verlag an der Ruhr, Mülheim/Ruhr

Amyna e.V. (Hrsg.) (2008): Sexualisierte Gewalt verhindern – Selbstbestimmung ermöglichen. Amyna e.V., München

Becker, M. (2001): Sexuelle Gewalt gegen Mädchen mit geistiger Behinderung. Daten und Hintergründe. Universitätsverlag Winter, Heidelberg

Fegert, J. M. et al. (Hrsg.) (2014): Sexueller Missbrauch von Kindern und Jugendlichen: Ein Handbuch zur Prävention und Intervention für Fachkräfte im medizinischen, psychotherapeutischen und pädagogischen Bereich. Springer, Berlin

Fegert, J. M., Wolff, M. (2015): Kompendium »Sexueller Missbrauch in Institutionen«. Entstehungsbedingungen, Prävention und Intervention. Beltz, Weinheim

Staudhammer, M. (2017): Prävention von Machtmissbrauch und Gewalt in der Pflege. Springer, Berlin

Wazlawik, M. et al. (Hrsg.) (2019): Sexuelle Gewalt in pädagogischen Kontexten: Aktuelle Forschungen und Reflexionen. Springer, Berlin

Wazlawik, M. et al. (2020): Perspektiven auf sexualiserte Gewalt. Einsichten aus Forschung und Praxis. Springer, Wiesbaden

Amyna e.V. (2020): Vielfalt der Prävention entdecken! Schutz vor sexuellem Missbrauch in Kindertagesstätten. Amyna, München

Schlicher, A. (2020): Sexueller Missbrauch – Beratung und Prävention. Juventa, Weinheim

Information und Beratung

Unabhängiger Beauftragter für Fragen des sexuellen Kindesmissbrauchs: Informationsportal für das Themenfeld sexueller Missbrauch. https://beauftragter-missbrauch.de/

Literatur

Aldrich, R. (2007): Gleich und anders: Eine globale Geschichte der Homosexualität. Murmann Publishers, Hamburg

Amann, G., Wipplinger, R. (1997): Sexueller Missbrauch. Überblick zu Forschung, Beratung und Therapie. Ein Handbuch. dgvt, Tübingen

Antidiskriminierungsstelle des Bundes (2017): Ergebnisse der Studie „Out im Office?!“ Erste Ergebnisse zur Arbeitssituation lesbischer, schwuler, bisexueller und Trans*-Beschäftigter in Deutschland. Antidiskriminierungsstelle des Bundes, Köln

Apel, H., Klöckner, M. (2000): Die Volksschule im NS-Staat: Nachdruck des Handbuches „Die Deutsche Volksschule im Großdeutschen Reich“ von Kluger, A., Breslau 1940. Böhlau, Köln

Arbeiterwohlfahrt (AWO) (2006): Liebe(r) selbstbestimmt: Praxisleitfaden für die psychosoziale Beratung und sexualpädagogische Arbeit für Menschen mit Behinderung. AWO Bundesverband, Berlin

Aresin, L. (1980): Sexualverhalten nach dem 60. Lebensjahr. Zeitschrift für Altersforschung, 35 (1), 55–58

Armbruster, M. (2005): Kooperation der verschiedenen Dienste bei Kindesmisshandlung, -vernachlässigung und sexuellem Missbrauch. In: Deegener, G. (Hrsg.): Kindesmisshandlung und Vernachlässigung: Ein Handbuch. Hogrefe, Göttingen, 405–417

Arnade, S. (2009): Zwischen Anerkennung und Abwertung. Behinderte Frauen und Männer im bioethischen Zeitalter. Aus Politik und Zeitgeschichte 8, 3–7

Attwood, F. (2007): No Money Shot? Commerce, Pornography and New Sex Taste Cultures. Sexualities 10 (4), 441–456

Attwood, F. (2005): What do People do with Porn? Qualitative Research into the Consumption Use and Experience of Pornography and Other Sexually Explicit Media. Sexuality and Culture 9, 65–86

Bagley, C. (1995): Child Sexual Abuse and Mental Health in Adolescents and Adults. British and Canadian Perspectives. Avenbury, Aldershot

Bakeborn, J. (2009): Women-Made Pornography. In: Weitzer, R. (Hrsg.): Sex for Sale. Prostitution, Pornography and the Sex Industry. Routledge, London, 91–114

Baldus, M., Utz, M. (2011): Sexueller Missbrauch in pädagogischen Kontexten: Faktoren. Interventionen. Perspektiven. Springer VS, Wiesbaden

Baltes, P. B., Baltes, M. M.(1992): Gerontologie: Begriffe, Herausforderungen und Brennpunkte. In: Baltes, P. B., Mittelstraß, J. (Hrsg.): Zukunft des Alterns und gesellschaftliche Entwicklungen. De Gruyter, Berlin, 1–24

Bamler, V. (2008): Sexualität im weiblichen Lebenslauf. Biografische Konstruktionen und Interpretationen alter Frauen. Juventa, Weinheim

Bange, D. (2007): Sexueller Missbrauch an Jungen: Die Mauer des Schweigens. Hogrefe, Göttingen

Bange, D. (2004): Definition und Häufigkeit von sexuellem Missbrauch. In: Körner, W., Lenz, A. (Hrsg.): Sexueller Missbrauch Band 1. Hogrefe, Göttingen, 29–37

Bange, D. (2000): Sexualpädagogik in der Schule gestalten. Handreichung zur Qualifizierung von Lehrkräften der Sekundarstufe. Behörde für Schule, Jugend und Berufsbildung, Hamburg

Bange, D. (1992): Die dunkle Seite der Kindheit. Volksblatt, Köln

Bange, D., Körner, W. (2002): Handwörterbuch Sexueller Missbrauch. Hogrefe, Göttingen

Barth, E., Böttger, B., Ghattas, D. Ch. (Hrsg.) (2013): Inter. Erfahrungen intergeschlechtlicher Menschen in der Welt der zwei Geschlechter. Edition assemblage, Münster

Basedow, J. B. (1909): J. B. Basedows Elementarwerk mit den Kupfertafeln Chodowiecks. Wiegandt, Leipzig

Baumgartinger, P. (2007): queeropedia. Referat für HomoBiTrans-Angelegenheiten der Universität Wien, Wien

Beck, U., Beck-Gernsheim, E. (1994): Riskante Freiheiten: Individualisierung in modernen Gesellschaften. Suhrkamp, Berlin

Becker, R., Jansen-Schulz, B., Kortendiek, B., Schäfer, G. (2006): Gender-Aspekte bei der Einführung und Akkreditierung gestufter Studiengänge – eine Handreichung Koordinationsstelle Netzwerk Frauenforschung, Dortmund

Beggan, J. K., Scott, A. (2003): Reflexivity in the Pornographic Films of Candida Royalle. Sexualities 6 (3–4), 301–324

Behrens, C., Steffensen, D., Landgraf, D. (1999): Homo, Hetero, Bi, Normal?! Sexuelle Orientierung – Methoden für die Jugendarbeit. Schröderscher Buchverlag, Diepholz

Behrens, P., Calmbach, M., Schleer, Ch., Klingler, W., Rathgeb, T. (2014): Mediennutzung und Medienkompetenz in jungen Lebenswelten. Media Perspektiven 4, 195–218

Berliner, L., Conte, J. (1990): The Process of Victimization: The Victims Perspective. Child 14, 29–40

Bertram, H., Deuflhard, C. (2015): Die überforderte Generation: Arbeit und Familie in der Wissensgesellschaft. Budrich, Opladen

Birnbaum, E., Laser-Brandt, D. (2002): Gender Differeces in the Experience of Heterosexual Intercourse. The Canadian Journal of Human Sexuality 11 (3–4), 143–158

Birnbaum, G. E., Mikulincer, M. (2001): Women´s Experience of Heterosexual Intercourse-Scale Construction, Factor Structure, and Relations to Orgasmic Disorders. The Journal of Sex Research 38 (3), 191–204

Blinkle, R. (2000): Gewalterfahrungen eines „geistig behinderten" Mannes. In: Lenz,H.–J. (Hrsg.): Männliche Opfererfahrungen. Problemlagen und Hilfeansätze in der Männerberatung Juventa, Weinheim, 92–102

Bloch, E. (1959): Das Prinzip Hoffnung. Suhrkamp, Berlin

Bloch, K. (1998): Die Bekämpfung der Jugendmastrubation im 18. Jahrhundert. Ursachen – Verlauf – Nachwirkungen. In: Kluge, N. (Hrsg.): Studien zur Sexualpädagogik, Band 11. Peter Lang, Frankfurt a. M.

Bock, U. (2017): Am Ausgang des Jahrhunderts. Zum Stand der Institutionalisierung von Frauenstudien an deutschen Universitäten. Feministische Studien 16 (2), 103–117

Bode, H. (2015): Jugendsexualität 2015. Die Perspektive der 14- bis 25-Jährigen. Ergebnisse einer aktuellen Repräsentativen Wiederholungsbefragung. Bundeszentrale für gesundheitliche Aufklärung, Köln

Bornemann, E. (1981): Reifungsphasen der Kindheit. Sexuelle Entwicklungspsychologie, Band 1. Jugend und Volk, München

Boschitz, H. (2010): Es fühlt sich endlich richtig an! Erfahrungen mit dem späten Coming-out. Links Verlag, Berlin

BRAVO Chefredaktion (2009): Liebe! Körper! Sexualität! BRAVO Dr. Sommer Studie. In: www.klicksafe.de/cms/upload/user-data/pdf/Pornografie/BRAVO_DrSommerStudie2009_Sperrfrist_2009-05-12_gr.pdf, 06.05.2020

Bretschneider, J., McCoy NL. (1988): Sexual Interest and Behavior in Healthy 80- to 102-Years-Olds. Archives of Sexual Behavior 17 (2), 109–129
Brohmer, P. (1936): Biologieunterricht unter Berücksichtigung von Rassenkunde und Erbpflege. Wetter, Osterwieck/Harz
Buchert, T., Hornung, R., Buddeberg, G. (2003): Sexualität in der zweiten Lebenshälfte. Ergebnisse einer Empirischen Untersuchung. Zeitschrift für Sexualforschung, 16 (3), 249–271
Buchert, T., Gutzwiller, F., Hornung, R., Buddeberg, C. (2001): Sexualität in der zweiten Lebenshälfte. Erste Ergebnisse einer Studie in der deutschsprachigen Schweiz. In: Berberich, H., Brähler, E. (Hrsg.): Sexualität in der zweiten Lebenshälfte. Psychosozial-Verlag, Gießen, 31–59
Bullens, R. (1995): Grooming-Prozess – oder das Planen des Missbrauchs. In: Marquardt-Mau, B. (Hrsg.), Schulische Prävention gegen sexuelle Kindesmisshandlung. Grundlagen, Rahmenbedingungen, Bausteine und Modelle. Juventa, München, 55–67
Bundeskriminalamt (2019): Polizeiliche Kriminalstatistik, Jahrbuch 2019, Band 4. Bundeskriminalamt, Wiesbaden
Bundeskriminalamt (2005): Polizeiliche Kriminalstatistik, Jahrbuch 2005. Bundeskriminalamt, Wiesbaden
Bundeskriminalamt (2000): Polizeiliche Kriminalstatistik, Jahrbuch 2000. Bundeskriminalamt, Wiesbaden
Bundeszentrale für gesundheitliche Aufklärung (BZgA) (2003): Kindergartenbox: Entdecken, schauen, fühlen. BZgA, Köln
Bundeszentrale für gesundheitliche Aufklärung (BZgA) (1993): Rahmenkonzept zur Sexualaufklärung der Bundeszentrale für gesundheitliche Aufklärung in Abstimmung mit den Bundesländern. BZgA, Köln
Burian-Langegger, B. (2005): Doktorspiele: Die Sexualität des Kindes. Picus, Wien
Burkart, G. (1997): Lebensphase – Liebesphase. Vom Paar zur Ehe zum Single und zurück. Leske + Budrich, Opladen
Butler, J. (1992): Körper von Gewicht. Die diskursiven Grenzen des Geschlechts. Suhrkamp, Frankfurt a.M.
Butler, J. (1991): Das Unbehagen der Geschlechter. Suhrkamp, Frankfurt a.M.
Butler, J. (1988): Performative Akte und Geschlechterkonstitution. Phänomenologie und feministische Theorie. In: Wirth, U. (Hrsg.): Performanz. Zwischen Sprachphilosophie und Kulturwissenschaften. Suhrkamp, Frankfurt a.M., 301–320.
Büttner, M. (2018): Sexualität und Trauma: Grundlagen und Therapie traumaassoziierter sexueller Störungen. Schattauer, Stuttgart
Buxton, A. P. (2006): When a Spouse Comes Out: Impact on the Heterosexual Partner. Sexual Addiction & Compulsivity 13, 317–332

Coleman, E. (1982): Developmental Stages of the Coming Out Process. Journal of Sexuality 7 (2–3), 31–43
Connell, R. (2015): Der gemachte Mann. Konstruktion und Krise von Männlichkeit. 4. Aufl. Springer VS, Berlin
Cornel, H. (2009): Strafvollzug. In: Cornel, H., Kawamura-Reindl, G., Sonnen, B. R. (Hrsg.): Resozialisierung. Nomos, Baden-Baden, 292–321
Czollek, L., Perko, G., Weinbach, H. (2009): Lehrbuch Gender und Queer – Grundlagen, Methoden und Praxisfelder. Juventa, Weinheim

Dannecker, M. (2005): Sexualität im Wandel. In: Lemmen, K., Schepers, J., Sweers, H., Tillmann, K. (Hrsg.): Sexualität wo hin? Hinblicke. Einblicke. Ausblicke. Deutsche Aidshilfe e.V., Berlin, 39–54

Dannenbeck, C., Stich, J. (2002): Sexuelle Erfahrungen im Jugendalter. Aushandlungsprozesse im Geschlechterverhältnis. BZgA, Köln

DeGenevieve, B. (2007): Ssspread.com: Reframing Queer Pornography for Virtual Spaces. In: Jacobs, K. (Hrsg.): C'lickme. A Netporn Studies Reader. Institut of Network Cultures, Amsterdam, 233–238

Deutsche Gesellschaft für Sozialwissenschaftliche Sexualforschung (DGSS) (o.J.): Erklärung der sexuellen Menschenrechte. In: www.sexologie.org/sexualrechte.htm, 28.07.2020

Deutscher Berufsverband für Soziale Arbeit e.V. (dbsh) (2014): Deutsche Definition Sozialer Arbeit. www.dbsh.de/profession/definition-der-sozialen-arbeit/deutsche-fassung.html, 06.05.2020

Deutsche Bischofskonferenz (DBK) (2015): Katholische Kirche in Deutschland – Zahlen und Fakten 2014/2015. Arbeitshilfe Nr. 275. DBK, Bonn

Deutsche Bischofskonferenz (DBK) (2010): Erzbischof Dr. Robert Zollitsch zur Neufassung der „Normen über die schwerwiegenden Delikte". Pressemeldung Nr. 115. DBK, Bonn

de Beauvoir, S. (1951): Das andere Geschlecht. Sitte und Sexus der Frau. Rowohlt, Hamburg

de Gouges, O. (1979): Deklaration der Rechte der Frau und Bürgerin. In: Schröder, H. (Hrsg.): Die Frau ist frei geboren. Texte zur Frauenemanzipation, Bd. I: 1789–1870. Beck, München, 32–49

de Lauretis, T. (1991): Queer Theory. Lesbian and Gay Sexualities: An Introduction. differences. A Journal of Feminist Cultural Studies, 3 (2), 3–18

Deegener, G. (1995): Sexueller Missbrauch: Die Täter. Beltz, Weinheim

Degener, T., Eberl, K., Graumann, S., Maas, O., Schäfer, G. (2016): Menschenrecht Inklusion: 10 Jahre UN-Behindertenrechtskonvention. Vandenhoeck & Ruprecht, Göttingen

Dekker, A. (2000): Bedeutung der Sexualität. In Schmidt, G. (Hrsg.): Kinder der sexuellen Revolution Psychosozial-Verlag, Gießen, 97–110

Demny, O., Richling, M. (2010): Sex und Subversion: Pornofilme jenseits des Mainstreams. Bertz und Fischer, Berlin

Demke, F. (2014): Die UN-Behindertenrechtskonvention: Auswirkungen auf Sozialpolitik und Behindertenhilfe in Deutschland. disserta, Hamburg

Deutscher Bundestag (2018): Sachstand: Sexualassistenz für Menschen mit Behinderungen. Wissenschaftlicher Dienst 6–052/18

Dieckmann, J., Steffens, M. C. (2014): Herausforderungen und Umgangsweisen von Familienmitgliedern nach einem späten Coming-out in der Familie. Forschung im Rahmen des Bundesmodellprojekts „Homosexualität und Familien – eine Herausforderung für familienbezogenes Fachpersonal". Familien- und Sozialverein des LSVD, Köln

Domenig, D., Altorfer, A., Baumgartner-Bicer, J., Béguin-Stöckli, D. (2001): Professionelle transkulturelle Pflege. Handbuch für Lehre und Praxis in Pflege und Geburtshilfe. Hogrefe, Göttingen

Döring, N. (2011a): Pornografie-Ethik: Von Pro- und Kontra-Positionierungen zu gegenstandsbezogenen Bewertungskriterien. Zeitschrift für Sexualforschung 24, 1–30

Döring, N. (2011b): Pornografie-Kompetenz: Definition und Förderung. Zeitschrift für Sexualforschung 24, 228–255

Dornheim, J. (1997): Unterschiedliche Kulturbegriffe und ihre Bedeutung für Theorie der transkulturellen Pflege – Ein Beitrag zu den Grundlagen der Pflegewissenschaft. In: Uzarewicz, C., Piechotta, G. (Hrsg.): Transkulturelle Pflege. Verlag für Wissen und Bildung, Berlin, 11–32

Dörschner, D. (2014): Die Rechtswirkungen der UN-Behindertenrechtskonvention am Beispiel des Rechts auf inklusive Bildung. LIT, Münster

Doyle-Peters, S., Wyatt, G. E., Finkelhor, D. (1986): Prevalence. In: Finkelhor, D. (Hrsg.): A Source-Book on Child Sexual Abuse. Sage Publishers, Beverly Hills

Dräger, T., Muth, C. (2008): Gender Mainstreaming im Kindergarten. Ibidem, Stuttgart

Draths, R. (2012): Vergessene Pubertät – Sexualität und Verhütung bei Jugendlichen mit einer chronischen Krankheit oder Behinderung. Hans Huber, Bern

Dreher, E. und M. (1985): Entwicklungsaufgaben im Jugendalter. Bedeutsamkeit und Bewältigungskonzepte. In: Liepmann, D., Stiksrud, A. (Hrsg.): Entwicklungsaufgaben und Bewältigungsprobleme in der Adoleszenz Hogrefe, Göttingen, 56–70

Dworkin, A. (1979): Pornography. Men Possessing Women. Plume, New York

Dworkin, A., MacKinnon, C. (1988): Pornography and Civil Rights: A New Day for Womens' Equality. Organizing Against Pornography Manuscripts Collection, Minneapolis.

Edelmann, W. (2012): Lernpsychologie. Beltz, Weinheim

Egle, U., Hoffmann, S., Joraschky, P. (2015): Sexueller Missbrauch, Misshandlung, Vernachlässigung: Erkennung, Therapie und Prävention der Folgen früher Stresserfahrungen. Schattauer, Stuttgart

Ekins, R., King, D. (2001): Transgendering, Migrating and Love Oneself as A Woman: A Contribution to a Sociology of Autogynephilia. International Journal of Transgenderism 5 (3)

Ellis, S., Whitehead, B. (2004): Porn Again: Some Final Consideration. In: Morrision, T. (Hrsg.): Eclectic Views in Gay Male Pornography. Routledge, London

Enders, U. (2001): Zart war ich, bitter war's. Handbuch gegen sexuelle Gewalt an Mädchen und Jungen. Kiepenheuer & Witsch, Köln

Enders, U. (1990): Zart war ich, bitter war's. Sexueller Missbrauch an Mädchen und Jungen. Erkennen – Schützen – Beraten. Volksblatt, Köln

Engels, E.-M. (2007): Charles Darwin. Beck, Berlin

Erikson, E. (1995): Identität und Lebenszyklus. Suhrkamp, Frankfurt a.M.

Ernst, C. (2005): Zu den Problemen der epidemiologischen Erforschung des sexuellen Missbrauchs. In: Amman, G., Wipplinger, R. (Hrsg.): Sexueller Missbrauch – Überblick zu Forschung, Beratung und Therapie. Ein Handbuch. dgvt, Tübingen, 61–80

Fernarzt Team (2019): STI-Report: Sexualbildung an deutschen Schulen teils mangelhaft. In: https://www.fernarzt.com/wissen/studien/sti-report/, 27.07.2020

Faulstich-Wieland, H. (2006): Einführung in Genderstudien. UTB, Stuttgart

Faulstich-Wieland, H. (1989): Weibliche Identität. Dokumentation der Fachtagung der AG Frauenforschung in der Deutschen Gesellschaft für Erziehungswissenschaft. USP International, Bielefeld

Fegert, J., Hoffman, U., König, E., Niehues, J., Liebhardt, U. (2014): Sexueller Missbrauch von Kindern und Jugendlichen. Ein Handbuch zur Prävention und Intervention für Fachkräfte im medizinischen, psychotherapeutischen und pädagogischen Bereich. Springer, Berlin

Fend, H. (2003): Entwicklungspsychologie des Jugendalters. Ein Lehrbuch für pädagogische und psychologische Berufe. Springer VS, Wiesbaden

Fiedler, P. (2004): Sexuelle Orientierung und sexuelle Abweichung: Heterosexualität – Homosexualität – Transgenderismus und Paraphilien – sexueller Missbrauch – sexuelle Gewalt. Beltz, Weinheim

Filipp, S.-H., Aymanns, P. (2018): Kritische Lebensereignisse und Lebenskrisen: Vom Umgang mit den Schattenseiten des Lebens. Kohlhammer, Stuttgart

Focks, P. (2002): Starke Mädchen, starke Jungs. Leitfaden für eine geschlechtsbewusste Pädagogik. Herder, Freiburg

Foucault, M. (1987): Sexualität und Wahrheit. Band 1: Der Wille zum Wissen. Suhrkamp, Frankfurt a.M.

Freud, S. (2010): Drei Abhandlungen zur Sexualtheorie. Nikol, Hamburg

Frevert, U. (1986): Frauen-Geschichte zwischen bürgerlicher Verbesserung und neuer Weiblichkeit. Suhrkamp, Frankfurt a.M.

Funk, H. (2005): Sexuelle Erfahrungen von Frauen. Befreiungen und neue Beschränkungen. In: H. Funk, Lenz, K. (Hrsg.): Sexualitäten. Diskurse und Handlungsmuster im Wandel. Juventa, Weinheim, 213–234

Gagon, J. (1977): Human Sexualities. Scott Foresman, Illinois

Gahleitner, S.-B. (2000): Sexueller Mißbrauch und seine geschlechtsspezifischen Auswirkungen. Tectum, Marburg

Gebauer, M. (2014): Sexualassistenz und Begleitung für Menschen mit geistiger Behinderung als Möglichkeit der sexuellen Selbstbestimmung. Leipziger Literaturverlag, Leipzig

Geifrig, R. (2003): Frauen mit Behinderung gelten als geschlechtslos – Sexualität und Behinderung aus weiblicher Sicht. In Delisle, B., Haselbacher, G., Weissenrieder, N. (Hrsg.): Schluss mit Lust und Liebe? Sexualität bei chronischen Krankheiten und Körperbehinderungen. Ernst Reinhardt, München, 12–21

Geisen, T., Iller, C., Kleint, S., Schirrmacher F. (2019): Familienbildung in der Migrationsgesellschaft: Interdisziplinäre Praxisforschung. Waxmann, Münster

Gembruch, U. (2013): Ultraschalldiagnostik in Geburtshilfe und Gynäkologie. Springer, Berlin

Geramanis, O. (2017): Mini-Handbuch Gruppendynamik. Beltz, Weinheim

Gerhard, U. (1998): Die Töchter der Emanzipation – Das Generationenproblem in der Frauenbewegung. In: Meus, I. (Hrsg.): Was Frauen bewegt und was sie bewegen. Fischer, Frankfurt a.M., 71–89

Gerhard, U. (1995): Die ‚langen Wellen' der Frauenbewegung – Traditionslinien und unerledigte Anliegen. In: Becker-Schmidt, R. (Hrsg.): Das Geschlechterverhältnis als Gegenstand der Sozialwissenschaften Campus, Frankfurt a.M., 247–279

Gerhard, U., Wischermann, U. (1990): Unerhört – Die Geschichte der deutschen Frauenbewegung. rororo, Reinbeck

Gildemeister, R., Hericks, K. (2012): Geschlechtersoziologie. Theoretische Zugänge zu einer vertrackten Kategorie des Sozialen. De Gruyter, Berlin

Glaser, E. (2005): Hedwig Dohm: Die wissenschaftliche Emancipation der Frau. In: Löw, M., Mathes, B. (Hrsg.): Schlüsselwerke der Geschlechterforschung. Springer VS, Wiesbaden, 13–26

Glöer, N., Schmiedeskamp-Böhler, I. (1990): Verlorene Kindheit. Jungen als Opfer sexueller Gewalt. Kunstmann, München

Glück, G., Scholten, A., Strötges, G. (1990): Heiße Eisen in der Sexualerziehung. Deutscher Studienverlag, Weinheim

Gnielka, M. (2012): Zwischen Einschulung und Pubertät: Über Sexualität reden … BZgA, Köln

Goergens, L. (2019): Beschaffungsprostitution als „Nicht-Thema" der Sozialen Arbeit. Medical School Hamburg (MSH), Hamburg

Goffman, E. (2003): Wir alle spielen Theater. Die Selbstdarstellung im Alltag. Piper, München

Goffman, E. (2001): Interaktion und Geschlecht. Campus, Frankfurt a.M.

Goffman, E. (1973): Asyle: Über die soziale Situation psychiatrischer Patienten und anderer Insassen. Suhrkamp, Berlin

Gooß, U. (2003): Konzepte der Bisexualität. Zeitschrift für Sexualforschung 16 (1), 51–65

Gössel, K. (2005): Das neue Sexualstrafrecht. Eine systematische Darstellung für die Praxis. De Gruyter, Berlin

Grimm, P., Rhein, S., Müller, M. (2010): Porno im Web 2.0: Die Bedeutung sexualisierter Web-Inhalte in der Lebenswelt von Jugendlichen. Vistas, Leipzig

Groeben, N. (2004): Medienkompetenz. In: Mangold, R., Vorderer, P., Bente, G. (Hrsg.): Lehrbuch der Medienpsychologie Hogrefe, Göttingen, 27–49

Häfner, S. (2007): Folgen der Ratifizierung der UN-Konvention zu den Rechten der Menschen mit Behinderungen. In: Bündnis 90/Die Grünen Bundestagsfraktion: Leben ohne Barrieren!? Bündnis 90/Die Grünen Bundestagsfraktion, Berlin

Hagemann-White, C. (1985): Sozialisation: Weiblich – männlich? Springer VS, Berlin

Hajok, D. (2011): Sexuelle Entwicklung mit dem Internet: Pornografiekonsum Jugendlicher und Konsequenzen für die pädagogische Praxis. In: Bundeskonferenz für Erziehungsberatung (Hrsg.): Generation digital. Neue Medien in der Erziehungsberatung Materialien zur Beratung, Band 19. Bundeskonferenz für Erziehungsberatung, Fürth, 146–169

Hallay-Witte, M., Janssen, B. (2016): Schweigebruch. Vom sexuellen Missbrauch zur institutionellen Prävention. Herder, Wien

Hartl, H. (2003): Geschichte der HIV-Therapie – wichtige Stationen. In: Deutsche AIDS-Hilfe e.V. (Hrsg.): AIDS im Wandel der Zeiten, Teil 1, 47. Deutsche AIDS-Hilfe e.V., Köln, 73–81

Hartwig, L. (1992): Sexuelle Gewalterfahrungen von Mädchen: Konfliktlagen und Konzepte mädchenorientierter Heimerziehung. Juventa, Weinheim

Hartwig, L., Hensen, G. (2008): Sexueller Missbrauch und Jugendhilfe. Möglichkeiten und Grenzen sozialpädagogischen Handelns im Kinderschutz. Juventa, Weinheim

Haug, F. (2008): Sozialistischer Feminismus: Eine Verbindung im Streit. In: Becker, R., Kortendiek, B. Handbuch Frauen- und Geschlechterforschung. Springer, Berlin, 52–58

Haug, H.-J., Maessen, H. (1969): Was wollen die Schüler? Fischer, Frankfurt a.M.

Heiliger, A. (2005): Gewalthandlungen und Gewaltbetroffenheit von Männern und Frauen. In: Cornelißen, W. (Hrsg.): Gender-Datenreport 1. Datenreport zur Gleichstellung von Frauen und Männern in der Bundesrepublik Deutschland. Bundesministerium für Familie, Senioren, Frauen und Jugend, Berlin, 609–666

Heiliger, A. (2000): Täterstrategien und Prävention. Sexueller Missbrauch an Mädchen innerhalb familialer und familienähnlicher Strukturen. Frauenoffensive, München

Helfferich, C., Klindworth, H., Kruse, J. (2005a): Männer Leben. Studie zu Lebensläufen und Familienplanung – Vertiefungsbericht. BZgA, Köln

Helfferich, C. (2005b): „Das erste Mal". Männliche sexuelle Initiation in Geschlechterbeziehungen. In: King, V., Flaake, K. (Hrsg.): Männliche Adoleszenz. Sozialisation und Bildungsprozesse zwischen Kindheit und Erwachsensein. Campus, Frankfurt, 183–203

Helm, K. (2016): Hooking Up: The Psychology of Sex and Dating. ABC Clio, Santa Barbara (California)

Hensel, A., Kallinich, D., Kiegeland, J., Lorenz, R., Mueller-Stahl, R. (2015): Demokratie in Aufruhr: Jahrbuch des Göttinger Instituts für Demokratieforschung. ibidem, Stuttgart.

Hentig, H. (2004): Bildung. Ein Essay. Beltz, Weinheim

Hermannsen, W., Blome, K. (1943): Warum hat man uns das nicht früher gesagt? Lehmanns, Berlin

Heyden, S., Jarosch, K. (2010): Missbrauchstäter: Phänomenologie – Psychodynamik – Therapie. Schattauer, Stuttgart

Hierholzer, S. (2017). „Mir geht´s schlecht mit Geschlecht, mit Geschlechtern noch schlechter" – Gender und Queer zwischen Abwehr und Aufbruch. In: Karsten, M., Kubandt, M. (Hrsg.): Lehramtsstudium Sozialpädagogik. Eine Bestandsaufnahme nach 20 Jahren. Budrich, Opladen, 74–85

Hierholzer, S. (2016): KompaktWISSEN Sexualpädagogik für sozialpädagogische Fachkräfte: Von Krippe bis Jugendhaus. Handwerk und Technik, Hamburg

Hierholzer, S. (2014): KompaktWISSEN Sexualpädagogik in der Heilerziehungspflege. Handwerk und Technik, Hamburg

Hirling, H. (o.J.): Sexualstrafrecht. In: www.praxis-jugendarbeit.de/jugendleiter-schulung/sexuelle-handlungen-strafrecht.html, 06.05.2020

Hill, A. (2011): Pornografiekonsum bei Jugendlichen – Ein Überblick über die empirische Wirkungsforschung. Zeitschrift für Sexualforschung 4, 379–396

Hipeli, E., Süss, D. (2009): Generation Porno: Mediales Schreckgespenst oder Tatsache? In: Eidgenössische Kommission für Kinder- und Jugendfragen (Hrsg.): Jugendsexualität im Wandel der Zeit. EKKJ, Bern, 49–61

Hirschfeld-Eddy-Stiftung (2008): Die Yogyakarta-Prinzipien. Prinzipien zur Anwendung der Menschenrechte in Bezug auf die sexuelle Orientierung und geschlechtliche Identität. In: www.hirschfeld-eddy-stiftung.de/fileadmin/images/schriftenreihe/yogyakarta-principles_de.pdf, 06.05.2020

Hite, S. (1970): Hite Report. Das sexuelle Erleben der Frau. Bertelsmann, Gütersloh

Holland-Cunz, B. (2003): Die alte neue Frauenbewegung. Suhrkamp, Frankfurt a.M.

Honneth, A. (2018): Anerkennung: Eine europäische Ideengeschichte. Suhrkamp, Berlin

Honneth, A. (2010): Kampf um Anerkennung: Zur moralischen Grammatik sozialer Konflikte. Suhrkamp, Berlin

Hopf, A. (2002): Sexualerziehung: Unterrichtsprinzip in allen Fächern. Luchterhand, München

Hopf, A. (1990): Theorie und Praxis der Sexualpädagogik. Zentrum für pädagogische Berufspraxis, Oldenburg

Horst, G. (2014): Noch hapert es. Ein Gespräch mit dem Kinderschutz-Experten und Gregoriana-Professor Hans Zollner SJ. Tabularasa Zeitschrift für Gesellschaft & Kultur 100

Huerkamp, C. (1996): Geschlechterspezifischer Nummerus Clausus – Verordnung und Realität. In: Kleinau, E., Opitz, C. (Hrsg.): Geschichte der Mädchen- und Frauenbildung. Band 2: Vom Vormärz bis zur Gegenwart. Campus, Frankfurt a.M., 325–431

Hundmeyer, S., Obermeier-van Deun, P., Pimmer-Jüsten, B. (2007): Praxis der Kindertageseinrichtungen – Recht für Fachkräfte in Kindertageseinrichtungen, Heimen und Jugendarbeit. Carl Link, Köln

Hunger, H. (1954): Das Sexualwissen der Jugend. Herder, München

Innala, S. (2007): Pornography on the Net: Same Attraction, but New Options. Sexologies 16 (2), 112–120

International Planned Parenthood Federation (IPPF) (2009): Sexuelle Rechte: Eine IPPF-Erklärung. In: https://www.profamilia.de/fileadmin/publikationen/profamilia/IPPF_Deklaration_Sexuelle_Rechte-dt2.pdf, 01.03.2019

Intersexuelle Menschen e.V. (2018): Schattenbericht zum 6. Staatenbericht der Bundesrepublik Deutschland zum Übereinkommen der Vereinten Nationen zur Beseitigung jeder Form von Diskriminierung der Frau (CEDAW). In: http://www.im-ev.de/pdf/Schattenbericht_CEDAW_2008-Intersexuelle_Menschen_e_V.pdf, 23.07.2020

Jagose, A. (2001): Queer. Eine Einführung. Queerverlag, Berlin

Janssen-Jurreit, M. (1986): Frauen und Sexualmoral. Fischer, Frankfurt

Jud, A. (2014): Sexueller Kindesmissbrauch – Begriffe, Definitionen und Häufigkeiten. Springer, Berlin

Julius, H., Boehme, U. (1997): Sexuelle Gewalt an Jungen. Eine kritische Analyse des Forschungsstandes. Verlag für Angewandte Psychologie, Göttingen

Jütte, R. (2003): Lust ohne Last: Geschichte der Empfängnisverhütung von der Antike bis zur Gegenwart. Beck, München

Kammeier, H. (2012): Der Schutzanspruch vor gefährlichen Personen und die Möglichkeiten und Grenzen staatlicher Schutzgewährleistung. In: Haynert, H., Kammeier, H. (Hrsg.): Wegschließen für immer? Ethische, rechtliche und soziale Konzepte im Umgang mit gefährlichen Menschen auf dem gesellschaftlichen Prüfstand. Pabst Science Publisher, Lengerich, 56–76

Karremann, M. (2010): Es geschieht am helllichten Tag: Die verborgene Welt der Pädophilen und wie wir die Kinder vor Missbrauch schützen können. DuMont, Köln

Karsten, M. (2003): Sozialdidaktik – Zum Eigensinn didaktischer Reflexion in den Berufsausbildungen für soziale und sozialpädagogische (Frauen-)Berufe. In: Schlüter, A. (Hrsg.): Aktuelles und Querliegendes zur Didaktik und Curriculumentwicklung – Festschrift für Werner Habel. Janus-Presse, Bielefeld, 350–374

Kasüschke, D. (2004): Gender im Kindergarten. In: Glaser, E., Klika, D., Prengel, A. (Hrsg.): Handbuch Gender und Erziehungswissenschaften. Klinkhardt, Bad Heilbrunn, 361–372

Kentler, H. (1973): Texte zur Sozio-Sexualität. UTB, Stuttgart

Kentler, H. (1967): Repressive und nichtrepressive Sexualerziehung im Jugendalter. In: Kentler, H., Bittner, G., Scarbath, H. (Hrsg.): Für eine Revision der Sexualpädagogik. Juventa, München, 9–48

Kindler, H. (2009): Kindeswohlgefährdung: Ein Forschungsupdate zu Ätiologie, Folgen, Diagnostik und Intervention. Praxis der Kinderpsychologie und Kinderpsychiatrie 58, 764–785

Kinsey, A. (1964): Das sexuelle Verhalten des Mannes. Fischer, Berlin

Kinsey, A. (1963): Das sexuelle Leben der Frau. Fischer, Berlin

Kinsey, A. (1941): Homosexuality: Criteria for a hormonal explanation of the homosexual. The Journal of Clinical Endocrinology 1 (5), 424–428

Klaiberg, A., Brähler, E., Schumacher, J. (2001): Determinanten der Zufriedenheit mit Sexualität und Partnerschaft in der zweiten Lebenshälfte. In: Berberich, H., Brähler E. (Hrsg.): Sexualität und Partnerschaft in der zweiten Lebenshälfte. Psychosozial-Verlag, Gießen, 105–127

Klein, A. (2010): Jugend, Medien und Pornografie. In: Schetsche, M., Schmidt, R. B. (Hrsg.): Sexuelle Verwahrlosung. Empirische Befunde – Gesellschaftliche Diskurse – Sozialethische Reflexionen. Springer VS, Berlin, 167–184

Kloiber, A. (2002): Sexueller Missbrauch an Jungen. Epidemiologie – Erleben – Bewältigung. Eine quantitative und qualitative Untersuchung. Asanger, Kröning

Kluge, N. (1998): Sexualverhalten Jugendlicher heute: Ergebnisse einer repräsentativen Jugend- und Elternstudie über Verhalten und Einstellungen zur Sexualität. Juventa, Weinheim

Köbsell, S. (2010): Gendering Disability: Behinderung, Geschlecht, Körper. In: Jacob, J., Köbsell, S. (Hrsg.): Gendering Disability. Intersektionale Aspekte von Behinderung und Gesellschaft. Transcript, Bielefeld, 17–35

Koch, F. (2008): Zur Geschichte der Sexualpädagogik. In: Schmidt, R.-B., Sielert, U. (Hrsg.): Handbuch Sexualpädagogik und sexuelle Bildung. Juventa, Weinheim, 23–38

Köhler, D. (2009): Gewalt- und Sexualstraftäter. In: Cornel, H., Kawamura-Reindl, G., Sonnen, B. R. (Hrsg.): Resozialisierung. Nomos, Baden-Baden, 406–421

Kolland, F. (1988): Lebensziele und Lebenspläne für das Alter. Erwachsenenbildung 39, 11–16

König, M. (2005): Menschenrechte. Campus, FrankfurtKönig, O. (2018): Einführung in die Gruppendynamik. Carl Auer, Heidelberg

Kowalski, M. (2019): Hetze gegen Schwule in Polen. In: https://www.rbb-online.de/kowalskiundschmidt/videos/20191019_1725/hetze.html, 22.07.2020

Kowalski, M. (2019): „Eine Form der Körperverletzung". In: www.taz.de/!5573547/, 06.05.2020

Krafft-Ebing, R. (1984): Psychopathia sexualis. Matthes & Seitz, Berlin

Krell, C., Oldemeier, K. (2017): Coming-out – und dann…?! Coming-out-Verläufe und Diskriminierungserfahrungen von lesbischen, schwulen, bisexuellen, trans* und queeren Jugendlichen und jungen Erwachsenen in Deutschland. Budrich, Opladen

Kriminalistisch-Kriminologische Forschungsstelle (2006): Das Anzeigeverhalten von Kriminalitätsopfern. Einflussfaktoren pro und contra Strafanzeige. Landeskriminalamt Nordrhein-Westfalen, Düsseldorf

Kuhl, J. (2010): Kinderkriegen ist sooo schön. Ars edition, München

Kultusministerkonferenz (KMK) (1986): Empfehlungen vom 03.10.1986 zur Sexualerziehung. KMK, Berlin/Bonn

Kunert-Zier, M. (2008): Vom Getrennten zum Gemeinsamen. In: Kunert-Zier, M., Kranich, M. (Hrsg.): Vom Geschlechterquatsch zum Genderparcours. Geschlechtergerechte Bildung und Erziehung vom Kindergarten bis zum Jugendtreff. Klartext, Essen, 13–24

Kutchinsky, B. (1991): Sexueller Mißbrauch von Kindern: Verbreitung, Phänomenologie und Prävention. Zeitschrift für Sexualforschung 4, 33–44.

Lache, L. (2016): Sexualität und Autismus. Die Bedeutung von Kommunikation und Sprache für die sexuelle Entwicklung. Psychosozial-Verlag, Gießen

Lachwitz, K. (2007): UNO-Generalversammlung verabschiedet Konvention zum Schutz der Rechte behinderter Menschen – Teil 1. Welchen Einfluss hat dieses internationale Übereinkommen auf das deutsche Recht? Rechtsdienst der Lebenshilfe 1, 37–42

Laewen, J., Andres, B. (2002): Forscher, Künstler, Konstrukteure. Werkstattbuch zum Bildungsauftrag von Kindertageseinrichtungen. Beltz, Weinheim

Lang, H. (2009): Sexuelle Funktionsstörungen. In: Lang, H. (Hrsg.): Gestörte Sexualität. Ursachen, Erscheinungsformen, Therapie. Könighausen & Neumann, Würzburg, 13–25

Lang, J., Peters, U. (2018): Antifeminismus in Bewegung: Aktuelle Debatten um Geschlecht und sexuelle Vielfalt. Marta Press, Hamburg

Langlois, J. H., Downs, A. C. (1980): Mothers, Fathers and Peers as Socializations Agents of Sex-Typed Play Behaviors in Young Children. Child Development 51 (4), 1237–1247

Laqueur, T. (2008): Die einsame Lust. Eine Geschichte der Selbstbefriedigung. Osburg Verlag, Hamburg

Lautmann, R. (2002): Soziologie der Sexualität: Erotischer Körper, intimes Handeln und Sexualkultur. Juventa, Weinheim

Lautmann, R. (1988): Die neue Gefährlichkeit der Pornografie: Politische Kampagnen und psychologische Wirkungsforschung. Zeitschrift für Sexualforschung 1, 45–67

Lautmann, R., Schetsche, M. (1990): Das pornographierte Begehren. Campus, Frankfurt a.M.

Laws, J. L. (1979): The Second X. Sex Role and Social Role. Elsevier, New York

Laws, J. L., Schwartz, P. (1977): Sexual Scripts. The Social Construction of Female Sexuality. Dryden Press, New York

Leibbrand, A. und W. (1972): Formen des Eros. Band 1. Karl Alber, Freiburg

Lenz, I. (2009): Die Neue Frauenbewegung in Deutschland: Abschied vom kleinen Unterschied. Ausgewählte Quellen. Springer VS, Wiesbaden

Lenz, I. (2008): Die neue Frauenbewegung in Deutschland. Abschied vom kleinen Unterschied. Eine Quellensammlung. Springer VS, Wiesbaden

Lenz, K. (2003). Zur Geschlechtstypik persönlicher Beziehungen – eine Einführung. In: Lenz, K. (Hrsg.): Frauen und Männer: Zur Geschlechtstypik persönlicher Beziehungen. Juventa, Weinheim, 7–55

Lenz, K. (1998): Soziologie der Zweierbeziehung. Eine Einführung.Westdeutscher Verlag, Opladen

Levack, B. (2009): Hexenjagd. Die Geschichte der Hexenverfolgung in Europa. Beck, München

Linnartz, M. (2019): Vater bietet 5000 Euro Belohnung für Kitaplatz. In: www.sueddeutsche.de/leben/fehlende-kitaplaetze-berlin-betreuung-verzweifelte-eltern-1.4399734, 06.05.2020

Löbner, I. (1998): Entwicklungspsychologie. In: Färber, H. P., Lipps, W., Seyfarth, T. (Hrsg.): Sexualität und Behinderung. Umgang mit einem Tabu. Attempto, Tübingen, 32–42

Loeber, H.-D. (2003): Von der Bildungskatastrophe zum PISA-Schock – Zur Kontinuität sozialer Benachteiligung durch das deutsche Bildungssystem. In: Moschner, B., Kiper, H., Kattmann, U. (Hrsg.): PISA 2000 als Herausforderung: Perspektiven für Lehren und Lernen. Schneider, Baltmannsweiler, 241–286

Lüdtke-Pilger, S. (2016): Porno statt PorNO! Die neuen Pornografinnen kommen. Marburger Schriften zur Medienforschung, Band. 18. Schüren, Marburg

Maelicke, B. (2015): Das Knast-Dilemma. Wegsperren oder resozialisieren? Eine Streitschrift. Bertelsmann, München

Maletzke, G. (1996): Interkulturelle Kommunikation. Zur Interaktion zwischen Menschen verschiedener Kulturen. Springer VS, Berlin

Martin, B., Niemann, B. (2000): Die anderen Gesichter der Sexualität. In: Sielert, U., Valtl, K. (Hrsg.): Sexualpädagogik lehren. Didaktische Grundlagen und Materialien für die Aus- und Fortbildung. Beltz, Weinheim, 451–478

Maslow, A. (1981): Motivation und Persönlichkeit. rororo, Reinbeck

Masters, W., Johnson, V. (1978): Die sexuelle Reaktion. rororo, Reinbeck

Masters, W., Johnson, V. (1966): Human sexual response. Little Brown, Boston

Mattfeld, A., Thiede, B. (2005): Homosexualität – Ein Thema für Jugendhilfe und Schule. Senator für Arbeit Frauen und Gesundheit, Bremen

Matthiesen, S., Schmidt, G. (2013): Was machen Jugendliche mit Pornografie? In: Bundeszentrale für gesundheitliche Aufklärung (Hrsg.): Jugendsexualität im Internetzeitalter. Eine qualitative Studie zu sozialen und sexuellen Beziehungen von Jugendlichen. Forschung und Praxis der Sexualaufklärung und Familienplanung, Band 37 . BZgA, Köln, 144–199

Mattke, U. (2015): Sexuell traumatisierte Menschen mit geistiger Behinderung: Forschung – Prävention – Hilfen. Kohlhammer, Stuttgart

McKee, A., Albury, K., Lumby, C. (2008): The Porn Report. Melbourne University Press, Melbourne

Mertens, W. (1997): Entwicklung der Psychosexualität und der Geschlechtsidentität, Band 1: Geburt bis 4. Lebensjahr. Kohlhammer, Stuttgart

Mertes, K. (2015): Kirche und Missbrauch – ein Rückblick. Nervenheilkunde 34 (7), 495–500

Metzig, W., Schuster, M. (2016): Lernen zu lernen: Lernstartegien wirkungsvoll einsetzen. Springer, Berlin

Millett, K. (2018): Sexus und Herrschaft. Die Tyrannei des Mannes in unserer Gesellschaft. Kiepenheuer & Witsch, Köln

Milhoffer, P. (1998): Geschlechtsrollenübernahme und sexuelle Sozialisation im Übergang zur Pubertät. Theoretische Verständigung und empirische Ergebnisse. In: Schmidt, G., Strauss, B. (Hrsg.): Sexualität und Spätmoderne. Über den kulturellen Wandel der Sexualität. Enke, Stuttgart, 89–102

Möller, B. (2005): Körperlichkeit, Selbstwert und Sexualität in der weiblichen Adoleszenz. In: Funk, H., Lenz, K. (Hrsg.): Sexualitäten. Diskurse und Handlungsmuster im Wandel. Juventa, Weinheim, 175–194

Mrazek, J. (1987): Struktur und Entwicklung des Körperkonzepts im Jugendalter. Zeitschrift für Entwicklungspsychologie und Pädagogische Psychologie 19 (1), 1–13

Münch, R. (2002): Soziologische Theorie, Band 2: Handlungstheorie. Campus, Frankfurt a.M.

Museum für Verhütung und Schwangerschaftsabbruch (MUVS) (o.J.): Wie Frauen in der Antike verhüteten. In: de.muvs.org/topic/wie-frauen-in-der-antike-verhueteten, 06.05.2020

Nash, M., Hulsey, T. L., Sexton, M. C., Harralson, T. L., Lambert, W. (1993): Long-Term Sequelae of Childhood Sexual Abuse: Perceived Family Environment, Psychopathology, and Dissociation. Journal of Consulting and Clinical Psychology 61, 276–283

Nave-Herz, R. (1997): Die Geschichte der Frauenbewegung in Deutschland. Niedersächsische Landeszentrale für politische Bildung, Hannover

Neubauer, G. (2002): Kindheit, Jugend, Sexualität. In: Krüger, H., Grunert, C. (Hrsg.): Handbuch Kindheits- und Jugendforschung. Leske + Budrich, Wiesbaden, 987–1004

Nilsson, L. (2003): Ein Kind entsteht: Bilddokumentation über die Entwicklung des Kindes im Mutterleib. Mosaik, Berlin

Noack, C., Schmid, H. (1996): Sexuelle Gewalt gegen Menschen mit geistiger Behinderung. Eine verleugnete Realität. Verband evangelischer Einrichtungen für Menschen mit geistiger und seelischer Behinderung e.V., Stuttgart

Nohl, H. (2002): Die pädagogische Bewegung in Deutschland und ihre Theorie. Klostermann, Frankfurt a.M.

Ortmann, O., Lattrich C. (2012):. The Treatment of Climacteric Symptoms. Deutsches Ärzteblatt International 109 (17), 316–324

Oest, J.-F. (1787): Versuch einer Beantwortung der pädagogischen Frage: Wie man Kinder und junge Leute vor dem Leib und Seele verwüstendenen Laster der Unzucht überhaupt, und der Selbstschwächung insbesonderheit verwahren, oder, wofern sie schon davon angesteckt waren, wie man sie davon heilen könne? In: Allgemeine Revision des gesammten Schul- und Erziehungswesens (6). Verlag Joachim Heinrich Kampe, Wien

Offen, K. (2000): European Feminisms 1700–1950. A Political History. Stanford University Press, Stanford

Offit, A. (1979): Das sexuelle Ich. Klett Cotta, Stuttgart

Ohlmes, J. (2008): Pädosexuelle Täter: Merkmale und Strategien als Ansatzpunkte präventiver Maßnahmen. Johannes Herrmann Verlag, Gießen

Ortland, B. (2016): Sexuelle Selbstbestimmung von Menschen mit Behinderung: Grundlagen und Konzepte für die Eingliederungshilfe. Kohlhammer, Stuttgart

Ortland, B. (2008): Behinderung und Sexualität. Grundlagen einer behinderungsspezifischen Sexualpädagogik. Kohlhammer, Stuttgart

Paulus, M. (2016): Im Schatten des Rotlichts. Klemm, Münster

Perko, G. (2005): Queer-Theorien. Ethische, politische und logische Dimensionen pluralqueeren Denkens. Papyrossa, Köln

Persson, G. (1980): Sexuality in a 70-Years-Old Urban Population. Journal of Psychosomatic Research (24), 335–342

Peter, J., Valkenburg, P. (2011): The Use of Sexually Explicit Internet Material and Its Antecedents: A Longitudinal Comparison of Adolescents and Adults. Archives of Sexual Behavior 40 (5), 1015–1025

Peters, H. (2002): Soziale Probleme und soziale Kontrolle. Springer VS, Wiesbaden

Pfander, M. (1999): Toleranz ist, wenn man fragt statt flucht. Wie junge Schwule ihr Coming Out erleben und was eine schwulenfreundliche Erziehung ausmacht. Eigenverlag

Pfeiffer, C. (2012): Repräsentativbefragung Sexueller Missbrauch 2011. Kriminologisches Forschungsinstitut Niedersachsen e.V., Hannover

Philipps, I.-M. (2000): Körper, Liebe, Doktorspiele. Ein Ratgeber für Eltern zur kindlichen Sexualentwicklung vom 4. bis zum 6. Lebensjahr. BZgA, Köln

Platon (1999): Das Gastmahl. Reclam, Stuttgart

Plies, I., Nickel, B., Schmidt, P. (1999): Zwischen Lust und Frust – Jugendsexualität in den 90er Jahren. Ergebnisse einer repräsentativen Studie in Ost- und Westdeutschland. Springer VS, Wiesbaden

Pommer, E., Linke, K. (2017): Audiovisuelle Diversität? In: https://malisastiftung.org/wp-content/uploads/Broschuere_din_a4_audiovisuelle_Diversitaet_v06072017_V3.pdf, 06.05.2020

Pornhub (2019): The 2019 Year in Review. In: https://www.pornhub.com/insights/2019-year-in-review, 22.07.2020

Prengel, A. (2018): Pädagogik der Vielfalt, Verschiedenheit und Gleichberechtigung in Interkultureller Feministischer und Integrativer Pädagogik. Springer, Berlin

Pro Familia (2006): Sexualität und geistige Behinderung. In: https://www.profamilia.de/fileadmin/publikationen/Reihe_Koerper_und_Sexualtitaet/sexualitaet_geistige_behinderung_2011.pdf, 28.07.2020

Pro Familia (2005): Expertise: Sexuelle Assistenz für Frauen und Männer mit Behinderungen. In: www.profamilia.de/fileadmin/publikationen/Fachpublikationen/expertise_sexuelle_assistenz.pdf, 06.05.2020

Pro Familia (o.J. (a)): Sexuell übertragbare Krankheiten. In: www.profamilia.de/themen/gesundheit/sexuell-uebertragbare-krankheiten.html, 06.05.2020

Pro Familia (o.J. (b)): Pearl-Index. In: www.profamilia.de/themen/verhuetung/pearl-index.html, 06.05.2020

Queerformat (2015): Mein Kind ist das Beste was mir je passiert ist! Eltern und Verwandte erzählen Familiengeschichten über das Coming-out ihrer lesbischen, schwulen, bisexuellen und trans* Kinder. In: https://www.queerformat.de/wp-content/uploads/mat-eltern-broschuere_ElternBroschu__reA5_deutsch.pdf, 22.07.2020

Quindeau, I. (2014): Sexualität. Psychosozial-Verlag, Gießen

Quindeau, I., Brumlik, M. (2012): Kindliche Sexualität. Beltz, Weinheim

Rabe-Kleberg, U. (1993): Verantwortlichkeit und Macht. Ein Beitrag zum Verhältnis von Geschlecht und Beruf angesichts der Krise traditioneller Frauenberufe. USP International, Bielefeld

Rauchfleisch, U. (2018): Medizinische Einordnung von Trans*Identität. In: https://www.bpb.de/gesellschaft/gender/geschlechtliche-vielfalt-trans/245353/medizinische-einordnung-von-transidentitaet, 21.07.2020

Reich, W. (1969): Die sexuelle Revolution. Fischer, Frankfurt

Reich, G. (2003): Familientherapie der Essstörung. Hogrefe, Göttingen

Reich, G., Cierpka, M. (2001): Psychotherapie der Essstörungen. Krankheitsmodelle und Therapiepraxis. Thieme, Stuttgart

Reich, G., Götz-Kühne, C., Kilius, U. (2004): Essstörungen: Magersucht, Bulimie, Binge eating. Wie Sie Essstörungen erkennen und verstehen. Trias, Stuttgart

Reiche, R. (2000): Geschlechterspannung. Eine psychoanalytische Untersuchung. Psychosozial-Verlag, Gießen

Rentzsch, W., Eitner, S. (1979): Zum Problem von Partnerschaften und Sexualität in der zweiten Lebenshälfte. Zeitschrift für Altersforschung 34, 211–223

Richardson, D. (2000). Constructing Sexual Citizenship: Theorizing Sexual Rights. Critical Social Policy 20 (1), 105–135

Richter-Appelt, H. (1995): Sexuelle Traumatisierung und körperliche Mißhandlungen in der Kindheit. Geschlechtsspezifische Aspekte. In: Düring, S., Hauch, M. (Hrsg.): Heterosexuelle Verhältnisse. Beiträge zur Sexualforschung, Band 71. Enke, Stuttgart, 57–76

Rietmann, S., Hensen, G. (2007): Komplexität bei Kindeswohlgefährdung als Risiko – Hinweise für eine koordinierte Steuerung bei Einschätzung und Intervention. Kindesmisshandlung und -vernachlässigung 10 (2), 24–41

Ringdal, N. (2006): Die neue Weltgeschichte der Prostitution. Piper, München

Robert Koch-Institut (2018): Anstieg von Syphilis-Infektionen bei Männern, die Sex mit Männern haben, setzt sich weiter fort. Epidemiologisches Bulletin 46, 493–508

Rohde-Dachser, C. (1970): Struktur und Methode der katholischen Sexualerziehung. Enke, Stuttgart

Roloff, C., Selent, P. (2003): Hochschulreform und Gender Mainstreaming: Geschlechtergerechtigkeit als Querschnittaufgabe. Kleine Verlag, Bielefeld

Romano, E., De Luca, R. (2001): Male Sexual Abuse: A Review of Effects, Abuse Characteristics, and Links with Later Psychological Functioning. Aggression and Violent Behavior (6), 55–78

Rothenbacher, F., Fertig, G. (2016a): Haushalte und Familien. In: www.bpb.de/nachschlagen/zahlen-und-fakten/deutschland-in-daten/219972/haushalte-und-familien, 06.05.2020

Rothenbacher, F., Fertig, G. (2016b): Eheschließungen und Ehescheidungen. In: www.bpb.de/nachschlagen/zahlen-und-fakten/deutschland-in-daten/219962/eheschliessungen-und-ehescheidungen, 06.05.2020

Rousseau, J.-J. (1995): Émile oder Über die Erziehung. 12. Aufl. Schöningh, Paderborn

Rückert, W. (1992): Bevölkerungsentwicklung und Altenhilfe. Kuratorium Deutsche Altenhilfe, Köln

Rühling, H., Kassebrock, F. (2002): Behinderung und sexuelle Gewalt. In: Bange, D. (Hrsg.). Hogrefe, Göttingen, 31–66

Rüttgers, P. (2015): Von Rock'n'Roll bis Hip-Hop: Geschlecht und Sexualität in Jugendkulturen. Springer, Berlin

Schaser, C., Stierle, C. (2005): Nachbetreuung entlassener Sexualstraftäter – Eine Befragung Betroffener. Shaker, Aachen

Salman, R. (1992): AIDS – Prävention und Migration: Sexuelle Probleme von männlichen türkischen Jugendlichen in der Bundesrepublik Deutschland. Edition AIDS, Band 15. Niedersächsisches Sozialministerium, Hannover

Schäfer, E., Fritzsche, B., Nagode, C. (2002): Geschlechterverhältnisse im sozialen Wandel. Interdisziplinäre Analysen zu Geschlecht und Modernisierung. Leske + Budrich, Opladen

Schauer, T. (2005): Women's Porno: The Heterosexual Female Gaze in Porn Sites "for Women". Sexuality and Culture, 9 (2), 42–64

Schetsche, M. (2010): Das Internet, das sexuelle Geheimnis und das Ende der Pornografie. In: Benkel, T., Akalin, F. (Hrsg.): Soziale Dimensionen der Sexualität. Psychosozial-Verlag, Gießen, 319–338

Scheufele, B. (2005):Sexueller Missbrauch: Mediendarstellung und Medienwirkung. Springer VS, Wiesbaden

Schmetz, D., Stöppler, R. (2007): Förderschwerpunkt Liebe. Sexualpädagogische Bildungsangebote für Menschen mit kognitivem Förderbedarf. Verlag Modernes Lernen, Dortmund

Schmid-Tannwald, I., Kluge, N. (1998): Sexualität und Kontrazeption aus der Sicht der Jugendlichen und ihrer Eltern. In: Bundeszentrale für gesundheitliche Aufklärung (Hrsg.): Forschung und Praxis der Sexualaufklärung und Familienplanung, Band 8. BZgA, Köln.

Schmidt, G. (2009): Fantasie der Jungen, Phantasmen der Alten. In: Becker, S., Hauch, M., Leiblein, H. (Hrsg.): Sex, Lügen und Internet. Sexualwissenschaftliche und psychotherapeutische Perspektiven. Psychosozial-Verlag, Gießen, 143–155

Schmidt, G. (2000a): Seriell monogam, seriell allein – Beziehungsbiografien im dritten Lebensjahrzehnt. In: Schmidt, G. (Hrsg.): Kinder der sexuellen Revolution Psychosozial-Verlag, Gießen, 111–136

Schmidt, G. (2000b): Sexualverhalten. In: Schmidt, G. (Hrsg.): Kinder der sexuellen Revolution. Psychosozial-Verlag, 39–67

Schmidt, G. (2000c): Spätmoderne Sexualverhältnisse. In: Schmerl, C., Soine, S., Stein-Hilbers, M., Wrede, B. (Hrsg.): Sexuelle Szenen. Inszenierung von Geschlecht und Sexualität in modernen Gesellschaften. Leske + Budrich, Opladen, 268–279
Schmidt, G. (1996): Sexuelle Verhältnisse. Über das Verschwinden der Sexualmoral. Klein, München
Schmidt, R. S., Sielert, U. (Hrsg.) (2012): Sexualpädagogik in beruflichen Handlungsfeldern. Bildungsverlag Eins, Köln
Schmiegel, C. (2018): „Ich will die Ärzte niemals wiedersehen“. In: https://www.spiegel.de/panorama/gesellschaft/intersexuelles-kind-ich-will-die-aerzte-niemals-wiedersehen-a-1187341.html, 23.07.2020
Schmitter, R. (2004): Prostitution – Das älteste Gewerbe der Welt? Fragen der Gegenwart an die Geschichte. Schrader, Stuttgart
Schneider, H. D. (1980): Sexualverhalten in der zweiten Lebenshälfte. Kohlhammer, Stuttgart
Schock, A. (2000): Die Cazzo-Story: Pornostars, made in Germany. Querverlag, Berlin
Schock, S. (1997): Und dann kamst du… und ich liebte eine Frau. Krug & Schadenberg, Berlin
Schomers, B. (2018): Coming-out – Queere Identitäten zwischen Diskriminierung und Emanzipation. Budrich, Opladen
Schone, R., Gintzel, U., Jordan, E., Kalscheuer, M., Münder, J.: (1997): Kinder in Not. Vernachlässigung im frühen Kindesalter und Perspektiven sozialer Arbeit. Votum, Münster
Schorsch, E. (1985): Sexualität und Gewalt. In: Wulf, C. (Hrsg.): Lust und Liebe. Piper, München, 91–111
Schrader, K. (2015): Drogengebrauchende Sexarbeiterinnen sind Dienstleisterinnen – Ein Perspektivwechsel in der Sozialen Arbeit im Kampf gegen sexualisierte Gewalt und Ausbeutung in der „Drogenprostitution“. In: Albert, M., Wege, J. (Hrsg.): Soziale Arbeit und Prostitution: Professionelle Handlungsansätze in Theorie und Praxis. Springer VS, Berlin, 57–72
Schrader, K. (2013): Drogenprostitution. Eine Intersektionale Betrachtung der Handlungsfähigkeit drogengebrauchender Sexarbeiterinnen. transcript, Bielefeld
Schraub, H., Zenk, K. (1995): Wörterbuch der Pädagogik. dtv, München
Schreiber, B. (2012): Das neue Aids. Psychologie heute (4)
Schröter, A. (2020): Opertiert, weil sie weder männlich noch weiblich sind. In: https://www.zeit.de/wissen/gesundheit/2020-01/intersexualitaet-geschlechtsorgane-operationen-kinder-geschlechterrollen-faq, 23.07.2020
Schuhrke, B. (1997): Genitalentdecken im zweiten Lebensjahr. Sexualforschung 10, 106–126
Schuhrke, B. (1994): Die Entwicklung kindlicher Sexualität beobachten. In: Rutschky, K., Wolff, R. (Hrsg.): Handbuch sexueller Missbrauch. Rowohlt, Reinbek, 97–115
Schultz-Zehden, B. (2004): Weibliche Sexualität in der zweiten Lebenshälfte – Ergebnisse einer empirischen Studie an Frauen zwischen 50 und 70 Jahren. Sexuologie 10(2–3), 85–89
Schultz-Zehden, B. (2003): Wie frei gehen ältere Frauen mit Sexualität um? Ergebnisse einer empirischen Studie. Pro Familia Magazin 31 (4), 16–18
Schwartmann, R., Ohr, S. (2015): Recht der Sozialen Medien. Müller, Heidelberg
Schwarzer, A. (1994): PorNO. Opfer & Täter. Gegenwehr & Backlash. Verantwortung & Gesetz. Kiepenheuer & Witsch, Köln
Schweiger, W., Fahr, A. (2013): Handbuch Medienwirkungsforschung. Springer VS, Berlin
Seiler, N. (2018): Privatisierte Weiblichkeit: Genealogien und Einbettungsstrategien feministischer Kritik im postsozialistischen Polen. transcript, Bielefeld
Seligmann, S. (1996): Sexueller Mißbrauch von Kindern. Ansätze einer Prävention für die Sonderschulpädagogik. Verlag Dr. Kovac, Hamburg

Sielert, U. (2017): Perspektiven für die Praxis: Sexualkulturbildung. In: Schuegraf, M., Tillmann, A. (Hrsg.): Pornografisierung von Gesellschaft. Perspektiven aus Theorie, Empirie und Praxis. Herbert von Halem Verlag, Köln, 301–310

Sielert, U. (2015): Einführung in die Sexualpädagogik. 2. Aufl. Beltz, Weinheim

Sielert, U. (2000): Einleitung. In: Sielert, U., Valtl, K. (Hrsg.): Sexualpädagogik lehren. Didaktische Grundlagen und Materialien für die Aus- und Fortbildung. Ein Handbuch. Beltz, Weinheim, 7–11

Sielert, U. (1993). Sexualpädagogik. Konzepte und didaktische Anregungen. Beltz, Weinheim

Sigusch, V. (2008): Geschichte der Sexualwissenschaft. Campus, Frankfurt a.M.

Sigusch, V. (2005): Strukturwandel der Sexualität in den letzen Jahrzehnten. Eine Übersicht. In: Lemmen, K., Schepers, J., Sweers, H., Tillmann, K. (Hrsg.): Sexualität wo hin? Hinblicke. Einblicke. Ausblicke. Deutsche Aidshilfe e.V., Berlin, 7–28

Sigusch, V. (1991): Die Transsexuellen und unser nosomorpher Blick. Teil II: Zur Entpathologisierung der Transsexualität. Zeitschrift für Sexualforschung 4, 309–343

Sigusch, V., Schmidt, G. (1973): Jugendsexualität. Ferdinand Enke, Erlangen

Simon, W. (1986): Sexual Scripts. Permanence and Change. Archives of Sexual Behavior 12, 97–120

Simon, W., Gagnon, J. (2000): Wie funktionieren sexuelle Skripte? In: Schmerl, C., Soine, S., Stein-Hilbers, M., Wrede, B. (Hrsg.): Sexuelle Szenen. Inszenierung von Geschlecht und Sexualität in modernen Gesellschaften. Leske + Budrich, Opladen, 70–99

Spitzer, M. (2007): Lernen: Gehirnforschung und die Schule des Lebens. Spektrum der Wissenschaften, Heidelberg

Staatliche Koordinierungsstelle (2017): Das deutsche Betreuungsrecht im Lichte der UN-Behindertenrechtskonvention. In: https://www.behindertenbeauftragter.de/SharedDocs/Downloads/DE/20170426_Positionspapier_Betreuungsrecht.pdf;jsessionid=4E8F9D07E5F2DF7ABBC86227890B5667.2_cid330?__blob=publicationFile&v=1, 23.07.2020

Staeck, L. (Hrsg.) (2006): Die Fundgrube zur Sexualerziehung. Cornelsen, Berlin

Stahl, E. (2017): Dynamik in Gruppen: Handbuch der Gruppenleitung. Beltz, Weinheim

Stangl, G. (2008): Antike Populationen in Zahlen. Peter Lang, Berlin

Starke, K. (2010): Pornografie und Jugend. Jugend und Pornografie. Pabst Science Publishers, Lengerich

Statistisches Bundesamt (2019): Bevölkerung im Wandel. Annahmen und Ergebnisse der 14. koordinierten Bevölkerungsvorausberechnung. In: www.destatis.de/DE/Presse/Pressekonferenzen/2019/Bevoelkerung/pressebroschuere-bevoelkerung.pdf, 06.05.2020

Staub-Bernasconi, S. (2017): Vom beruflichen Doppelmandat zum professionellen Tripelmandat. In: Staub-Bernasconi, S. (Hrsg.): Menschenwürde – Menschenrechte – Soziale Arbeit. Die Menschenwürde vom Kopf auf die Füße stellen. Budrich, Opladen, 83–100

Steckeler, H. (2004): Altern – eine philosophische Besinnung auf naturwissenschaftlichem Hintergrund mit einem theologischen Ausblick. In: Brandenburg, H. (Hrsg.): Altern in der modernen Gesellschaft. Interdisziplinäre Perspektiven für Pflege- und Sozialberufe. Schlütersche, Hannover, 11–48

Steffen, N. (2014). Porn Chic: Die Pornografisierung des Alltags. dtv, München

Steffens, M. C., Bergert, M., Heinecke, S. (2010): Doppelt diskriminiert oder gut integriert? Zur Lebenssituation von Lesben und Schwulen mit Migrationshintergrund. LSVD e.V., Köln

Steinhage, R. (1991): Sexuelle Gewalt an Mädchen. Eine Einführung in die Thematik und Handreichungen für die begleitende therapeutische Arbeit mit Mädchen und Frauen. Praxis der Klinischen Verhaltensmedizin und Rehabilitation 4, 83–90

Stephan, R., Winkler, P. (2010): Jugend + Porno = PädagogInnenpanik? Pro Familia Magazin 2, 20–21

Striar, S., Bartlik, B. (1999): Stimulation of the Libido. The Use of Erotica in Sex Therapy. Psychiatric Annals 29 (1), 60–62

Strobel-Eisele, G., Roth, G. (2013): Grenzen beim Erziehen: Nähe und Distanz in pädagogischen Beziehungen. Kohlhammer, Stuttgart

Strohmeier, K. P., Schulze H. J. (1995): Familienentwicklung der achtziger Jahre in Ost- und Wetsdeutschland im europäischen Kontext. In: Nauck, B., Schneider N. F., Tölke, A. (Hrsg.): Familie und Lebensverlauf im gesellschaftlichen Umbruch. Enke, Stuttgart, 26–38

Stüttgen, T. (2009): Post/Porn/Politics. Queer-Feminist Perspective on the Politics of Porn Performance and Sex-Work as Culture Production. b_books, Berlin

Süddeutsche Zeitung (2017): Bundesverfassungsgericht fordert drittes Geschlecht im Geburtenregister. In: https://www.sueddeutsche.de/panorama/eil-bundesverfassungsgericht-fordert-drittes-geschlecht-im-geburtenregister-1.3740223, 03.08.2020

Sydow, K. v. (1991): Psychosexuelle Entwicklung im Lebenslauf. Eine biografische Studie bei Frauen der Geburtsjahrgänge 1895–1936. Roderer, Regensburg

Teichert, G. (2007): Anders anders. Das Leben als Krüppel-Lesbe. In: Bundesministerium für Familie, Senioren, Frauen und Jugend (Hrsg.): Einmischen. Mitmischen. Informationsbroschüre für behinderte Mädchen und Frauen. Bundesministerium für Familie, Senioren, Frauen und Jugend, Berlin

Tölke, A., Hank, K. (2005): Männer – das „vernachlässigte" Geschlecht in der Familienforschung. Zeitschrift für Familienforschung (Sonderheft 4)

Treibel, A., Dölling, D., Hermann, D. (2019): Das Anzeigeverhalten Betroffener sexueller Übergriffe. In: Wazlawik, M., Voß, H.-J., Retkowski, A., Henningsen, A., Dekker, A. (Hrsg.): Sexuelle Gewalt in pädagogischen Forschungen. Springer, Wiesbaden, 125–136

Tuider, E., Müller, M., Timmermanns, S., Bruns-Bachmann, P., Koppermann, C. (2012): Sexualpädagogik der Vielfalt: Praxismethoden zu Identitäten, Beziehungen, Körper und Prävention für Schule und Jugendarbeit. Beltz, Weinheim

Tümmers, H. (1984): Sozialpsychologische Aspekte der Sexualität im Alter. Böhlau, Köln

Uhlig, C. (2003): Sexualreform, Sexualerziehung und Arbeiterbewegung. Diskurse in den Zeitschriften „Die Neue Zeit" und „Sozialistische Monatshefte". Von der Jahrhundertwende bis zum ersten Weltkrieg. Jahrbuch für Forschungen zur Geschichte der Arbeiterbewegung I, 72–90

Unabhängiger Beauftragter für Fragen des sexuellen Kindesmissbrauchs (2018): Fakten und Zahlen zu sexueller Gewalt an Kindern und Jugendlichen. In: https://beauftragter-missbrauch.de/fileadmin/Content/pdf/Pressemitteilungen/2018/09_September/14/6_Zahlen%20Fakten_Ausma_Missbrauch.pdf, 28.07.2020

Valtl, K. (2008): Sexuelle Bildung: Neues Paradigma einer Sexualpädagogik für alle Lebensalter. In: Schmidt, R. B., Sielert, U. (Hrsg.): Handbuch Sexualpädagogik und sexuelle Bildung. Juventa, Weinheim, 125–140

Valtl, K. (1997): Emanzipatorische Sexualpädagogik. Konsequenzen für Aus- und Fortbildung. Vortrag auf dem Kongress „Sexualpädagogik und Sexualwissenschaft. Bestandsaufnahme und Perspektiven für sexualpädagogische Qualifizierungsmaßnahmen". Fachhochschule Merseburg, Merseburg

van Ussel, J. (1970): Sexualunterdrückung. Geschichte der Sexualfeindschaft. Focus, Reinbek

von Braun, C., Stephan, I. (2006): Gender@Wissen. Ein Handbuch der Gender-Theorie. UTB, Stuttgart

von Scheeßel, J. (2011): „Lasst sie brennen!" Die Geschichte der Hexenverfolgung in Amt Rotenburg. Ibidem, Hannover

von Scheidt, J., Eidelbeck, M.-L. (1995): Gerontopsychologie. Eine Einführung für die Pflege alter Menschen. Beltz, Weinheim
Voß, J. (2018): Geschlecht: Wider die Natürlichkeit. Schmetterling, Stuttgart
Voswinkel, J. (2012): Tanz auf den Türmen. In: www.zeit.de/2012/22/Aserbaidschan-Baku, 07.05.2020

Wagner, W.-R. (2013): Bildungsziel Medialitätsbewusstsein. Einladung zum Perspektivwechsel in der Medienbildung. Kopead, München
Walter, J. (2008): Sexualbegleitung und Sexualassistenz bei Menschen mit geistiger Behinderung. Universitätsverlag Winter, Heidelberg
Walter, W. (2006): Gender, Geschlecht und Männerforschung. In: von Braun, C., Stephan, I. (Hrsg.): Gender Studien. Metzler, Stuttgart, 91–109
Weber, M. (2002): Spezielle Beratungsstellen. In: Bange, D., Körner, W. (Hrsg.). Hogrefe, Göttingen, 580–586
Weber, M., Rohleder, C. (1995): Sexueller Missbrauch. Jugendhilfe zwischen Aufbruch und Rückschritt. Votum, Münster
Weil, S., Deppe, C., Noachtar, S. (2010): Behandlung von Frauen mit Epilepsie. Deutsches Ärzteblatt 107 (45), 787–793
Weller, K. (2010): Explizite Lyrik – „Porno Rap" aus jugendpsychologischer Perspektive. In: Schetsche, M., Schmidt, R. B. (Hrsg.): Sexuelle Verwahrlosung. Empirische Befunde – Gesellschaftliche Diskurse – Sozialethische Reflexionen. Springer VS, Wiesbaden, 7–24
Wellhöfer, P. (2018): Gruppendynamik und soziales Lernen: Theorie und Praxis der Arbeit mit Gruppen. UTB, Stuttgart
Wenninger, K. (1994): Langzeitfolgen sexuellen Kindesmißbrauchs: Dysfunktionale Kognitionen, psychophysiologische Reagibilität und ihr Zusammenhang mit der Symptomatik. Cuvillier, Göttingen
Werner-Rosen, K. (2006): Was ist Intersexualität? In: Senatsverwaltung für Bildung, Jugend und Sport (Hrsg.): Zusammen leben in Berlin. Senatsverwaltung für Bildung, Jugend und Sport, Berlin, 29–41
West, R. (1987): The Feminist-Conservative Anti-Pornography Alliance and the 1986 Attorney General's Commission on Pornography Report. Law & Social Inquiry 12 (4), 681–711
Wettstein, H. (2017): Sexualaufklärung und Herausforderung Pornografie. Zur digitalen Wirklichkeit des Porno-Konsums bei Jugendlichen. Springer, Wiesbaden
Whalen, R. (1966): Sexual motivation. Psychological Review 73 (2), 151–163
Wierlacher, A. (2003): Das tragfähige Zwischen. Erwägen – Wissen – Ethik 1, 215–217
Wiesendanger, K. (1998): Spezifika in der Psychotherapie mit schwulen und lesbischen KlientInnen. Dissertation. Universität Basel, Basel
Wiesner, R. (2002): Staatliches Wächteramt. In: Bange, D., Körner, W. (Hrsg.): Handwörterbuch Sexueller Missbrauch. Hogrefe, Göttingen, 592–595
Willems, H., Ferring, D. (2013): Macht und Missbrauch in Institutionen: Interdisziplinäre Perspektiven auf institutionelle Kontexte und Strategien der Prävention. Springer, Berlin
Wobbe, T. (1989): Gleichheit und Differenz. Politische Strategien von Frauenrechtlerinnen um die Jahrhundertwende. Campus, Frankfurt a.M.
Wolf, A. , Esser-Mittag, J. (2002): Kinder- und Jugendgynäkologie: Atlas und Leitfaden für die Praxis. Verlag für Medizin und Naturwissenschaften, Stuttgart
Wolff, M., Schroer, W., Fegert, J. (2017): Schutzkonzepte in Theorie und Praxis: Ein beteiligungsorientiertes Werkbuch. Beltz, Weinheim
Wolkomir, M. (2009): Making Heteronormative Reconciliations: The Story of Romantic Love, Sexuality, and Gender in Mixed-Orientation Marriages. Gender & Society 23 (4), 494–519

Wrede, B. (2000): Was ist Sexualität? Sexualität als Natur, als Kultur und als Diskursprodukt. In: Schmerl, C., Soine, S., Stein-Hilbers, M., Wrede, B. (Hrsg.): Sexuelle Szenen. Inszenierung von Geschlecht und Sexualität in modernen Gesellschaften. Leske + Budrich, Opladen, 25–44

Wulf, C. (1983): Theorien und Konzepte der Erziehungswissenschaft. Juventa, München

Zillich, N. (2011): Pornografiekonsum unter Jugendlichen und die Flexibilisierung der Geschlechterrollen. Zeitschrift für Sexualforschung 24 (4): 312–325

Zimmermann, S. (1999): Sexualpädagogik in der BRD und der DDR im Vergleich. Psychosozial-Verlag, Gießen

Zinik, G. (1985): Identity conflict or adaptive flexability? Journal of homosexuality 11 (1–2), 7–19

Zollner, H., Fuchs, K. (2015). Prävention in der katholischen Kirche: Drei Beispiele aus der Praxis katholischer Institutionen. In: Fegert, J., Wolff, M. (Hrsg.): Kompendium „Sexueller Missbrauch in Institutionen“. Beltz, Weinheim, 720–738

Sachregister